AF349231

PERFECCIONO MI YOGA

André van Lysebeth

Perfecciono mi yoga

Carta-prólogo de Jean-Pierre Radu

U R A N O

Argentina - Chile - Colombia - España
Estados Unidos - México - Perú - Uruguay

Título original: *Je Perfectionne Mon Yoga*
Editor original: Flammarion, París
Traducción: Sergio Tapia Arqueros

Revisión de la nueva edición: Laura Vaqué Sugrañes

Reservados todos los derechos. Queda rigurosamente prohibida, sin la autorización escrita de los titulares del *copyright*, bajo las sanciones establecidas en las leyes, la reproducción parcial o total de esta obra por cualquier medio o procedimiento, incluidos la reprografía y el tratamiento informático, así como la distribución de ejemplares mediante alquiler o préstamo públicos.

© 1969 *by* Andre van Lysebeth
All Rights Reserved
© 2009 *by* Ediciones Urano, S.A.U.
    Plaza de los Reyes Magos, 8, piso 1.º C y D – 28007 Madrid
    www.edicionesurano.com
    www.uranovintage.com

ISBN: 978-84-7953-711-1
Depósito legal: 29.242 - 2009

Fotocomposición: Pacmer, S.A.
Impreso por: Romanyà-Valls, S.A. – Verdaguer, 1
08786 Capellades (Barcelona)

Impreso en España – *Printed in Spain*

Perfeccionar su yoga no significa complicarlo ni convertirlo en acrobacias. Perfeccionar su yoga es obrar de tal modo que el yoga del cuerpo llegue a ser el Yoga del Cuerpo. Perfeccionar su yoga es establecer una comunicación con el propio cuerpo, es impregnarlo de conciencia, transfigurarlo, espiritualizarlo. Mientras que el materialista idolatra su cuerpo identificándose con él; el espiritualista ve un obstáculo en él y, en el mejor de los casos, lo considera como un instrumento, el hatha yogui hace suyas las palabras de Sri Aurobindo: «El éxito último debería consistir, más bien, en llevar el cuerpo a su perfección». Poseer un cuerpo perfecto, que uniese flexibilidad y salud, juventud y belleza, sabiduría y longevidad, ¿no sería eso divino en el sentido más estricto? Al llevar el cuerpo hacia su realización, el hombre realiza su destino.

Carta a un principiante

Querido amigo:

Tú no me conoces y, sin embargo, yo te conozco a ti. El yoga tiene estas rarezas. Hace algunas semanas, algunos meses, un año tal vez, comenzaste a practicar el hatha yoga. Sin duda habías leído un libro o un artículo sobre el tema, y después te lanzaste, iba a decir a cuerpo descubierto (qué ironía), con el entusiasmo que suscita la atracción por las cosas nuevas e importantes.

Lo quieras o no, lo creas o no, ahora posees una cierta experiencia. Superada la fiebre del comienzo, te haces algunas preguntas. Es normal. Quisiera ayudarte, y por eso te escribo esta carta.

¿Te acuerdas del día en que te tumbaste sobre la esterilla para realizar tu primera sesión: el cuerpo pesado como el plomo, el gesto torpe, las articulaciones doloridas? Y sin embargo, lejos de sentirte desalentado por estas primeras sensaciones, has perseverado. ¡Se necesita fe! Alégrate, son muy pocos los que la poseen, ¿Qué buscabas en esta disciplina que algunos todavía consideran como un pasatiempo de esnobs? ¿Salud? ¿Equilibrio? ¿Un atenuante para tu vida agitada y tensa? ¿O tal vez conocerte a ti mismo, alcanzar la paz del espíritu, la felicidad?

Tenías derecho a ser exigente. Los tratados prometen milagros: «Diez minutos de asanas al día y en tres meses asombrará a sus amigos con su fortaleza, su sociabilidad, su radiante nueva personalidad». Como si el yoga fuese una panacea capaz de liberar, como un relámpago, al hombre de todos sus males. ¡Confiesa que llegaste a creerlo en algún momento!

Y ahora estás un poco decepcionado. Aún no te atreves a confesártelo, pero la confianza del comienzo se evapora poco a poco.

Dudas de la eficacia de lo que haces. Tu fe no es tan sólida a causa de ese catarro contra el que habría debido precaverte el yoga, a causa de esa variz dolorosa que creías desaparecida, a causa de aquella reflexión de tu cónyuge: «desde que haces yoga, no tienes mejor carácter». Dudas. A veces te sorprendes pensando: «¿y si todo eso no fuese más que una engañifa?».

Tus pensamientos tomaban esta dirección en el momento que has comenzado a leer esta carta. ¡Ha dado en el clavo! Su objetivo no es más que el de proclamar: «todo lo que creías, todo lo que crees, es verdadero. No te habías equivocado. El yoga te dará todo cuanto esperas de él, y más aún, sin duda». Ten ánimo y confianza.

Entre tú y yo, te diré que a menudo escucho relatos de éxito rápido y brillante. «Uno que era jorobado andaba derecho como una I después de sólo seis meses de práctica. A otro que estaba al borde de la desesperación, la simple práctica le ha devuelto el equilibrio y el optimismo. Un tercero, condenado por los médicos, ha llegado a ser ahora un atleta». ¿Es un engaño? ¿Su admirable resultado no es más que una conspiración de la mentira, un abuso de confianza?

Claro que no, lo que sucede es que tales resultados, que tanto impactan, con frecuencia tienen lugar tras un entrenamiento mucho más prolongado de lo que se confiesa. Antes de conseguirlo han vivido numerosos vacíos, momentos de desconcierto, pasos en falso de los que no hablan. Es normal. El conocimiento del propio cuerpo y de sus mecanismos ocultos raras veces es producto de una revelación súbita, se constituye a fuerza de experiencia. El yoga es una de las raras ciencias en el mundo integral y absolutamente empírica. Nada ocurre que no haya sido reaprendido por el individuo. Los principios no son aplicables jamás tal cual son. La experiencia ajena es un simple hilo de Ariadna, sólo cuenta el saber adquirido por uno mismo. ¿No te harían los autores un favor confesando que esos resultados les han costado años de práctica, que tal asana no adquiere su eficacia total sino al término de una paciente sensibilización del cuerpo?

Es bueno que sepas que el resultado es posible, seguro, que no hay ni un solo caso de alguien que haya ensayado con la voluntad de triunfar y haya fracasado. Muy temerario sería, por lo demás, quien pretendiera fijar normas válidas para todos. La importancia aquí, más que en otras cosas, es el coeficiente individual. Alguien podrá necesitar nueve meses para dominar el Loto (mientras que un joven deportista lo conseguirá en dos); pero, por el contrario, y gracias a su madurez, tendrá menos dificultades para disciplinar su mente. Se podrían multiplicar los ejemplos.

Repítete el único dogma de un yogui: «Sean cuales sean tus ambiciones, las realizarás un día. ¿Cuándo? ¿Al finalizar qué experiencia? Nadie lo sabe. No lo olvides.

A veces te parece que ya no progresas más. Con el tiempo que hace que practicas el Loto, ya deberías poder realizarlo, aunque sólo fuera durante unos segundos. En cuanto a tu columna vertebral, ¡cómo le cuesta relajarse! Tal vez tus primeros y pacientes esfuerzos te han demostrado una verdad a menudo certificada: en yoga, la ley del progreso simple y continuo aparentemente no funciona. No se avanza un poco cada día. La evolución se hace por niveles. Después de semanas, incluso de meses de encontrarte en el mismo lugar, de pronto llega la iluminación, el descubrimiento del nuevo proceso. ¡Era tan sencilla y tú no lograbas darte cuenta! ¿Qué ha sucedido? Sencillamente que sin darte cuenta, a lo largo de ensayos infructuosos, tu mente se estaba instruyendo. Un buen día finaliza el estudio del problema y te ha revelado de golpe el resultado de un lento proceso: ¡un paso más en el conocimiento de ti mismo!

Conocí a un joven que no sabía que era un catarro. La primera vez que realizó una sesión de asanas, pescó uno de tal categoría que tuvo que renunciar durante un tiempo a sus ejercicios respiratorios. Y con esto quiero compartir otra constatación: el yoga parece producir a veces resultados contrarios a los que uno esperaba de él. ¿Te extraña? Reflexiona: el trabajo en profundidad sobre un músculo, un centro nervioso o un órgano vital sensibiliza la zona interesada hasta el punto de producir en ella una reacción intensa, a veces negativa, en la medida en que el alumno no consigue aún dosificar su esfuerzo. La homeopatía produce a menudo (y esta es una de sus particularidades), semejantes reacciones contrarias, antes de curar el asma, comienza por desencadenar algunas crisis fuertes. Por lo tanto no te alarmes si te sientes más nervioso de lo que tú te considerabas. Me sorprende que ningún tratado, que yo sepa, alerte sobre este aspecto. La ley de los efectos contrarios debería, más bien, fortificar tu confianza en la eficacia del sistema. Los extremos se tocan, y el que presenta el extremo negativo no está muy lejos de alcanzar el positivo.

Hay un último punto sobre el que me gustaría insistir. En yoga hay que desconfiar, en grado sumo, de cualquier dogmatismo. Te decía anteriormente que no hay caminos iguales, agrego que no hay itinerarios semejantes. Al comienzo es útil respetar muy estrictamente las indicaciones de los tratados. Con ayuda de la experiencia, será preciso que te liberes progresivamente de ellos, hasta que, en materia de régimen de alimentación, de elección de los ejercicios, de horario y de duración de las sesiones, puedas no obedecer ciegamente sino a un maestro: tu instinto (que al fin y al cabo es el lado físico de la intuición). Porque si existe en este dominio un ideal de vegetarianismo integral, de práctica intensiva y matinal, hay que saber que esos objetivos sólo los desean algunos y que los caminos que conducen a ellos pueden tomar desvíos lentos y extraños. Por lo demás, querer quemar las etapas no produciría sino efectos nefastos. El «hoy no tengo ganas de hacer Mayurasana» o el deseo súbito de hacer una postura de cabeza son, nueve veces sobre diez, indicaciones más seguras que los programas más elaborados. ¿Pero cómo distinguir el instinto puro de la simple pereza o del capricho, lo visceral de lo mental negativo? Realizando siempre el yoga con una predisposición positiva y optimista. Se puede echar a perder una sesión completa por pensar durante unos segundos: «hoy esto no me saldrá». Porque si lo inconsciente es el ayudante más poderoso del hombre, mal conducido se convierte en feroz detractor.

Estos son los pocos puntos que deseaba precisar. Mi mensaje se resume así: en yoga hay que creer, observar, actuar y dejar hacer. Ninguna otra cosa tiene importancia. Deja de darle vueltas a la duda y un día te darás cuenta de que ha desaparecido. Sabrás entonces, con una fe profunda que irradiará hasta el fondo de tu ser, que la salud perfecta, la felicidad completa, la humanidad total, son los términos reales que hay que emplear al tratar del yoga. Ese día quizá también tú tomarás la pluma y empezarás a escribir una carta que comience así: «Querido amigo. Tú no me conoces y, sin embargo, yo te conozco a ti...».

Te saludo y creo en ti.

Jean-Pierre Radu

Nobleza del hatha yoga

«Sería un error, sin embargo, subestimar el valor y el significado de nuestro cuerpo físico...

»Para el que sabe, para el practicante, el cuerpo es el escenario sagrado donde se desarrolla una pieza de una profundidad indescriptible. Y es por esta razón que el conocimiento o, lo que es más y mejor, la experiencia consciente de este cuerpo, es de importancia primordial para el yogui y para todos los que desean seguir el camino de la meditación.

»El obstáculo que lo físico representa para lo espiritual no es un argumento para rechazar lo físico. Porque lo que representa nuestra mayor dificultad es también nuestra mayor oportunidad. El triunfo último debería consistir, más bien, en llevar el cuerpo a su perfección.

»No puede, por lo tanto, ser un yoga integral el que ignora el cuerpo o hace de su anulación o de su rechazo la condición indispensable de una perfecta espiritualidad.»

Sri Aurobindo

Considerado en la perspectiva general de la evolución de la humanidad a través de milenios, el acontecimiento capital del siglo XX no será, sin duda, ni el perfeccionamiento de los ordenadores, ni la automatización, ni tan sólo el descubrimiento de la fisión atómica, porque estos avances, por revolucionarios que sean, no modifican sino el medio en el que el hombre evoluciona, no su ser mismo. El avance capital bien podría ser el redescubrimiento del yoga y su difusión explosiva a escala planetaria.

Para el yoga mismo, esta difusión repentina y masiva constituye el aspecto más decisivo desde tiempos lejanos, cercanos a la prehistoria, en que los grandes sabios y Rishis de la antigua India lo han llevado a su perfección.

La ocasión única que nuestro siglo ofrece al yoga representa para él la prueba más temible: corre el riesgo de ser desnaturalizado y desfigurado para siempre.

Paradójicamente, el hatha yoga, el yoga del cuerpo, el que triunfa actualmente en Occidente, es el que está más expuesto. En efecto, el hatha yoga se encuentra amenazado en dos frentes, por el materialismo y por el espiritualismo a la vez.

El «materialista» no ve en el hatha yoga más que una supergimnasia, un medio extraordinariamente eficaz de permanecer (o de volver a ser) joven, esbelto, con buena salud y vivir largo tiempo. Este hatha yoga, ya descategorizado hasta el punto de ser considerado como una simple técnica saludable, llega a ser para él el yoga completo. Al aislar el hatha yoga de su contexto, al relegar en la sombra las otras formas de yoga, lo priva de su sentido profundo. Al asegurar su triunfo, lo traiciona, y para el hatha yoga este pedestal puede convertirse en un cadalso.

Por el lado «espiritualista» la amenaza es más sutil. Por suerte ya han pasado los tiempos en que se estimaba que un cuerpo macerado, mortificado, demacrado constituía el ideal previo a la eclosión de la espiritualidad; pero, al considerar al hatha yoga como una simple gimnasia, sin duda útil para mantener el instrumento corporal en perfecto estado, sin ir más lejos, se llega a considerarlo como una forma menor, accesoria, incluso anecdótica, del yoga.

Ahora bien, subestimar el hatha yoga es subestimar el cuerpo. En el futuro, el desarrollo de las otras formas de yoga en Occidente, especialmente el raja yoga y el gnana yoga, podría hacerse en detrimento del hatha yoga, lo que sería un grave error, que ya se produjo una vez en la historia del yoga, en su patria misma, la India. Incluso el gran Vivekananda ha subestimado el hatha yoga al escribir: «El hatha yogui es un animal sano, nada más».

No tengo ninguna intención de menospreciar las otras formas de yoga en provecho sólo del hatha yoga. Por lo demás, he practicado durante mucho tiempo el raja yoga aun antes de descubrir el hatha yoga, y es eso precisamente lo que me ha convencido de que los otros yogas no adquieren todo su valor si no están basados en el yoga del cuerpo bien entendido. El hatha yoga debe volver a tener el lugar de honor que ocupaba en la jerarquía yóguica en tiempos de los Rishis, es decir, constituir el tronco del cual brotan las otras formas de yoga.

El yoga obtiene su propia nobleza de la nobleza del cuerpo. ¡Y el cuerpo no es lo animal en nosotros! El cuerpo es infinitamente más de lo que se imagina nuestra inteligencia, y la meta del hatha yoga no sólo es reconocer su importancia, sino transfigurarlo, divinizarlo.

El cuerpo es infinitamente más que un maravilloso mecanismo biológico, es una dimensión esencial del ser humano. Este cuerpo es el punto de encuentro, la encrucijada de todos los planos de existencia del ser humano. Este cuerpo es ese lugar privilegiado del cosmos donde la energía creadora del Sí entra en contacto con la materia, la modela y la controla. ¡Y esta creación continúa en cada instante de nuestra existencia! Un cuerpo humano es materia transmutada, hecha viviente, impregnada de absoluto. Al llevar nuestro cuerpo a su perfección gracias al hatha yoga, es decir, al impregnarlo de conciencia, al dominarlo, al hacer la experiencia total su vida, el hombre realiza un aspecto crucial de su destino. Con este espíritu debe practicarse el hatha yoga. Así concebida, una sesión de asanas, en lugar de ser una simple sesión de supergimnasia, se convierte en el momento sagrado en el que el hatha yogui entra en comunión con su cuerpo; es el momento en que el intelecto, en lugar de esclavizar el cuerpo para sus fines, se pone a su servicio y se integra en él.

A través de nuestro cuerpo participamos de la vida desde su primera manifestación sobre la tierra. Esta vida que palpita en nosotros se ha trasmitido sin interrupción en el transcurso de millones de años, a través de toda la evolución, sin que falte ni un eslabón de esta cadena infinita.

La vida que anima nuestro cuerpo es lo más eterno que hay en nosotros en el plano terrestre. A través de la línea infinita de nuestros antepasados, hemos sobrevivido a todas las pruebas, hemos salido vencedores de todas las luchas, y toda esta experiencia impregna a cada ser humano.

Nuestro cuerpo es inteligente, aun en sus más humildes funciones orgánicas que, sin embargo, tenemos tendencia a considerar como viles. Al contrario de nuestra inteligencia ordinaria, verbal, discursiva. La del cuerpo es infalible, su ciencia es infusa, es, y con mucho, superior a nuestro intelecto, del que estamos, sin embargo tan orgullosos. Tomemos como ejemplo la digestión. En el intestino, ese tubo de aproximadamente ocho metros de longitud, la inteligencia del cuerpo realiza operaciones de bioquímica y de biofísica infinitamente complejas, y a una temperatura de unos 40° y a la presión atmosférica normal. Para realizar este trabajo de nuestro tubo digestivo habría que disponer de inmensos laboratorios equipados con aparatos ultraperfeccionados, trabajar a altas temperaturas y a presiones muy elevadas. Para medir hasta qué punto nuestra inteligencia es limitada en este dominio, pensemos que ningún sabio en el mundo es capaz todavía de describir exacta y completamente los procesos físico-químicos que se producen durante la digestión y, mientras su intelecto se arrastra por el laberinto de las fórmulas químicas, en ese mismo momento su propio intestino las realiza alegremente, sin error, divirtiéndose.

En último análisis, nuestro intelecto no es más que una función del cuerpo. Es un instrumento como otro cualquiera, y la mente no adquiere su sentido sino integrada al cuerpo. Esto no significa que el espíritu sea un epifenómeno del cuerpo, como pretende cierta biología contemporánea. Las raíces de nuestro ser se hunden en las capas sutiles de nuestro psiquismo, y éstas se pierden en las profundidades del inconsciente, ahí donde el espectador vigila, observa y actúa, permaneciendo siempre fuera de la acción. Cuando el hatha yogui entra en comunión con su cuerpo, es evidente que no entra en comunión con los átomos materiales de oxígeno, de carbono, de hidrógeno, de nitrógeno, etc., que componen su cuerpo material. Entra en comunión con esta inteligencia superior que lo habita, de la que él es una manifestación, y reconoce que esta inteligencia superior es la suya. Porque no es otro el que digiere mis alimentos, soy yo. Para el yogui, decir inteligencia es decir, al mismo tiempo, conciencia y psiquismo. Nuestro cuerpo está impregnado de conciencia y de psiquismo hasta en la célula más ínfima. Por eso el yogui practica las más humildes disciplinas con un profundo respeto hacia su cuerpo. Cuando practica un asana, deja que su conciencia penetre todas las fibras de su cuerpo, participa intensamente en la vida espontánea de su organismo, abre el campo a las fuerzas sutiles que lo recorren, se integra en su cuerpo. Porque el yoga es integración.

Cada célula constituye, primero en sí misma, un todo integrado, luego se integra al órgano del que forma parte, y éste, a su vez, al organismo humano. También el intelecto y la mente deben integrarse al cuerpo, integrarse a lo que los rodea y, por fin, integrarse al cosmos. Esta integración cósmica va desde el átomo a la estrella, pasando por la célula: ésta es la esencia misma del hatha yoga y también del yoga sin más. Esta integración armoniosa no es posible sino a partir de la integración corporal, y viceversa; por eso el hatha yoga auténtico desemboca necesariamente, sin solución de continuidad, en los planos cósmicos. Algunos espíritus afligidos se lamentan de que Occidente se interese ante todo por el hatha yoga; pero sería deplorable que después de haber descubierto las otras formas llegara a subestimar el hatha yoga y a renegar de él. Para mí, el yoga integral no puede ser sino el de la integración absoluta del ser humano, integración que comienza, acabamos de decirlo, al nivel de la célula, que es un ser viviente impregnado de psiquismo, de inteligencia, para desembocar en la integración consciente y total del ser humano en el cosmos. En el cuadro de este yoga integral, el hatha yoga no es un yoga menor, accesorio, que tenga por única meta hacer del hombre un «animal sano». En cierto sentido, el espiritualista tiene razón al considerar su cuerpo como un obstáculo en el camino de la armonización espiritual. La meta del hatha yoga es transfigurar el cuerpo por su penetración consciente.

Meditemos sobre estas palabras de Sri Aurobindo:

«No puede, por lo tanto, ser un yoga integral el que ignora el cuerpo o hace de su anulación o de su rechazo la condición indispensable de una perfecta espiritualidad.

»El triunfo último debería consistir, más bien, en llevar el cuerpo a su perfección.»

La meta y la esencia del hatha yoga consisten en darnos los medios prácticos para hacer perfecto el cuerpo, en la medida de lo posible. El materialista idolatra su cuerpo, el espiritualista lo considera un obstáculo, el hatha yogui lo diviniza.

El animal que vive en la naturaleza —tigre o gacela— está forzado por ella a respetar las leyes biológicas y, en cierto modo, dispone de un cuerpo casi perfecto, sin el cual no podría subsistir, pero los animales no son por ello hatha yoguis. Para el hatha yogui, el cuerpo es sagrado y, cuando realiza la postura más modesta, lo hace con un sentido de integración cósmica universal y consciente, percibe en su cuerpo la actividad creadora cósmica que está trabajando y colabora conscientemente con ella; el animal es incapaz de esto. Considerado bajo este ángulo, el hatha yoga es una vía real que conduce directamente al yoga de la integración total.

Además, el hatha yoga reviste una importancia particular para el hombre moderno, porque constituye el medio más práctico de que dispone para neutralizar la influencia desintegradora de nuestra civilización tecnológica, que aspira a procurarnos el máximo de confort, a protegernos contra todas las agresiones naturales (frío, hambre, etc.), a evitarnos cualquier esfuerzo físico. Los progresos de la medicina, agregándose a este bienestar acrecentado, han suprimido la acción de la selección natural, la que, aunque no pueda ser considerada como el motor de la evolución de las especies, según la concepción darwinista, no deja de ser el elemento esencial que mantiene el alto nivel biológico de las especies, suprimiendo los individuos de calidad inferior.

La civilización ha logrado, aparentemente, suprimir en gran parte la acción de esta selección natural, y esta supresión es una de las causas profundas de la degeneración biológica acelerada de la que somos testigos impotentes y a menudo inconscientes. Los individuos tarados, protegidos en nuestras habitaciones climatizadas, mantenidos en vida gracias a los artificios de la medicina, llegan a la edad adulta y se multiplican. Es impensable, evidentemente, restablecer la ley de la selva y dejar que opere nuevamente la selección natural. Sin embargo, es retroceder para saltar mejor, porque no es sino aparente y temporalmente que la suprimimos. A más o menos corto plazo, de degeneración en degeneración, la implacable ley volverá un día a operar nuevamente y será una hecatombe espantosa. Ya que es imposible, según toda evidencia, volver a colocar al ser humano en el cuadro de la naturaleza, someterlo nuevamente a las intemperies y exigencias de la vida salvaje, sólo una autodisciplina puede, en cierta medida, mantener intacto el capital biológico de la humanidad. El hatha yoga representa una forma práctica y probada de esta autodisciplina; la preservación y la evolución del capital biológico humano puede depender de su práctica correcta.

Permanecer joven, un deber

El hombre desea vivir el mayor tiempo posible, pero no acepta la senilidad. Ya era así en tiempos de Cicerón, que escribía: «Todos quieren alcanzar la ancianidad, y el que la alcanza, se queja, en su loca inconstancia».

Pero, de hecho, ¿es la senilidad un estado normal, ineluctable? Metchnikoff decía en su *Estudio sobre la naturaleza humana*: «Sin duda, es un error considerar la vejez como un fenómeno fisiológico».

Para los yoguis, la juventud, o mejor, el estado de madurez, de plenitud física y psíquica que vinculamos a lo que denominamos la fuerza de la edad, es el estado normal del ser humano, el que debería mantener hasta la proximidades al fin. Para el yogui, conseguir la perfección física y mental exige tantos años que considera indispensable vivir mucho tiempo.

Desde la óptica del yoga, sólo permaneciendo joven y sano el hombre puede realizar su destino. ¿Y qué es lo que vemos? Apenas ha llegado a la edad de la razón —es decir, a la cincuentena— y ya aparecen las señales que anuncian la decadencia física. Se queda sin aliento al subir una escalera, ya no se recupera tan rápidamente. ¡Y éste es el caso menos grave! Son innumerables los conciudadanos nuestros que sufren a esta edad serias perturbaciones de salud, enfermedades cardiovasculares (del 30 al 40% de las defunciones en los países industrializados son debidas a problemas del aparato cardiovascular; véase el informe de la Oficina Mundial de la Salud). Así pues, cuando debería comenzar realmente la vida, cuando la experiencia y la razón permiten distinguir las verdaderas alegrías de los falsos placeres, cuando los problemas materiales están habitualmente resueltos, el hombre llega a las puertas del retiro —que a menudo no es sino la antecámara de la muerte— con un cuerpo degradado. Hacia los 70 años, raras veces más tarde, se instala la decrepitud, uno está a punto de convertirse en un viejo impotente y senil, una carga para sí mismo y para los demás. La carga que la senilidad impone a la sociedad es inconmensurable. Obliga a las generaciones jóvenes a encargarse y cuidar de sus ancianos, deber piadoso al que se someten con respeto, pero no sin tristeza. ¿Quién no recuerda su pena cuando de niño aparece la primera cana de su mamá cuando la creía inmortal? ¿No es desolador que la senilidad prive a la humanidad de los valiosos servicios que podría prestarle los brillantes cerebros de esos hombres maduros y experimentados, capaces de guiarla con mano sabia y segura hacia nuevas cotas de cultura y humanismo, al mismo tiempo que ellos mismos crecerían con ello? Es una pérdida inestimable. Es lamentable ver, cada vez más, que los puestos de dirección que implican responsabilidades son confiados a hombres cada vez menos maduros. Esta tendencia debe atribuirse a la decadencia de los que se desploman. Si los hombres de 60, 70 y 80 años o más permaneciesen en plena forma, la humanidad vería cambiar su destino. En cuanto al problema de la superpoblación, uno de los más cruciales a los que se enfrentarán las generaciones venideras, no se resolverá impidiendo que los que hayan venido a este mundo cumplan su destino. Querer permanecer joven no es, pues, una fantasía, una vana frivolidad, sino, por el contrario, un deber para consigo mismo y los demás. ¿No es infinitamente más responsable permanecer joven que imponer a sus hijos o a sus conciudadanos la carga de su senilidad, consecuencia de un modo de vivir equivocado? ¿No es infinitamente más generoso ser un abuelo activo, alegre, lleno de vigor y vitalidad, que una persona que mantiene su vida con gran dificultad? ¿No es nuestro primer deber cuidar nuestro cuerpo, mantener su juventud y conducirlo hasta el fin asignado por el Creador?

Pero ¿cuál es este fin? Bogomoletz afirma no haber encontrado a ningún autor que, al estudiar el problema de la longevidad, no haya afirmado que la muerte del hombre antes de los 100 años es siempre debida a una confluencia de circunstancias desfavorables: enfermedad, agotamiento, higiene individual o social insuficiente. La misma palabra en ruso, agrega Bogomoletz, significa edad, siglo, duración de vida.

Casos debidamente autentificados, algunos actuales, nos enseñan que algunos hombres han alcanzado los 130, incluso 150 años o más. Vivir un siglo no debería, pues, ser excepcional. Sea como sea, lo más importante es guardar hasta el fin la vitalidad, la juventud, aunque no sumemos ni un día más a nuestra existencia.

De acuerdo con esta idea indicaremos, en los capítulos siguientes, las técnicas para permanecer joven o recuperar la juventud, porque el organismo guarda asombrosas posibilidades de recuperación. El yoga no sólo nos propone como meta nuestro pleno desarrollo; nos ofrece también los medios para alcanzarlo, medios probados en el transcurso de muchos milenios.

Kaya Kalpa

Las técnicas yóguicas del rejuvenecimiento

Cuando el Dr. Fausto firmó el pacto con el diablo, exigió en primer término recuperar la juventud. Tras ser conducido por Mefisto al antro de una hechicera, a Fausto se le paralizó el corazón al ver sobre el fuego el caldero en el que hervía la poción mágica:

Dr. Fausto a Mefisto:

—Esta hechicería demencial me da náuseas.

¿Me aseguras tú que rejuveneceré con estos sortilegios?

¿Necesito verdaderamente la ayuda de esta vieja hechicera?

¿Es cierto que esta poción infernal me va a rejuvenecer treinta años?...

¡Pobre de mí si no tienes nada mejor que ofrecerme!

Ya me abandona la esperanza.

¿No ha descubierto la Naturaleza, o algún noble espíritu, algún remedio a la vejez?

Mefisto, sarcástico:

—¡Mi pobre amigo, qué bien reconozco la inteligencia en tus palabras!...

¡Para rejuvenecerte existe, en efecto, un remedio natural!

Fausto:

—¡Quiero conocerlo!

Mefisto:

—¡Perfecto! ¡Ese remedio se obtiene, además, sin ayuda de ningún médico ni de la hechicera!

Vete a vivir al campo,

cava, ara tu campo.

Lleva una vida sencilla, sin abandonar el círculo restringido de tu dominio.

Aliméntate con guisos austeros y poco cocinados.

Vive como tu ganado y en su compañía, y no te estimes demasiado altivo para abonar tú mismo tu suelo.

¡Ese es el mejor remedio, créeme, para rejuvenecer a los ochenta años!

Fausto:

—¡Pero yo no estoy acostumbrado a esto; ya no me conviene manejar la pala, y esa vida austera no está hecha para agradarme!

Mefisto:

—¡Por esa razón necesitas a la hechicera!

Fausto es el hombre moderno ávido de poder, que desea rejuvenecer, pero no puede soportar la idea de abandonar la ciudad para volver al campo. Fausto es cada uno de nosotros. ¿Recurriremos también nosotros a la hechicera? ¿No puede ayudarnos el yoga?

El ser humano acepta con mayor facilidad la muerte que la senilidad, que le parece degradante e injusta y, desde que habita este planeta, sueña con recuperar ese tesoro apreciado, sobre todo cuando se ha perdido, que es la juventud. Examinemos primero el aspecto científico del problema.

Envejecer y morir nos parece ineluctable, ya que es la suerte de todos desde siempre. Pero, en el fondo, ¿se trata verdaderamente de una ley ineluctable? El hombre está constituido por miles de millones de células; ahora bien, los seres unicelulares son inmortales. El infusorio puede ser destruido por enemigos, morir de inanición o de intoxicación provocada por el medio ambiente; pero fuera de esos casos accidentales, crea incansablemente materia viva, y cuando ha acumulado suficientes reservas vitales, se divide en dos. Gracias a su poderoso potencial de vitalidad, los infusorios invadirían la tierra entera en poco tiempo si no tuviesen enemigos. Metchnikoff, del Instituto Pasteur, decía: «Las generaciones se suceden con gran rapidez sin que se produzca un solo deceso: en vano se buscaría un cadáver entre la innumerable cantidad de infusorios bullentes». Si su increíble vitalidad disminuye a consecuencia del empobrecimiento del medio en el que viven, ¿qué hacen? ¡Rejuvenecen! Se acercan unos a otros, se fusionan, vuelven a encontrar así su ardor juvenil y se reproducen nuevamente. Esto se conoce desde largo tiempo; a comienzos del siglo, Metalnikoff, también del Instituto Pasteur, observó un infusorio encontrado en un acuario en 1908. Después de 13 años, ese protozoo totalizaba 5.000 generaciones sin ninguna alteración ni pérdida de vitalidad.

Pues bien, nuestras células son semejantes a esos seres unicelulares. Las células humanas, separadas del cuerpo y sumergidas en un medio nutritivo, son también inmortales e ignoran la vejez. ¿Por qué, entonces, envejecen y mueren cuando constituyen una sociedad? ¿Por qué el ser humano, república constituida por miles de millones de seres unicelulares potencialmente inmortales, envejece y muere?

Vistas bajo este ángulo, la vejez y la muerte son inexplicables absurdos científicos más que evidentes leyes de la naturaleza. Se concibe, por lo tanto, que la especie espere la muerte de los individuos, porque su reemplazo permanente es la condición indispensable de su evolución, algo que no es aplicable a la senilidad. Entonces, ¿por qué envejece el ser pluricelular?

La solución de todos los grandes problemas de la vida, de la enfermedad y de la muerte, debe ser buscada en el nivel de la célula y en ninguna otra parte.

La respuesta la dan, tal vez, esos mismos infusorios que mueren cuando el medio vital se carga de desechos tóxicos provenientes, por ejemplo, de su propio metabolismo. El ser pluricelular es un acuario ambulante en el que las células están sumergidas en un líquido nutritivo del que extraen su alimento, pero en el que también expulsan los venenos que producen al vivir. Si el medio nutritivo, es decir, el líquido intersticial, se purificara constantemente, las células no conocerían la senilidad. La alimentación adecuada es pues un elemento capital; pero la evacuación de las toxinas metabólicas es la otra mitad del díptico, ¡no lo olvidemos!

La vejez es una consecuencia de la intoxicación lenta y progresiva del organismo, debida a la evacuación incompleta de los desechos: el medio interior se vuelve tóxico para nuestras células. Alimentémonos convenientemente; pero sobre todo, desintoxiquemos nuestros tejidos, hagamos circular por todas partes sangre limpia, portadora de vida, líquido mágico si lo hay, y permaneceremos jóvenes; y si es el caso, volveremos a encontrar la juventud.

A. Bogomoletz ha definido claramente el problema: «El rejuvenecimiento del medio, al igual que su cambio en los cultivos artificiales, juega un papel crucial en la vitalidad de las células. Nos parece que este factor abre a la ciencia médica nuevas y amplias perspectivas en su lucha por la longevidad; la medicina se encuentra ante una tarea de enorme importancia: aprender a modificar el estado de ese medio interior en el cual viven los elementos celulares, encontrar los métodos para sanearlo, purificarlo y renovarlo sistemáticamente». No se podían formular más claramente las metas y objetivos de la curación de tres semanas del Kaya Kalpa.

¡Esta es la verdadera fuente de la juventud!

No hablaremos aquí del aspecto dietético, al que ya hemos consagrado algunos capítulos en *Aprendo yoga*. [Nueva edición: Ediciones Urano, Barcelona, 2009.] No haremos referencia a la importancia de la respiración, la cual transporta a las células el alimento que más necesitan, el oxígeno, además de evacuar muchas toxinas.

Ahora, guardando en nuestro espíritu lo que precede, veremos que los yoguis, gracias a su genial intuición, han encontrado los medios eficaces para obtener este resultado. El conjunto de las técnicas que los yoguis y los médicos ayurvédicos han descubierto constituye toda una ciencia llamada Kaya Kalpa. Pero, si la meta es común, los medios escogidos por los yoguis difieren en mucho de los de la medicina ayurvédica. En mi último viaje a la India he podido conversar con un yogui que no sólo conoce las técnicas de Kaya Kalpa, sino que las ha aplicado a sí mismo: a los 45 años, su cuerpo es el de un hombre de apenas 30 años.

Si comparamos el método ayurvédico con los procedimientos del hatha yoga, veremos que aquél se asemeja a nuestra medicina alopática. Para devolver la juventud a los ancianos, la farmacopea ayurvédica dispone de remedios a base de mercurio, de oro, de perlas finas carbonizadas y machacadas, de hierbas medicinales, etc. El paciente se encierra durante semanas en la oscuridad, bajo el efecto de los medicamentos sus dientes se descarnan y caen, al igual que sus cabellos; su cuerpo se purga. Después del tratamiento los cabellos vuelven a crecer, la piel se regenera, incluso los dientes vuelven a aparecer: en resumen, su organismo rejuvenecido vuelve a encontrar la vitalidad. Esto es lo que afirma la tradición. Confieso, sin embargo, no tener conocimiento de ningún caso auténtico y actual de rejuvenecimiento a través de esos medios. No he encontrado a nadie que pudiese darme la composición de esta eventual poción mágica. Hay que precisar que los verdaderos médicos ayurvédicos son escasos en la India actual.

Como Fausto, he intentado saber si «algún noble espíritu ha encontrado algún remedio natural», a lo que los hatha yoguis responden: «¡sí!».

Este remedio es el Kaya Kalpa y su curación de tres semanas según los métodos hatha yóguicos.

Mucho antes de La Rochefoucauld el yoga afirma: «La vejez se prepara de antemano, muy de antemano». El hatha yogui no pone sus esperanzas en un remedio milagro que pueda «borrar años de ultraje irreparable», sabe que es preciso dedicarse a ello a tiempo y, si es cierto que el yoga ha dispuesto métodos de rejuvenecimiento, les precede una lejana preparación, constituida por la sesión diaria de asanas, la relajación, el pranayama, una alimentación sana y sencilla, pensamientos positivos, nobles, ausencia de ansiedad. A partir de los 45 años, el hatha yogui se prepara para la cura de rejuvenecimiento practicando durante 60 días al año un ayuno lacto-frutícola, y cuatro veces al año, por lo menos, practica Shank Prakshalana, que describimos más adelante, elemento esencial de la cura de limpieza de tres semanas. Esta actitud es científica y Kaya Kalpa, aunque procure resultados espectaculares, no es en absoluto «mágico»: las leyes de la fisiología no son violadas en él. Si la cura completa de tres semanas no es practicable en Occidente, porque pide ser dirigida por un experto, la práctica de los métodos yóguicos de desintoxicación del organismo, los dhautis, permiten obtener los mismos resultados, con menor rapidez, es cierto, pero sin peligro y en casa. En el capítulo siguiente describiré en detalle Shank Prakshalana, uno de los ejercicios esenciales de Kaya Kalpa. Consiste en absorber agua por la boca, guiarla a través del tubo digestivo y expulsarla por el ano, hasta que salga tan clara como entró.

En este punto el lector se sentirá tal vez desilusionado: parece una prueba difícil reservada a los yoguis experimentados, un proceso arduo, desagradable, hasta repugnante. ¡Que se desengañe! Shank Prakshalana es, por el contrario, fácil de realizar, aun por personas poco expertas en yoga, no requiere ni preparativos especiales ni posturas inaccesibles. El procedimiento no es ni siquiera desagradable. A título documental, precisemos que durante la cura de tres semanas de Kaya Kalpa, la completa eliminación de las toxinas del organismo se obtiene por todos los medios de que dispone el yoga: lavados de estómago (Vamana Dhauti; ver p. 71), ayuno, respiraciones. En Occidente, un ayuno semanal de 24 horas es aconsejable, pero nunca deben realizarse ayunos de más de tres días sin estar guiado. Se aconseja consultar el libro del Dr. Bertholet *Le retour à la santé pour le jeûne* (El retorno a la salud por el ayuno) de la editorial Rosicruciennes. La «sauna yóguica» es igualmente utilizada. En la India del norte, el practicante se tiende al sol del mediodía con el cuerpo cubierto por grandes hojas de plátano, hasta que se produce una transpiración profusa. En el sur de la India se utiliza otro método. El individuo se unta todo el cuerpo con una espesa capa de aceite de ricino, después se expone al sol tropical. El aceite de ricino de primer prensado, muy viscoso, tapa los poros e impide la transpiración. El calor se acumula en el cuerpo, que sufre una cierta hipertermia. Después se elimina el aceite frotando el cuerpo con *soap nut*, una nuez o semilla pulverizada que saponifica el aceite sin presentar los inconvenientes del jabón ordinario, el cual descama brutalmente la piel y modifica su pH. Cuando se retira el aceite, los poros se abren y la transpiración profusa que se instala expulsa las toxinas fuera del organismo.

La débil parte de aceite que es absorbida por la piel la vuelve suave y sana.

En Occidente, puede obtenerse el mismo resultado con la práctica regular de la sauna, que recomiendo... calurosamente. Así, durante tres semanas, el motor humano se encuentra sometido a una descarbonización destinada a devolverle su compresión. Después de esta limpieza, de esta eliminación por todos los conductos naturales (piel, intestinos, riñones, pulmones) de los desechos acumulados en el cuerpo, el tubo digestivo queda perfectamente limpio, libre de cualquier sedimentación, y el cuerpo, con sus medios de asimilación en plenas facultades, vuelve verdaderamente a encontrar su juventud, al igual que la planta marchita que recibe el agua fresca de la que había sido privada. La piel, cuyo estado refleja la salud, vuelve a encontrar su suavidad y su lustre, los cabellos, su tinte natural; el hombre conoce nuevamente la plenitud, el dinamismo propios de la verdadera juventud.

En suma, el ser pluricelular es un acuario en el que viven las células, como si fueran peces. Después de limpiar el acuario, con el agua renovada, ¿nos sorprende que los peces se encuentren bien, felices como parecen ser todos los peces del mundo?

En conclusión, le recomiendo el uso regular de los procedimientos descritos en este libro que, a falta de la cura completa de tres semanas, le procurarán la misma eliminación de toxinas y el mismo rejuvenecimiento de su cuerpo.

Shank Prakshalana

«Una de las llaves de la salud se encuentra en el intestino. El organismo se intoxica sistemáticamente, sin interrupción, durante toda la vida. Se intoxica, ya sea por sustancias que le llegan del mundo exterior, con el alimento
que no siempre es de muy buena calidad y con el aire
insuficientemente puro, ya sea a consecuencia de tras-
gresiones de la dieta, ya sea, sobre todo, por productos
de la fermentación pútrida de los residuos de los alimentos en el intestino, en las dispepsias crónicas».

A. Bogomoletz
¿Cómo prolongar la vida?

Así pues, una de las causas principales del envejecimiento prematuro, o mejor, de la senilidad sin más, es la acumulación de toxinas en el organismo por la autointoxicación. Toda célula, al vivir,
produce toxinas, para las que la naturaleza ha previsto vías de eliminación: la piel, los riñones, los pulmones. Es esencial preservar
la integridad de esos órganos, porque si no cumplen impecablemente sus funciones, el organismo se envenena, lenta pero seguramente.

Hay, sin embargo, una fuente de autointoxicación más perniciosa: la que está constituida por los venenos que se filtran a través de la pared intestinal para intoxicar todo el organismo. De ahí
parte la importancia de una dieta inteligente; pero, sobre todo, de

un intestino rigurosamente limpio. Mas de algún lector moverá la cabeza diciendo: «¡sí, claro, el estreñimiento!». Que esté en el origen de una multitud de enfermedades y que sea, tal vez, a fin de cuentas, la causa indirecta de casi todos nuestros males, nos lo han advertido desde hace mucho tiempo. Pero lo que sucede es que incluso los que sufren de estreñimiento o, por lo menos eso creen, tienen, a pesar de todo, y sin sospecharlo, una fuente permanente de autointoxicación en el intestino grueso. La evacuación diaria del intestino no excluye que la mucosa pueda contener una costra de sedimentos; poco a poco se han incrustado en ella y jamás son eliminados. Provocan fermentaciones pútridas, cuyas toxinas se difunden insidiosamente, las veinticuatro horas del día, por todo el cuerpo. Sin contar que la irritación permanente de la mucosa intestinal puede ser la causa de numerosos casos de cáncer o, como mínimo, encontrarse en su origen. Estos casos de cáncer del intestino, comparados con los de los otros órganos del cuerpo, baten todos los récords. Si examinamos su localización, constatamos que, al igual que hay curvas peligrosas en los caminos, del mismo modo hay lugares privilegiados para el cáncer de intestino, precisamente aquellos en que la curvatura del colon provoca una disminución de la velocidad de la «corriente» de materias, es decir, en los lugares más favorables al «encostramiento», a la incrustación de la mucosa. El esquema del tubo digestivo reproducido en la figura 1 (p. 37) es muy revelador al respecto.

Pero el cáncer no es el único mal que deben temer las personas que presenten incrustaciones de materias fecales no eliminadas en el colon.

En un artículo aparecido en los «Cahiers Médicaux» en 1937, el Dr. Becher indica una serie de enfermedades directamente imputables a las autointoxicaciones de origen intestinal: «Cirrosis hepática, artritis crónica (reumatismo articular), anemia perniciosa, disentería crónica, rinopatía vasomotriz (una enfermedad de los conductos sanguíneos de la nariz), diversas neuritis, alergias, hipertrofias del hígado y del bazo, diversos trastornos psíquicos, depresiones, ciertas enfermedades del corazón, una multitud de enfermedades de la piel, etc.».

De hecho, el estreñimiento es un estado en el que el colon no está perfectamente limpio y libre de encostramientos de materias fecales. Es perfectamente posible que alguien vaya regularmente al retrete todos lo días y que sufra, sin embargo, de estreñimiento crónico sin saberlo, con todas las consecuencias que esto entraña.

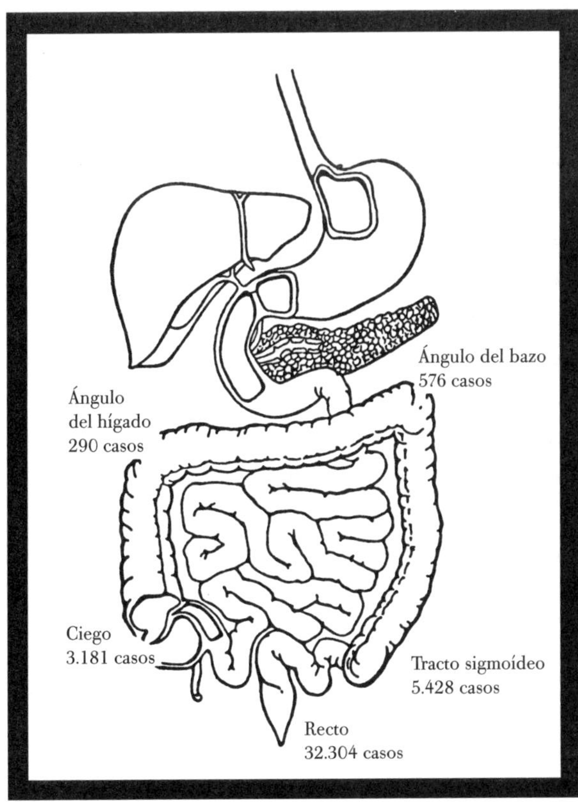

Fig. 1
Localización de los casos de cáncer
(en 41.779 casos).

En su libro *La mort vient de l'intestin*, el Dr. A. Keller, médico suizo, traza el siguiente cuadro de las consecuencias del estreñimiento:

Estómago:
Pérdida del tono del estómago, prolapsos, úlceras, cáncer, y a menudo, causa de muchos alientos fétidos.

Riñones:
Litiasis (cálculos), cólicos nefríticos.

Sistema nervioso:
Insomnio, depresiones, irritabilidad, histeria.

Piernas:
Ciática, estancaciones sanguíneas que desembocan en várices.

Colon:
Hemorroides, cáncer (ver anteriormente).

Hígado:
Congestiones hepáticas, cálculos en la vesícula, intoxicación de origen hepático.

Apéndice:
Apendicitis crónica o aguda.

Sangre:
Anemia, modificaciones patológicas de la composición de la sangre (lo que influye en todos los órganos y en todas las células del cuerpo).

Bajo vientre:
Diversas estancaciones sanguíneas, infecciones crónicas de los órganos genitales (útero, ovarios, trompa), desplazamiento del útero.

Piel:
Erupciones de distinta naturaleza.

El verdadero drama de este estreñimiento por incrustación es que no hay órganos purificadores entre la membrana del colon y la circulación sanguínea: los venenos irrumpen directamente en la sangre y se reparten por todo el organismo antes de llegar a la piel, los riñones y los pulmones. Si los venenos así destilados en el colon se filtran en la sangre durante muchos años, como muy a menudo sucede, es fácil imaginarse sus estragos y sus efectos sobre el envejecimiento.

La permeabilidad de la pared del colon es muy grande; por esta razón muchos medicamentos son administrados en forma de supositorios, porque penetran así directamente en la sangre. En cuanto a los laxantes, son paliativos que, por lo demás, no habría que tomar nunca sin prescripción médica. El sedentarismo es una de las causas más importantes del estreñimiento; las asanas y una alimentación correcta lo eliminan en muchos casos, pero es insuficiente para limpiar en profundidad el colon. Los lavados son un remedio ocasional eficaz, pero no limpian a fondo la mucosa, y su utilización habitual, lejos de curar el estreñimiento, lo hace casi incurable al distender el colon y perturbar el peristaltismo.

Examinemos las soluciones yóguicas.

Para una limpieza regular del colon, los yoguis disponen de un método de autolavado que sólo mencionaremos: el Basti. Para realizar el Basti, que consiste en absorber agua por el ano para expulsarla enseguida, es preciso ser capaz de hacer el Nauli, lo que no está al alcance de todos y es, sobre todo, muy difícil de enseñar. Este autolavado no tiene los inconvenientes del lavado, porque el agua entra por depresión, por aspiración, por lo que no distiende el intestino.

Pero el método ideal es Shank Prakshalana. Sencillo, al alcance de todos, de una eficacia única. Además de limpiar a fondo el colon, elimina integralmente los sedimentos del tubo digestivo entero, desde el estómago hasta el ano, lo que no pueden hacer ni los lavados, ni siquiera Basti.

El agua absorbida por la boca va al estómago; después, guiada por movimientos simples, al alcance de todos los practicantes de yoga, también de los principiantes, recorre todo el intestino hasta la salida. El ejercicio se prosigue hasta que el agua salga tan limpia como entró. No presenta ninguna dificultad, ningún peligro, y está recomendado a todos, a condición de que la técnica sea escrupulosamente respetada. (Las escasas contraindicaciones se enumeran en la página 47).

Shank Prakshalana o Varisara significa el «gesto de la concha», porque el agua atraviesa el tubo digestivo como si éste fuera una simple concha. Es un ejercicio yóguico fundamental. Nos sorprende no encontrar ninguna alusión a él en la literatura (ya bastante abundante) consagrada al yoga en Occidente. No hay el menor rastro de una descripción técnica. Esto prueba, una vez más, que el yoga está aún por descubrir.

La técnica descrita aquí constituye una síntesis de los diversos métodos enseñados. Hemos comparado la de Dhirendra Brahmachari de Delhi, la del Instituto de Investigaciones sobre el Yoga de Lonavla, la del Hospital Yóguico (cerca de Bombay) y, por fin, la técnica utilizada por Swami Satyananda en la Bihar School of Yoga de Monghyr.

PREPARATIVOS

Calentar agua salada, a razón de 5 a 6 gramos por litro, lo que representa un poco menos de la concentración del suero fisiológico (una cuchara de postre rasa por litro de agua). El agua debe estar salada, porque si no lo estuviera sería absorbida por osmosis a través de la mucosa y evacuada por la vía normal en forma de orina, y no por el ano. Si el agua le parece demasiado salada al gusto, se puede reducir la concentración salina hasta que sea aceptable.

MOMENTO PROPICIO

El momento más favorable es por la mañana, en ayunas. Tenga en cuenta que la limpieza en conjunto dura más de una hora. El domingo por la mañana puede ser un buen momento. El día elegido no deben realizarse ni asanas ni ejercicios violentos, y tampoco a la mañana siguiente. Así pues, teniendo en cuenta la supresión de la sesión de asanas, la operación no le ocupará tanto tiempo.

¿Cómo hay que proceder? He aquí el esquema del desarrollo completo de la purificación, excepto los movimientos necesarios para asegurar el tránsito del agua a través del tubo digestivo que se indican y describen más adelante:

a) Beber un vaso de agua salada caliente (a la temperatura de un caldo al punto)

b) Inmediatamente después ejecutar los movimientos descritos.

c) Beber otro vaso de agua y ejecutar toda la serie de movimientos.

Continuar así, alternando la absorción de un vaso de agua con los ejercicios. Al contrario de Vamana Dhauti, en el que el agua se acumula en el estómago (lo que provocaría náuseas), durante Shank Prakshalana el agua pasa inmediatamente al tubo digestivo sin causarlas.

Proseguir alternando absorción de agua con movimientos, hasta haber bebido seis vasos en total.

En este momento hay que ir al retrete.

Normalmente, se produce una primera evacuación casi de inmediato. Tras las heces normales, le siguen otras más blandas y después líquidas (amarillentas).

Si esto no se produce inmediatamente, o a más tardar en un plazo de cinco minutos, hay que volver a hacer los movimientos sin beber agua y acudir de nuevo al retrete. Si, cosa extraordinaria, tampoco se produjese el resultado, habría que iniciar la evacuación mediante un lavado de medio litro administrado por los medios ordinarios (pera o enema). Una vez que se expulsan las primeras heces, el proceso sigue su curso automáticamente.

Un consejo: después de cada ida al retrete y de haber utilizado el papel higiénico, enjuagar el ano con agua tibia, secarlo y lubricarlo eventualmente con aceite de oliva (u otro), a fin de prevenir una irritación producida por la sal. Algunas personas han sufrido esta molestia leve que es fácil de prevenir.

Después de esta primera ida al retrete, es preciso:

a) Beber otro vaso de agua caliente salada, efectuar los movimientos y volver después al retrete; cada vez habrá evacuación. Proseguir con la alternancia beber/ejercicios/retrete hasta que el agua salga tan clara como entró, lo que, según el grado de incrustamiento del colon, corresponde a la absorción de 10 a 14 vasos de agua, raramente más. Cuando esté satisfecho con el resultado, es decir, cuando el agua esté lo suficientemente clara para su gusto, podrá:

b) No hacer nada más; en este caso acudirá aún muchas veces al retrete durante la hora siguiente; es el único inconveniente;

c) Beber tres vasos de agua tibia no salada y realizar Vamana Dhauti (ver p. 71). Con esto se interrumpe la expulsión de líquido y se vacía por completo el estómago. Tradicionalmente los yoguis hacen siempre Vamana Dhauti después de Shank Prakshalana.

CAUSAS DE FRACASOS

Si después de haber bebido cuatro vasos, por ejemplo, sintiera que el contenido del estómago no pasa normalmente al tubo digestivo, lo que provoca una sensación de hartura que puede llegar hasta la náusea, quiere decir que el gollete del píloro no se abre como debería. El fracaso no es irremediable: reinicie dos o tres veces la serie de ejercicios sin tomar agua. La desaparición de las náuseas indica que el paso se ha abierto. Una vez que se ha iniciado la expulsión ya no hay problema y se puede continuar con el proceso. Puede suceder, sin embargo, que en algunas personas no pueda iniciarse la expulsión debido a un tapón provocado por gases producto de la fermentación. En este caso basta con oprimir el vientre con las manos o hacer Sarvangasana, además de los otros cuatro ejercicios. En el caso más desfavorable, es decir, si el agua no se moviese del estómago, existen dos soluciones:

a) Realizar Vamana Dhauti (ver p. 71), es decir, vaciar el estómago haciendo mover la base de la lengua con tres dedos de la mano derecha para iniciar el reflejo vomitivo. El alivio es radical e inmediato;

b) no hacer nada; el agua se evacuará por sí misma en forma de orina.

Después del ejercicio hay que reposar y evitar enfriarse.

LA PRIMERA COMIDA

Después de Shank Prakshalana hay que respetar, imperativamente, las siguientes indicaciones.

Hay que comer, no antes de una media hora después del ejercicio y no más tarde de una hora después de finalizarlo. Está completamente prohibido dejar el tubo digestivo vacío durante más de una hora.

La primera comida estará compuesta por arroz blanco (es decir, arroz sin cáscara, cuya celulosa irritaría la mucosa intestinal), cocido en agua, incluso en exceso: los granos deben deshacerse en la boca. Puede tomarse con una salsa de tomate poco salada y sin pimienta. También puede acompañarse por lentejas o zanahorias bien cocidas, y hay que tomar por lo menos unos 40 g de mantequilla. Puede comerse o bien derretirla sobre el arroz, o bien con cuchara. En la India no hay elección posible y es *ghee* (mantequilla fundida y clarificada) la que se mezcla con el arroz.

El arroz puede ser reemplazado por un cocido de trigo candeal o avena, o por pasta (macarrones, espaguetis) espolvoreada con queso rallado.

IMPORTANTE

El arroz no debe cocerse en leche. Está prohibido beber leche o tomar yogur durante las 24 horas que siguen al ejercicio. Además están prohibidos, durante estas mismas 24 horas, los alimentos o las bebidas ácidas (uno de los motivos de la prohibición del yogur), las frutas y las legumbres crudas.

El pan está permitido en la segunda comida que sigue al ejercicio. También lo están todos los quesos de consistencia dura o semidura. Por ejemplo el gruyer, el edam, etc. No están autorizados el queso blanco y los quesos fermentados como el brie o el camembert.

Después de 24 horas puede retomar su régimen habitual, pero evitando todo exceso de carne.

BEBIDAS

La absorción de agua salada habrá drenado, por osmosis, una parte de los líquidos de su organismo hacia el tubo digestivo. Eso forma parte de la desintoxicación. Es normal, por lo tanto, tener mucha sed después del ejercicio. No beba ningún líquido, ni siquiera agua, antes de su primera comida, porque sino continuaría estimulando la expulsión de líquido por vía anal. Por el contrario, durante la primera comida y después de ella, puede beber agua o infusiones livianas: tila, menta, agua mineral con poco o nada de gas. Es innecesario añadir que el alcohol, ya de por sí desaconsejado, está completamente prohibido durante las 24 horas que siguen al ejercicio.

Que las deposiciones no reaparezcan hasta 24 o 36 horas después del ejercicio, no debe sorprender a nadie. Serán de color amarillo oro e inodoras.

Este ejercicio debe realizarse por lo menos dos veces al año. La frecuencia media será de cuatro veces por año, en los cambios de estación. Quienes deseen un trabajo a fondo pueden realizarlo todos los meses. Dhirendra Brahmachari llega incluso a aconsejar que se efectúe el ejercicio cada 15 días. Hay, pues, para todos los gustos y a la medida del ánimo de cada cual. Este ejercicio no es realmente desagradable, aunque existen distracciones más agradables. No hay que dejarse impresionar por la descripción, lo menos agradable es beber agua caliente salada, el resto no es nada. Sin embargo, para las bocas finas, sugerimos preparar un ligero cocido de puerros o de alguna legumbre que son más agradables al gusto que el agua caliente salada. Un practicante nos ha confiado que ha utilizado cubitos de caldo.

Quienes sufran de estreñimiento pueden hacer Shank Prakshalana todas las semanas, pero con seis vasos de agua solamente. En este caso, todo el ciclo se realiza en una media hora aproximadamente. Es el mejor reeducador del intestino: no distiende las paredes del colon.

EFECTOS BENÉFICOS

El primer efecto es de orden eliminatorio, por la evacuación total de los sedimentos incrustados en la mucosa del intestino grueso. Es prodigioso lo que puede acumularse en un intestino.

Algunas personas, a quienes una evacuación casi cotidiana les daba la ilusión de no estar estreñidas, han tenido la sorpresa de encontrar, entre las materias fecales, un hueso de cereza tragado muchos meses antes. En el hospital yóguico de Lonavla, cuyos pacientes son tratados a través del yoga bajo dirección médica, a menudo queda uno aterrado al constatar lo que puede recubrir los intestinos durante meses, a veces años. Es increíble que los seres humanos puedan guardar tantos residuos en sus entrañas, como sucede a menudo, por desgracia. ¿Tiene algo de sorprendente que muchas enfermedades resulten de ello? ¿Puede sorprender que todo el organismo se intoxique, en el sentido más estricto, por las toxinas destiladas de este modo? No tengamos miedo de tratar este tema. Si es poco apetitoso hablar de ello, mucho menos apetitoso es sufrirlo. Practique Shank Prakshalana y despréndase de todos los sedimentos que se acumulan en su tubo digestivo. Los efectos benéficos no aparecen de la noche a la mañana; sus beneficios inmediatos no son espectaculares. Pero no tardan en manifestarse en la frescura del aliento, en un mejor sueño, en la desaparición de erupciones en el rostro o en el cuerpo. Escogiendo un régimen de alimentación hipotóxico, es decir, sin exceso de carne, desaparecen los olores corporales, que pueden ser a veces muy fuertes. La transpiración se vuelve inodora, la tez se aclara.

Este ejercicio no es sólo puramente «eliminador», también es tónico. Estimula el hígado —que se nota en el color de las primeras deposiciones— y las otras glándulas anexas del tubo digestivo, especialmente el páncreas. Algunos casos de diabetes poco aguda han sido tratados con éxito por los médicos de Lonavla haciendo practicar Shank Prakshalana cada día y medio durante dos meses. A este tratamiento le acompañaba un régimen alimenticio apropiado y estaba asociado al pranayama y a otras técnicas yóguicas.

Parece que los islotes de Langerhans, situados en el páncreas, secretan más insulina bajo el efecto de la estimulación general de esta glándula. La limpieza del tubo digestivo trae consigo una asimilación correcta de la alimentación, haciendo por consiguiente engordar a los más delgados y adelgazar a los que les sobran algunos kilos.

CONTRAINDICACIONES

Las contraindicaciones son poco numerosas. Las personas que sufren de úlcera de estómago deben, por supuesto, abstenerse y esperar su curación antes de practicarlo. Lo mismo sucede con las personas que sufran afecciones agudas del tubo digestivo: disentería, diarrea, colitis pronunciada (una colitis crónica puede mejorar mediante este ejercicio practicado fuera de los períodos de crisis), apendicitis aguda y, casos más extremos como tuberculosis intestinal o cáncer.

Estas contraindicaciones no parecen absolutas. Por lo menos conozco un caso de disentería curado radicalmente por Shank Prakshalana; ahora bien, el enfermo era tratado desde hacía meses por los métodos clásicos sin haber mejorado. Nuestra medicina tendría interés, tal vez, en servirse de esta técnica.

Este ejercicio es muy eficaz para completar el tratamiento de la oxiuriasis. En efecto, al ser evacuado todo el contenido del intestino, los gusanos y los huevos son arrastrados al exterior. Sin embargo, las vellosidades son tan numerosas que algún huevo puede escapar al tratamiento.

A TÍTULO DOCUMENTAL

En la cura de tres semanas de rejuvenecimiento integral Kaya Kalpa, Shank Prakshalana es efectuado diariamente. Durante los tres primeros días, se usa agua salada pura. Después se pasa a practicar Shank Prakshalana con caldos de verduras diversas (cebollas, puerros, etc.) para remineralizar el organismo. Algunas plantas son utilizadas para estimular el trabajo de purificación total del organismo. El lector comprenderá que eso constituye una severa prueba para el tubo digestivo y que es indispensable la vigilancia constante de un experto.

Para conducir el agua a través del tubo digestivo hasta la salida, basta con ejecutar los movimientos que siguen. Cada movimiento debe ser repetido cuatro veces a cada lado alternativamente, a un ritmo bastante rápido: la serie completa no ocupa más de un minuto aproximadamente.

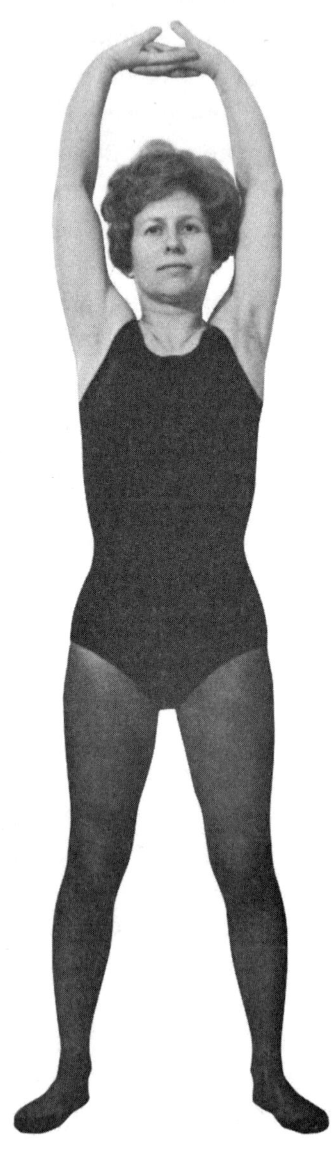

PRIMER MOVIMIENTO

Posición de partida. De pie, los pies separados unos 30 cm más o menos, los dedos de las manos entrelazados, las palmas hacia arriba. Enderezar bien la espalda, respirar con normalidad.

Primer tiempo. Sin girar el tórax, inclinarlo primero hacia la izquierda y después, sin detenerse en la posición final, enderezarse e inclinarse inmediatamente hacia el otro lado.

Repetir cuatro veces este doble movimiento, o sea, ocho inclinaciones alternativamente a izquierda y derecha; en total ocupa 10 segundos aproximadamente. Estos movimientos abren el píloro y a cada inclinación una parte del agua abandona el estómago hacia el duodeno y el intestino delgado.

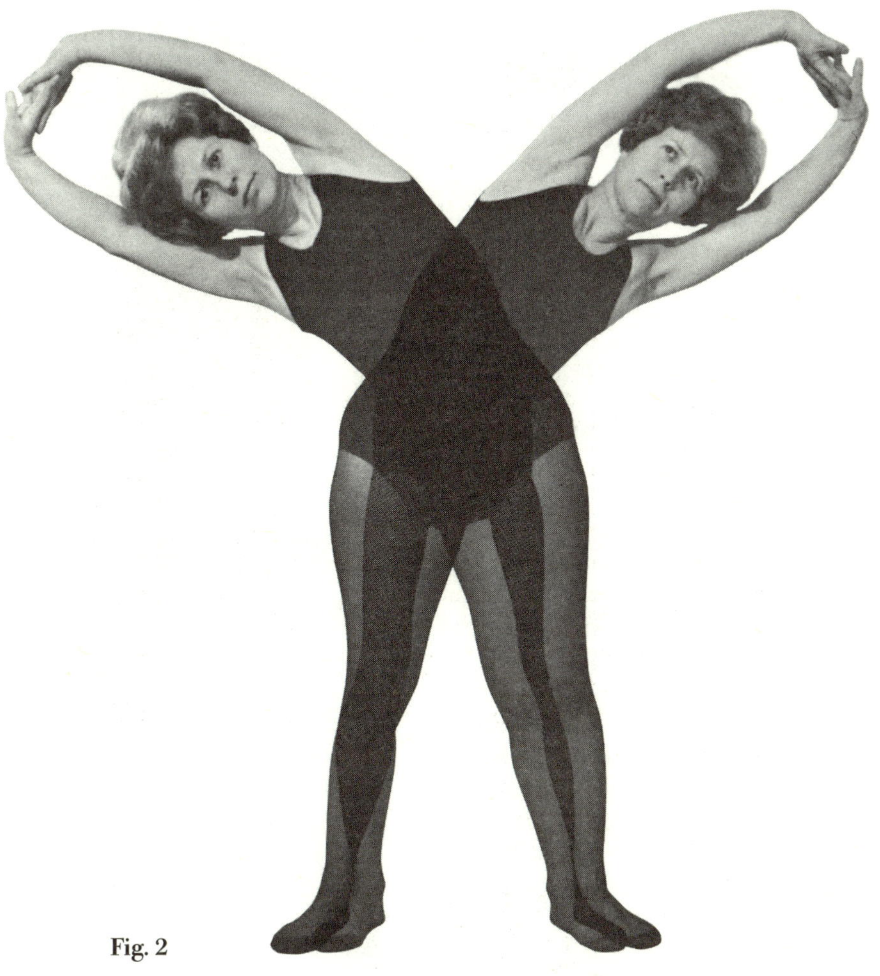

Fig. 2

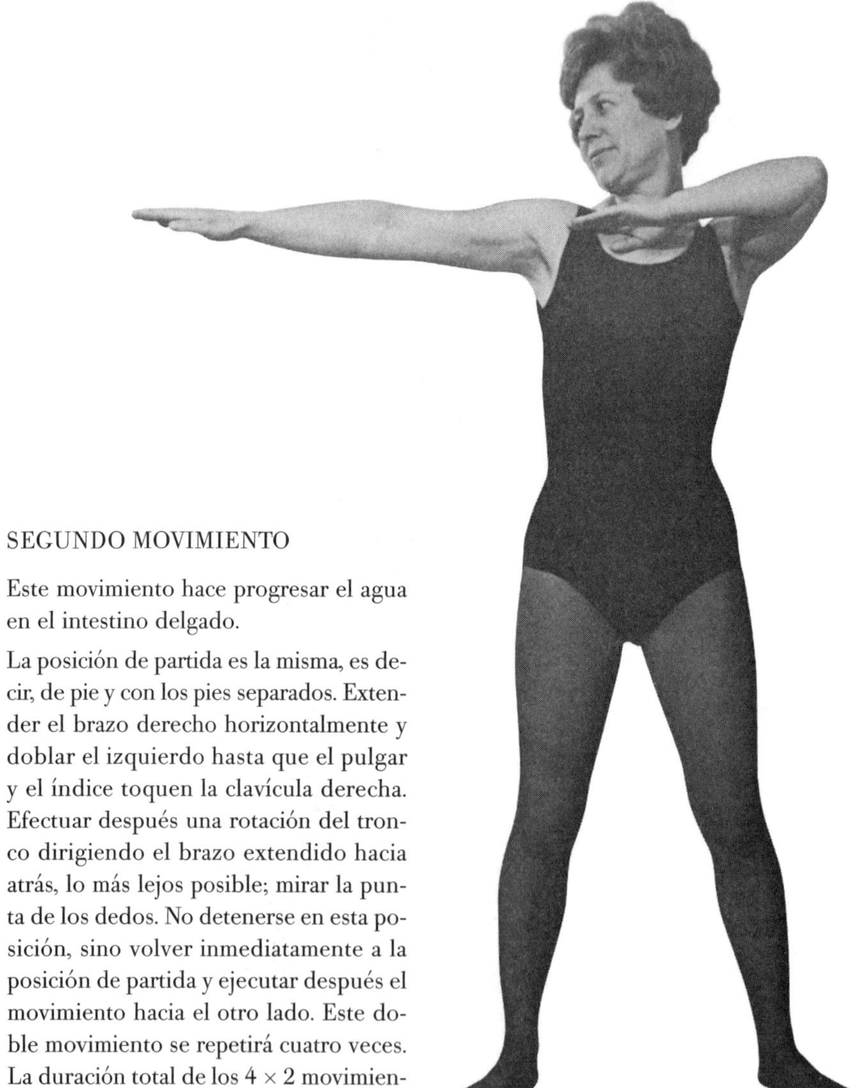

SEGUNDO MOVIMIENTO

Este movimiento hace progresar el agua en el intestino delgado.

La posición de partida es la misma, es decir, de pie y con los pies separados. Extender el brazo derecho horizontalmente y doblar el izquierdo hasta que el pulgar y el índice toquen la clavícula derecha. Efectuar después una rotación del tronco dirigiendo el brazo extendido hacia atrás, lo más lejos posible; mirar la punta de los dedos. No detenerse en esta posición, sino volver inmediatamente a la posición de partida y ejecutar después el movimiento hacia el otro lado. Este doble movimiento se repetirá cuatro veces. La duración total de los 4×2 movimientos es de 10 segundos.

Fig. 3

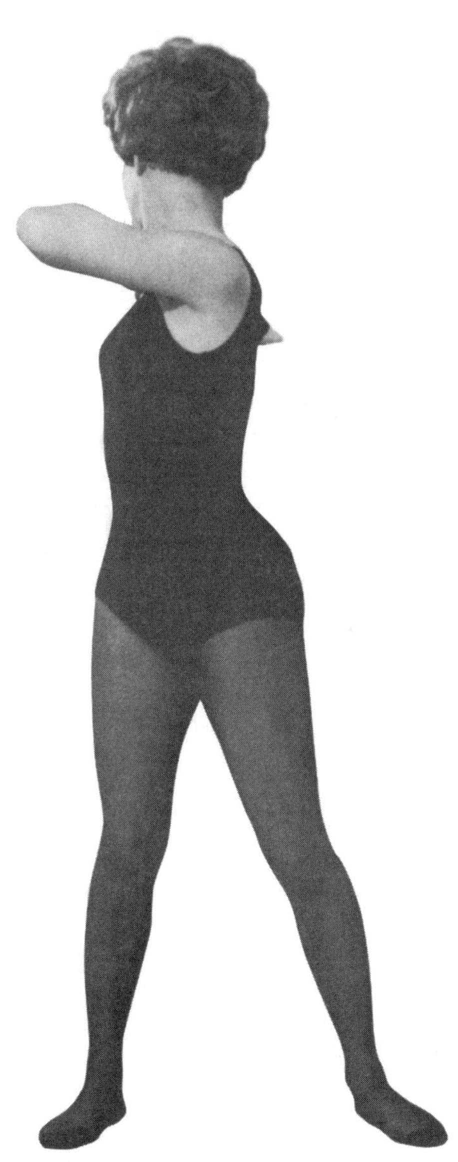

TERCER MOVIMIENTO

El agua va a avanzar por el intestino delgado gracias al siguiente movimiento. Efectuar la variante de la Cobra representada en la foto. Solamente los dedos de los pies y las palmas tocan el suelo; por consiguiente, los muslos permanecen levantados y no tocan la esterilla. Los pies están separados unos 30 cm aproximadamente (importante). Cuando se tenga la posición tomada, girar la cabeza, los hombros y el tronco hasta que pueda verse el talón opuesto (por lo tanto, si se comienza por la derecha, hay que mirar el talón izquierdo). No inmovilizarse, volver inmediatamente a la oposición de partida y reiniciar por el otro lado. Repetir cuatro veces este doble movimiento. La duración total es de 10 a 15 segundos.

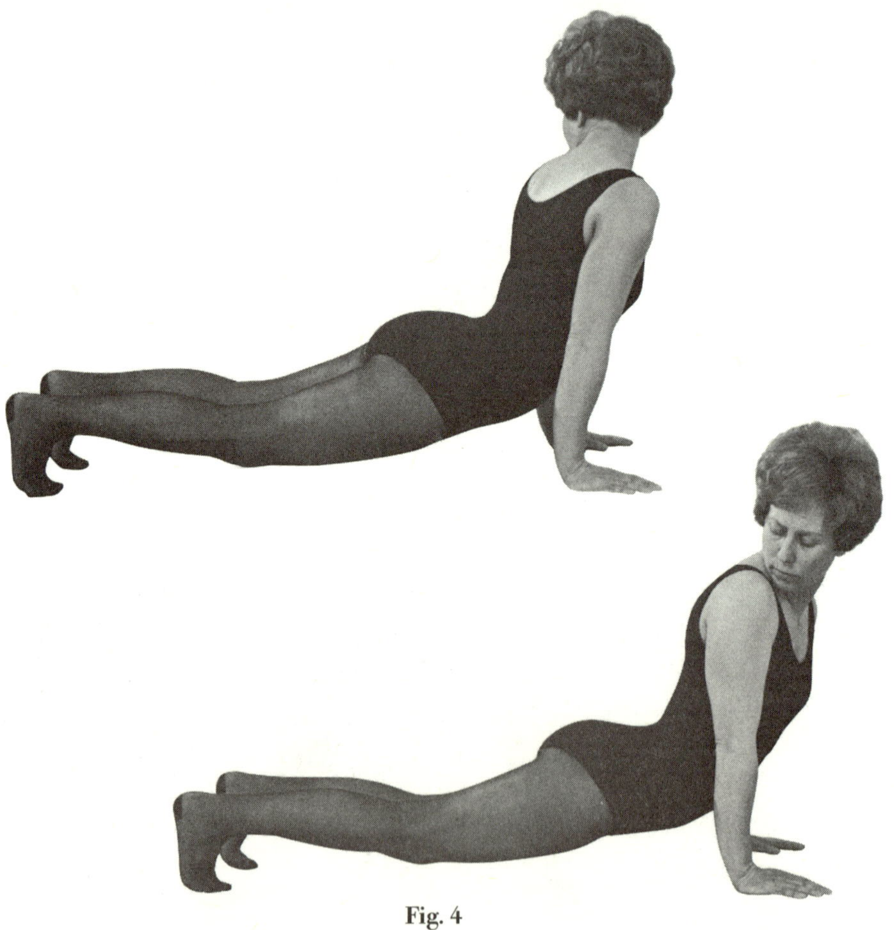

Fig. 4

CUARTO MOVIMIENTO

Llegada el agua al extremo del intestino delgado, debe ser conducida a través del colon gracias al cuarto y último movimiento, el más complicado de la serie, aunque esté al alcance de cualquier practicante, excepto de aquellas personas que sufran de la rodilla o del menisco. Estas personas recurrirán a la variante descrita al final.

Posición de partida: a) comenzar en cuclillas, los pies separados unos 30 cm aproximadamente, los talones colocados hacia el exterior de los muslos y no debajo de las nalgas; las manos se apoyan sobre las rodillas, separadas unos 50 cm; b) girar el tronco y colocar la rodilla izquierda en el suelo, delante del pie contrario. Las palmas empujan alternativamente el muslo derecho hacia el lado izquierdo y el izquierdo hacia el lado derecho, de manera que se comprima una mitad del vientre para hacer presión sobre el colon. Mirar hacia atrás para acentuar la torsión del tronco y hacer presión sobre el abdomen.

Así como para los ejercicios precedentes importaba poco comenzar por el lado izquierdo o por el derecho, para éste es preferible comprimir primero el lado derecho del abdomen para presionar el colon ascendente en primer lugar. La foto C muestra el movimiento ejecutado hacia el otro lado.

Como todos los precedentes, este doble movimiento debe ejecutarse cuatro veces. Su duración total es de 15 segundos.

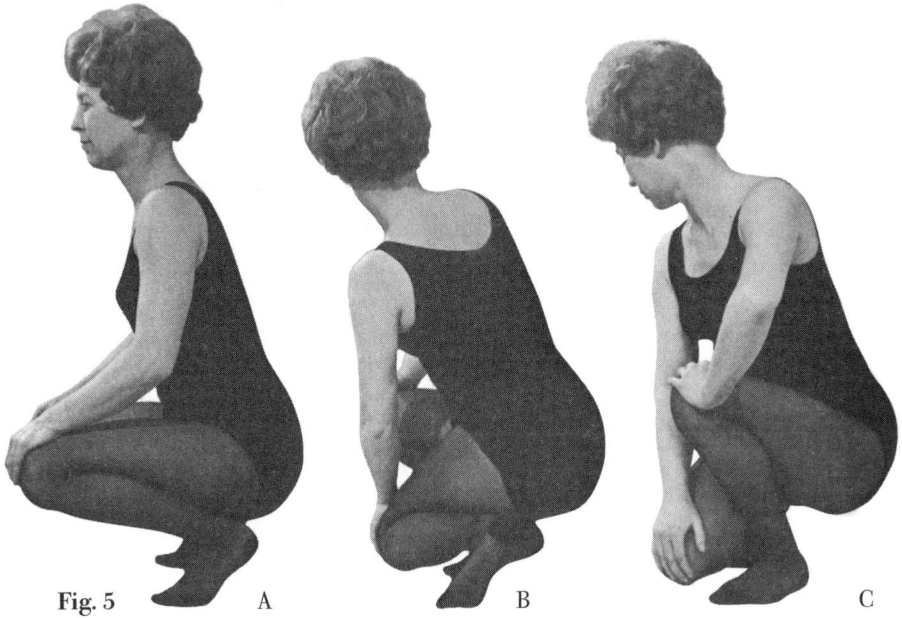

Fig. 5   A   B   C

VARIANTE PARA EL CUARTO MOVIMIENTO

Si no puede realizarse el cuarto movimiento, se consigue un resultado semejante por medio de la variante utilizada en el Hospital Yóguico de Lonavla. He visto allí enfermos que nunca habían practicado yoga ejecutar fácilmente Shank Prakshalana. Este movimiento deriva de Ardha Matsyendrasana. Examine atentamente la foto. Observará que el pie está simplemente colocado contra la cara interna del muslo y no pasa al otro lado como en la posición preparatoria de Ardha Matsyendrasana. El hombro no se lleva lo más lejos posible hacia la rodilla doblada; por el contrario, el tronco está ligeramente inclinado hacia atrás. El brazo apoyado contra la rodilla doblada sirve de palanca para girar la columna y presionar el muslo contra el bajo vientre. A diferencia de Ardha Matsyendrasana, este ejercicio no apunta sino a comprimir el bajo vientre, por lo que la pierna doblada debe evitar tocar las costillas.

Fig. 6

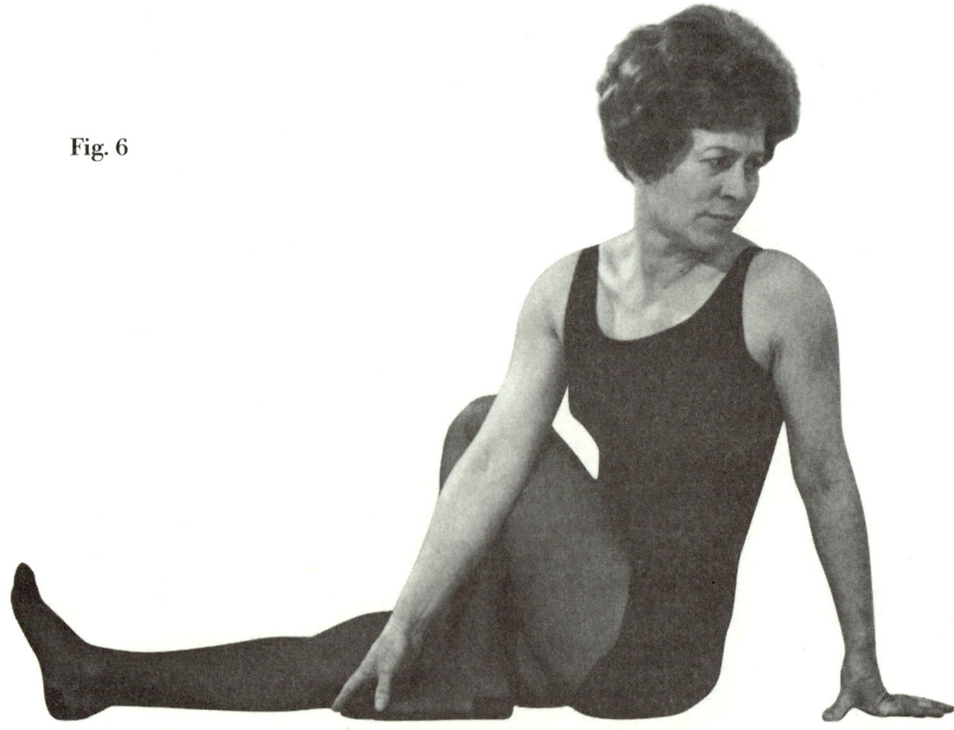

Antes de proceder a Shank Prakshalana, aprenda los ejercicios uno por uno, lo que es cuestión de pocos minutos, porque la complejidad no es sino aparente. No tenga dudas y... ¡buena limpieza!

RESUMEN DEL PROCESO COMPLETO

a) Beber un vaso de agua caliente salada (a razón de una cucharada de postre por litro).

b) Efectuar el ciclo completo de los movimientos.

c) Beber un segundo vaso y realizar los ejercicios.

d) Continuar así hasta haber bebido seis vasos.

e) Ir al retrete y esperar que se produzca una primera evacuación. Si no se produce en el lapso de cinco minutos, volver a hacer un ciclo de ejercicios, pero sin tomar agua. Si el resultado se hace esperar aún, un pequeño lavado pondrá en marcha el peristaltismo intestinal e iniciará la expulsión.

f) Beber otro vaso, ejecutar los ejercicios, volver al retrete.

g) Proseguir así la alternancia agua-ejercicios-retrete, hasta que le satisfaga el resultado. Los yoguis continúan hasta que el agua sale tan limpia como entró.

h) Para terminar (facultativamente), evacuar toda el agua contenida en el estómago haciendo Vamana Dhauti, después de haber tomado dos vasos más de agua no salada. Vamana Dhauti evacua el estómago, desobstruye el hígado, la vesícula biliar y el bazo, y finaliza la expulsión. Si no hace Vamana Dhauti, no podrá alejarse de las proximidades de un retrete durante una hora, en previsión de una eventual visita.

i) Esperar por lo menos una media hora antes de efectuar una comida, pero en ningún caso dejar que pase más de una hora antes de realimentar el tubo digestivo.

j) Resistir a la sed por lo menos hasta la primera comida.

Rejuvenecer

Hasta aquí hemos considerado el rejuvenecimiento de un modo pasivo, es decir, suprimiendo las causas del envejecimiento prematuro. Ahora vamos a describir un procedimiento de rejuvenecimiento activo, que une la eficacia a la simplicidad y a la inocuidad, y cuya finalidad es la de estimular, mantener, e incluso restablecer la producción normal de hormonas masculinas. Nadie ignora la estrecha correlación existente entre el estado del sistema genital que produce esas hormonas y el estado general del organismo, ni cuánto influyen las glándulas genitales en nuestra evolución. Si es cierto que tenemos las glándulas genitales de nuestra edad, recíprocamente nuestro organismo tiene la edad de nuestras glándulas genitales.

El anciano es un ser a quien la naturaleza castra lentamente, a menos que la senilidad no se deba en gran parte a una deficiencia de las glándulas genitales.

Mientras que, desde su nacimiento, el hombre dispone de un cerebro que alcanza casi el 9/10 de su desarrollo y ya no aumenta su volumen en el transcurso de su desarrollo ulterior, la evolución del aparato genital, por el contrario, corre a la par con —y más aún, determina— nuestra evolución física, la aparición de los caracteres sexuales secundarios, nuestros sentimientos y nuestra inteligencia.

Tanta es la importancia de estas glándulas y tan evidente su efecto sobre la inteligencia, que no ha escapado mucho tiempo a la humanidad. En todos los tiempos el hombre ha podido observar los efectos de la castración: castrado, el toro pierde su combatividad, su astucia, su vivacidad, se convierte en el buey plácido, sometido al hombre. Durante milenios los eunucos han instruido a la humanidad sobre las repercusiones físicas y psíquicas de la castración en el hombre. ¿Conoce alguien muchos genios, artistas, sabios, grandes hombres de Estado que hubiesen sido eunucos? Incluso para la espiritualidad no hay que subestimar la importancia de la integridad viril: ¿cuántos santos fueron eunucos? La Iglesia lo reconoce de tal modo que ningún eunuco puede ser ordenado sacerdote, y si el Concilio de 1640 decretó la prohibición de ordenar sacerdote a los que no fuesen viriles, no era, evidentemente, el aspecto sexual o procreador el que se tenía en cuenta. Obviamente, para el eunuco el celibato no presenta ninguna dificultad. La Iglesia ha pronunciado este interdicto porque, también y sobre todo para el desarrollo de la vida espiritual, es de capital importancia que las glándulas genitales funcionen con normalidad[1]. Los genios fueron hombres en toda la acepción del término y lo han mostrado con una vida sexual activa hasta una edad muy avanzada; citemos aquí a Goethe y Victor Hugo. Algunos hombres han alcanzado una gran longevidad, y han mostrado su virilidad procreando después de los 100 años de edad[2]. Por ahora lo que nos interesa es el papel de las gónadas en cuanto glándulas endocrinas, cuyas secreciones tienen influencia en todas las funciones del organismo y especialmente en su juventud. Los progresos de la cirugía han hecho posible ciertos experimentos en animales. Así es como se han podido hacer estudios sobre animales que estaban envejeciendo, especialmente sobre ratones y toros. Si se injerta un testículo joven a un ratón viejo, vuelve a crecerle el pelo, sus ojos sin brillo recobran la viveza, recupera la rapidez de movimiento y su astucia, y hasta su existencia se prolonga más allá del término normal de su especie. El hombre inmediatamente creyó que también

---

1. Cf. «Efectos en el plano espiritual», p. 69.

2. En 1809, Desfournal, autor de *Nature dévoilée* (Naturaleza desvelada), murió a la edad de 119 años. En 1792, a la edad de 102 años, se casó con una joven de 26 años con la que tuvo muchos hijos.

él podría rejuvenecer mediante injertos similares, y así es como nació el célebre método del Dr. Voronoff; aunque esta ilusión no tardó en truncarse. A pesar de estas decepciones, es muy instructivo estudiar sus resultados. El método ha sido abandonado porque, después de un indiscutible y espectacular rejuvenecimiento, el organismo se encontraba doblemente en peligro que sin el injerto. Pasado el efecto del latigazo, sobreviene la decrepitud acelerada e irreversible: no se puede comparar un carnero que ha envejecido en su prado con un anciano cuyo organismo ha sido arruinado por un modo de vida antinatural. ¿Cuáles fueron los resultados obtenidos por Voronoff? Estudiemos su caso más célebre, ilustrado por H. Ghilini en su libro *Le Secret du Dr. Voronoff*:

«Voy a citar un caso particularmente típico de rejuvenecimiento: el de sir Arthur Evelyn Liardet, a quien tuve la suerte de conocer y del cual puedo hablar con particular conocimiento de causa. Este hombre pertenecía a una familia inglesa muy antigua. Sus padres, sus amigos, sus vecinos pueden constatar el estado de decrepitud en el que se encontraba antes del 2 de febrero de 1921, fecha en la que se le injertaron glándulas genitales de chimpancé. Era un anciano de 75 años, abatido, obeso, sin energía, que se arrastraba con dificultad apoyado en un bastón y mostraba todos los signos de una completa senilidad.

»Nacido en octubre de 1846, había pasado treinta años de su vida en la India, bajo un clima particularmente deprimente. La mañana de la operación, el 2 de febrero de 1921, al no funcionar los ascensores de la clínica, no pudo subir por la escalera que conducía al pabellón de cirugía, y dos enfermeros tuvieron que subirlo sentado en una silla.

»Diecinueve meses después de su injerto lo vi, en un hotel de la avenida Kleber, donde había tenido a bien recibirme. Tenía el aspecto de un hombre de 50 años. Piel fresca, rostro coloreado, ojos vivos. Sus movimientos eran rápidos, su aspecto juvenil, su cuerpo estaba derecho, su grasa había desaparecido. Estábamos sentados frente a frente.

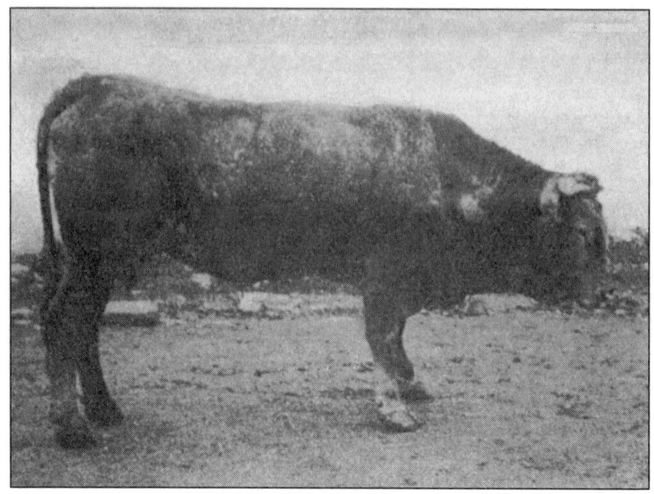

Fig. 7 A

Antes de proceder a injertos en el hombre,
el Dr. Voronoff experimentó con toros. He aquí un viejo animal
fotografiado el 5 de marzo de 1924, inmediatamente antes
del injerto.

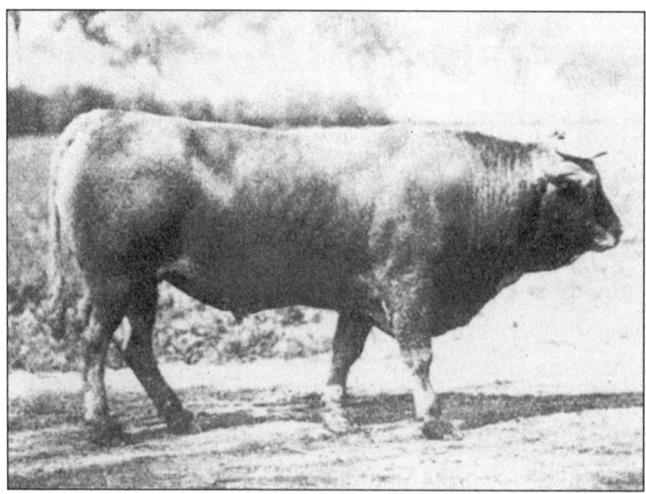

Fig. 7 B

El mismo animal a comienzos de 1926,
dos años después del injerto.

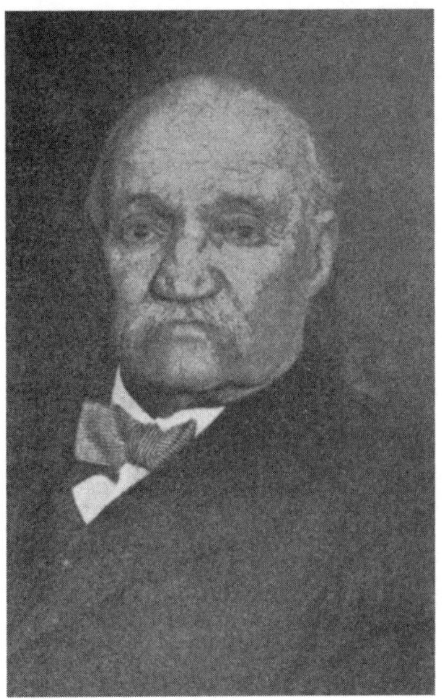

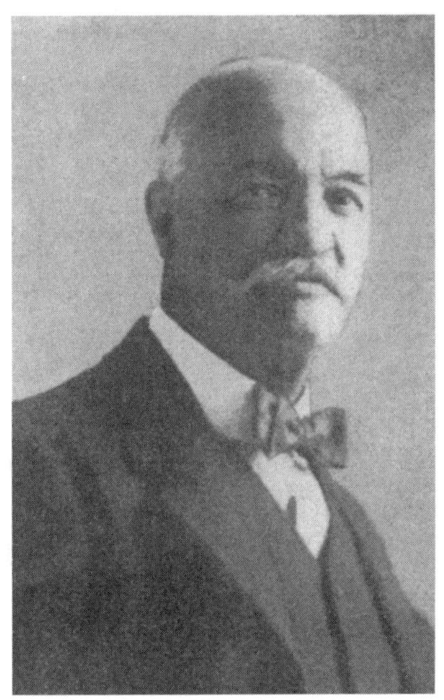

Fig. 8 A

A los 74, antes del injerto.

Fig. 8 B

Dos años después del injerto.

»—¿Está usted fuerte?, le pregunté. Respondió tendiéndome su mano abierta, cogió la mía, y con una tracción de su brazo me obligó casi a levantarme de mi asiento. Después, con un gesto familiar habitual entre los deportistas jóvenes, contrajo su bíceps. Aquel anciano tenía el brazo musculoso de un hombre joven.

»—Ahora hasta leo sin lentes, —me dijo—, pienso con facilidad, mi cerebro lento y conturbado se ha renovado. Ya no me reconozco a mí mismo. En el momento del injerto —y al decir estas palabras M. Liardet se volvió hacia su mujer que estaba presente y asistía a nuestra conversación—, hacía doce años que había dejado de ser hombre. Ahora esto no es más que un mal recuerdo y mantengo nuevamente con mi mujer las mismas relaciones que hace treinta años.

»Ya no envidio a nada ni a nadie. He vuelto a encontrar mi salud y mi vigor de antaño y, cada día, siento crecer mis fuerzas. Estoy de pie casi todo el día y sin fatigarme, cuando antes mis piernas apenas respondían. Mi rostro estaba lleno de arrugas, ahora está liso y firme. Tenía reumatismo, desde hace año y medio ha desaparecido. Sufría de gota, ahora monto a caballo y en bicicleta, subo sin cansarme las escaleras y, escuche, lo que es más curioso, estaba enteramente calvo, y ahora me vuelve a salir el pelo. ¡Soy un hombre joven de 76 años! ¡Y puede publicar mi nombre: no siento vergüenza!

»El 29 de julio de 1923 el Dr. Voronoff veía otra vez a M. Liardet. No sólo mantenía todos los beneficios de su injerto, ya de dos años y medio, sino que su estado general había mejorado. Fue lamentable que este hombre no fuera capaz de moderar su intemperancia inveterada y que el injerto no hubiera podido enmendar su vicio. Una crisis de delirium tremens, constatada médicamente, y que no era la primera, se lo llevó el 4 de septiembre de 1923, dos años y medio después de su operación. A pesar de esto, es uno de los ejemplos más sorprendentes de los resultados que el injerto permite obtener en un anciano.»

La causa principal de los fracasos se debe a la implantación de un órgano, que aunque joven, es extraño; por lo tanto, casi un parásito. Aunque negativas a largo plazo, estas experiencias prueban, sin embargo, que el estado de las gónadas determina el estado general del organismo. Se ha probado que, si pudiese el hombre mantener intacta la actividad normal de sus propias glándulas genitales por medios fisiológicos, se habría dado un paso decisivo hacia la conservación de la juventud, más aún, hacia un rejuvenecimiento positivo. No citaremos aquí las hormonas específicas para cada individuo; éstas serán siempre superiores a los productos sin vida de la química.

¿Cuáles son los medios para mantener la producción de hormonas mediante procedimientos naturales, en los límites fisiológicos? ¿Dónde nos encontramos, en estos momentos al respecto? Bogomoletz nos lo dice:

«Se ha intentado con insistencia encontrar el elixir de la vida eterna, especialmente en la Edad Media, en la época de la búsqueda de la piedra filosofal, de las supersticiones y alquimistas, de los hechiceros y otros charlatanes. En el siglo XV resplandecía, en Alemania, la gloria de Paracelso; su elixir de inmortalidad, algo así como las gotas de Hoffman, no le impidió morir a los 50 años.

»Pero tampoco el siglo XVIII ha carecido de charlatanes. Basta con citar al célebre conde Saint-Germain, cuyo elixir de larga vida consistía en madera de sándalo, hojas de sen y de hinojo; o Mesmer con su magnetismo animal; o el lecho celeste de Graham, una construcción complicada en la cual la corriente eléctrica, la música y los buenos olores eran empleados para provocar excitación sexual (este objeto cayó rápidamente en descrédito y el lecho celeste salió a subasta pública). La ciencia contemporánea, como hemos visto, presenta el proceso de envejecimiento como un debilitamiento gradual de la reactividad de las células, en cuyo origen se encuentran las modificaciones de su estructura físico-química, la pérdida gradual de las posibilidades de multiplicación y renovación de los elementos estructurales bioquímicos de las células, la acumulación de desechos en la célula debida a su propio protoplasma, con partículas que han crecido y se han modificado llegando a ser fisiológicamente inertes.

»De aquí ha surgido una serie de tentativas contemporáneas de rejuvenecimiento de los organismos basadas en datos fisiológicos concretos. El comienzo de estos ensayos está ligado, por lo general, al nombre de Brown-Séquard. A este sabio francés se debe la idea de la secreción interna de las glándulas sexuales y el descubrimiento del influjo rejuvenecedor de sus extractos. Atribuía la misma importancia a la excitación sexual. Esta excitación, al reforzar la función de secreción interna de las glándulas sexuales, debe aumentar, según Brown-Séquard, el tono del sistema nervioso. Pero la idea lanzada por Brown-Séquard no puede pretender la originalidad. Cien años antes, Hufeland escribía que, a consecuencia del abuso de actividad de las glándulas sexuales, éstas llegaban a producir una secreción cada vez menor, y ello, evidentemente, ocasionaba un perjuicio. Subraya justamente una antigua observación: una vida sexual moderada aumenta las fuerzas vitales, una vida sexual exagerada las debilita. Los extractos propuestos por Brown-Séquard no han justificado las esperanzas puestas en ellos, en cuanto a medios de lucha contra la vejez, pero han guardado una cierta importancia en medicina como tónicos, bajo la forma de diferentes preparados de glándulas sexuales (espermina y otros). En una serie de intentos contemporáneos de rejuvenecimiento del organismo, la vejez es considerada como un efecto de la insuficiencia de las glándulas de secreción interna y, en particular, como un efecto de la extinción de la función de secreción interna de las glándulas sexuales.

»Para reavivar esta secreción, Steinbach propuso, hace 25 años, seccionar el canal seminal del testículo, para desviar la pérdida de la energía necesaria en la elaboración de los espermatozoos perdidos hacia el organismo y para reforzar el flujo de la secreción interna en la sangre. En estos últimos tiempos, muchos autores han propuesto diversas intervenciones en la arteria que nutre la glándula sexual masculina, con el fin de reforzar la circulación de la sangre y excitar así la secreción interna del órgano.

»Estos ensayos han demostrado que las sustancias secretadas por las glándulas sexuales masculinas son aptas para estimular la energía de procesos bioquímicos en el organismo.»

Creemos que la idea, si no el procedimiento, descrito en último lugar, es decir, la activación de la circulación sanguínea en las gónadas, es lo que más se acerca a la verdad, y sobre esta activación se basa el método descrito en este capítulo.

Precisemos, de entrada, que no se trata solamente de las glándulas genitales y que el aparato endocrino debe ser considerado como un todo. La acción de la hipófisis sobre el conjunto del sistema endocrino es bien conocida. Pues bien, la postura sobre la cabeza es una de las que mejor irrigan esta glándula. Shirshasana representa, pues, un elemento capital para la conservación de la actividad de todo el aparato endocrino, incluidas las glándulas genitales. Sin embargo, es posible actuar directamente sobre estas últimas de un modo muy simple y muy eficaz.

Examinemos y comparemos según su aspecto exterior las glándulas genitales del hombre joven y viril y las del anciano. Nos excusamos por entrar aquí en detalles anatómicos que algunos podrían juzgar inconvenientes, pero son indispensables para la comprensión del mecanismo y de la eficacia del procedimiento descrito en este libro. En realidad, nos excusamos por la forma, porque, personalmente, no establecemos ninguna jerarquía de dignidad entre las diversas partes del cuerpo; en la obra de la naturaleza, nada es «vergonzoso» ni «sucio». La vergüenza y la suciedad sólo existen en la mente del que tiene tales pensamientos. «Honni soit qui mâle y pense»[1].

Dicho esto, con el alma serena y el corazón en paz, describamos.

Si examinamos, pues, el aspecto exterior del aparato genital en un hombre joven y lleno de fuerza, constatamos que el escroto está ajustado, comprimido, que los testículos no cuelgan; están bien sostenidos y muy cerca de la sínfisis pubiana. Los escultores griegos y romanos nos muestran ejemplos perfectos de esto, tales como el Hermes de Praxíteles. En el anciano, por el contrario, observamos un prolapso de los testículos debido al relajamiento de la musculatura de las bolsas unidas al perineo. Este prolapso de los testículos disminuye fuertemente la irrigación sanguínea y, por consiguiente, frena paulatinamente la producción normal de hormonas. Una hipertrofia de los testículos trae consigo una distensión de las bolsas; es tan característico y constante este fenómeno que se podría determinar la edad fisiológica de un sujeto nada más que por el aspecto de su aparato genital. Es primordial con-

1. Sic: divisa de la Orden de la Jarretera de Inglaterra: «Sea tenido por infame el que piense mal». El autor ha sustituido «mal» (mal) por «male», viril, virilmente. (*N. del T.*)

servar o establecer el tono de la musculatura del escroto para mantener los órganos en su lugar; este elemento es esencial para su buena irrigación, por lo tanto para la salud. Si la musculatura del escroto fuese estriada, bastaría con ejercitarla para hacerle conservar su tono y conseguir el resultado buscado. Por desgracia, pertenece a la musculatura lisa, cuyas contracciones escapan al control de la voluntad; tendremos pues, que actuar indirectamente sobre ella por vía refleja.

Recurriremos por consiguiente a:

a) La tonificación mediante el agua fría, que desencadena una acción refleja simpático-tónica.
El procedimiento para obtener este resultado es tan sencillo como eficaz. Consiste en una breve aplicación, mañana y tarde, de un chorro de agua fría dirigido a las bolsas. Un ensayo lo convencerá; para ello es muy práctico contar con un teléfono de ducha manual. Es indispensable que el agua sea muy fría. Recuerde el eslogan de Kneipp: *«Kurz und kalt»* (breve y frío).

Después de algunos segundos, se produce una notable retracción de todo el aparato genital. La forma más práctica de proceder consiste en ponerse en cuclillas dentro de la bañera y dirigir el chorro de agua fría sobre el perineo, partiendo del ano para subir hacia el escroto, que debe recibir el chorro el mayor tiempo posible, continuar después hacia el glande y volver a comenzar todo el proceso.

Puede usarse primero agua muy caliente y después aspersiones frías; al igual que en la ducha escocesa, hay que terminar siempre con agua fría. Después de un baño muy caliente, siempre hay que ducharse rápidamente con agua fría y terminar con esta ducha en el escroto. En este caso, será necesario una aspersión mucho más larga para obtener el mismo resultado. Si no se dispone de ducha, se puede proceder proyectando agua con la mano.

Accesoriamente, este procedimiento previene las hemorroides y retonifica la musculatura de la túnica venosa anal cuando ya presenta distensiones, es decir, cuando existen hemorroides incipientes. Esto complementa el tratamiento médico adecuado, sin reemplazarlo, entiéndase bien, si la afección está claramente instalada. La musculatura del escroto se tonifica al retractarse fuertemente, atrae los testículos muy cerca de la sínfisis del pubis; por vasoconstricción, disminuyen de volumen. Esta retracción del aparato genital expulsa parcialmente la sangre de los testículos como si fuesen esponjas, y envía hormonas a la sangre. La afluencia de sangre que se produce por la reacción subsecuente no relaja la musculatura, que ha encontrado su tono normal, sin distensión, lo que estimula la producción de hormonas, así como su distribución por todo el organismo. Esta tonificación local repercute en el funcionamiento de todas las glándulas endocrinas, desde las suprarrenales hasta la hipófisis: indirectamente, ninguna célula de nuestro cuerpo escapa a su acción. Contrariamente a lo que sucede con los procedimientos químicos, no hay que temer ninguna sobreproducción de hormonas como tampoco ninguna sobreexcitación.

No se trata pues de un baño de asiento, sino de una ducha local fría, limitada a las bolsas y accesoriamente extendida a todo el aparato genital. Tampoco hay que confundirlo con el baño de fricción de Kuhne, que se limita al glande. Sin embargo, los efectos atribuidos por este autor se aplican también, y con mayor razón, al método que proponemos. Kuhne decía:

«Los baños de asiento de fricción fortifican, además, en un grado desconocido hasta ahora, los nervios y la fuerza vital del cuerpo entero. En ningún otro sitio del cuerpo se encuentran tantos nervios importantes como en el lugar en que se aplican los baños de asiento de fricción. Los principales nervios del bajovientre son, sobre todo, terminaciones de un gran número de nervios de la médula espinal y del simpático que, por sus conexiones con el cerebro, permiten ejercer así un influjo en todo el sistema nervioso. Sólo en las partes genitales del hombre se puede lograr un influjo en todo el sistema nervioso del organismo. Ahí se encuentra por decirlo así, la raíz del árbol de la vida. Los lavados con agua fría fortifican considerablemente los nervios, y la fuerza vital del cuerpo se encuentra así reavivada hasta en sus menores partes.»

Lo que se aplica a los baños de Kuhne vale para la ducha global. Nuevamente insistimos, sin embargo, en la diferencia fundamental que distingue la ducha escrotal de los baños de Kuhne: en estos últimos, es el glande el que se considera como elemento principal, en tanto que la ducha escrotal procura tonificar la musculatura de las bolsas y actuar directamente sobre los testículos. Kuhne enfoca principalmente en el sistema nervioso; nosotros, sobre todo, en la producción de hormonas. Contrariamente a lo que se podría temer, esta aplicación de agua fría no hace tiritar y no provoca sensación de enfriamiento. Cuando lo pruebe se convencerá de ello.

b) Contracción del perineo.
En cierta medida, es posible actuar directa y voluntariamente sobre esta musculatura con la práctica de Mula Bandha, es decir, contrayendo el esfínter y el músculo elevador del ano, de donde se sigue una contracción del perineo, con acción sobre las glándulas genitales masculinas. Esto puede hacerse durante el período de retención del aliento practicada durante el pranayama, o independientemente en cualquier momento del día.

EFECTOS SOBRE LA SEXUALIDAD

Las glándulas genitales masculinas son endocrinas, pero también tienen que ver con la reproducción de la especie, por lo que estos ejercicios influyen en el comportamiento sexual. ¿En qué sentido? Se puede resumir en una palabra: la normalización.

Nuestra civilización erotizada entraña, a menudo, una sobreexcitación sexual casi morbosa, que en lugar de favorecer el buen funcionamiento del órgano, lo agota. En este caso, las duchas frías suprimen la sobreexcitación. En los hombres que ven menguada su potencia sexual, el yoga y las prácticas indicadas anteriormente producen los efectos de rejuvenecimiento de los injertos de Voronoff, pero de un modo fisiológico suave, sin repercusiones nefastas. Permiten llevar una vida sexual normal hasta una edad muy avanzada. Por el contrario, los individuos cuya vocación excluye toda vida sexual, como por ejemplo los sacerdotes y los monjes, conservan las glándula en perfecto estado, además de facilitar la continencia, la castidad y la sublimación de las energías no utilizadas. Estos procedimientos no conducen ni a un desorden moral ni a una sobreexcitación en el plano sexual; mantiene la actividad normal y fisiológica de estas glándulas, queridas y concebidas por el Creador.

EFECTOS EN EL PLANO ESPIRITUAL

Deseamos atraer la atención sobre las repercusiones de estas prácticas en el plano espiritual. La intensidad de la vida espiritual depende de una diferencia de potencial entre los dos polos del ser humano: el polo de la especie y el polo del individuo. Las células sexuales representan exactamente un cuarto de la masa de las células del cuerpo humano, puesto que en el curso del desarrollo embriológico solamente tres cuartos de las células prosiguen su desarrollo normal, quedando el otro cuarto de reserva para la sexualidad. La especie crea individuos y se manifiesta en ellos y, recíprocamente, los individuos son el soporte de la especie. Los órganos genitales forman así un verdadero enclave de la especie en el cuerpo del individuo; es decir, constituyen el polo «especie». La sede principal de la vida consciente, individual, se sitúa en el cerebro, que es así el polo «individuo». Estos dos polos están unidos por la columna vertebral y la médula espinal. Así como la intensidad de una corriente eléctrica proviene de una diferencia de potencial entre los polos negativo y positivo, del mismo modo el «voltaje espiritual» dependerá en gran parte del desarrollo normal de los polos «especie/sexo» e «individuo/cerebro». Mientras más desarrollados estén los dos centros, más intensa será la «corriente» pránica que se establecerá entre ellos, siendo la meta final del yoga la armonización y la integración de estos dos centros y de toda la personalidad humana.

Pero no sólo se manifiestan los efectos sobre el plano fisiológico, sino que se extienden también por el cuerpo pránico, donde cada órgano y centro nervioso tiene su contraparte. Esto no significa que un eunuco no pueda tener una vida espiritual verdadera; pero ésta carecerá, sin embargo, de vivacidad e intensidad. Señalemos, de paso, que entre los mayores santos de la religión católica algunos fueron notorios libertinos (S. Agustín, por ejemplo) antes de lanzarse a la vida espiritual, lo que indica que este polo sexo/especie estaba muy desarrollado en ellos.

EFECTOS A LARGO PLAZO

Debemos insistir aquí sobre el hecho de que la conservación de la juventud o el rejuvenecimiento a través del rejuvenecimiento de las glándulas genitales masculinas es un trabajo que ve resultados a largo plazo. Sólo hay una solución: incluir estos cuidados en el aseo diario. La ducha, que apenas implica un minuto de tiempo, es inofensiva y prácticamente no presenta contraindicaciones. Sus efectos comienzan a manifestarse tras pocas semanas.

EN EL CASO DE LAS MUJERES

La disposición de los órganos genitales femeninos es tal, que estos procedimientos sólo se aplican al sexo masculino.

Constatemos que las estadísticas indican que hay, aproximadamente, tres veces más personas centenarias entre las mujeres que entre los hombres.

Vamana Dhauti

El hombre occidental manifiesta, a menudo, una cierta aprensión cercana a la repulsión hacia los procedimientos yóguicos de purificación interna, con excepción tal vez del Neti, la limpieza de la nariz.

Es una lástima, porque estos procedimientos de purificación forman parte integrante del yoga. Merece la pena practicarlos, y de hecho no son tan terribles como su descripción podría hacer suponer. Por ejemplo, sobre Vamana Dhauti, que consiste en llenar el estómago con agua para expulsarla enseguida, una persona me dijo: «Si yo hiciera este dhauti estaría enfermo ocho días, como cada vez que tengo una indigestión».

Nada más erróneo. No existe ninguna semejanza entre vomitar a consecuencia de una indigestión y la acción de devolver voluntariamente el agua sin estar indispuesto. En el primer caso, se devuelve porque se está enfermo, y lo que molesta es, sobre todo, la indigestión; el vómito es en sí mismo una liberación.

Hasta el fin de este artículo, pues, guarde sus prejuicios en un cajón y vuelva a ellos terminada la lectura.

ETIMOLOGÍA

En sánscrito *vamana* significa «medio», y *dhauti* «purificación». Vamana Dhauti, significa pues «la purificación del medio (del cuerpo)», es decir, del estómago. Este ejercicio de purificación es llamado a veces Kunjala o el gesto del Elefante.

El tratado Bhaktisagara Grantha dice a propósito de este dhauti: «Lo que se conoce como el gesto del Elefante inmuniza el cuerpo contra todas las enfermedades. Consiste en llenar el estómago de agua para devolverla enseguida sin esfuerzo. Así como el Elefante aspira el agua del río con su trompa y la expulsa también por su trompa, preservando así su cuerpo de cualquier malestar, del mismo modo el hombre puede conservar su cuerpo exento de toda enfermedad. Así como una jarra se limpia con agua, podemos lavarnos el estómago con agua caliente». (Astangayogavarnanda).

TÉCNICA

Caliente dos litros de agua a una temperatura ligeramente superior a la del cuerpo; agregue, facultativamente, una cucharada de sal marina o de bicarbonato sódico para hacer aún más eficaz la limpieza.

Posición para beber

La posición correcta es en cuclillas. Separe las rodillas para no comprimir el estómago. Beba el agua salada sin interrupción hasta quedar saciado. Hay que ingerir como mínimo un litro (y si fuese posible, un litro y medio). Eventualmente puede beber agua pura si es que le repugna el agua caliente salada. Si ésta le provoca una sensación de náusea, mucho mejor.

Cuando haya ingerido tanta agua como le sea posible, póngase derecho.

Agitación

Deje que el agua permanezca algún tiempo en el estómago y ejecute Uddiyana Bandha de 10 a 20 veces. Esto produce una incomparable limpieza interna, previa a la fase principal, la expulsión.

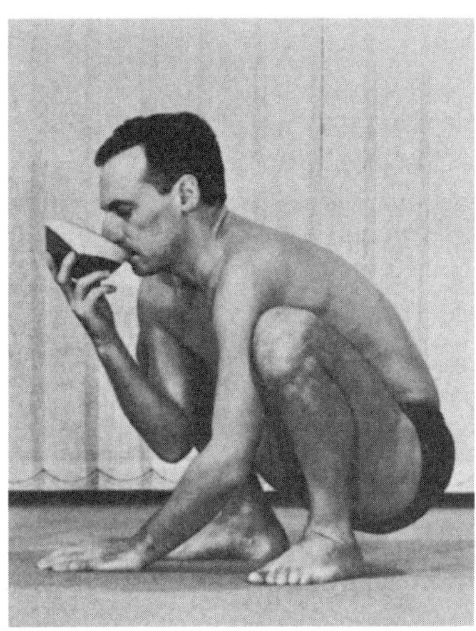

Fig. 9

Durante la absorción del agua, los muslos comprimen el colon, pero no el estómago, que debe permanecer completamente suelto.

Con tres dedos de la mano derecha hacer mover, sin violencia, el fondo de la garganta. El agua sale fácilmente si se sigue la indicación de beber hasta saciarse. La mano izquierda se apoya en el estómago y lo levanta para iniciar el sifón. Curvar la espalda e inclinarse hacia delante.

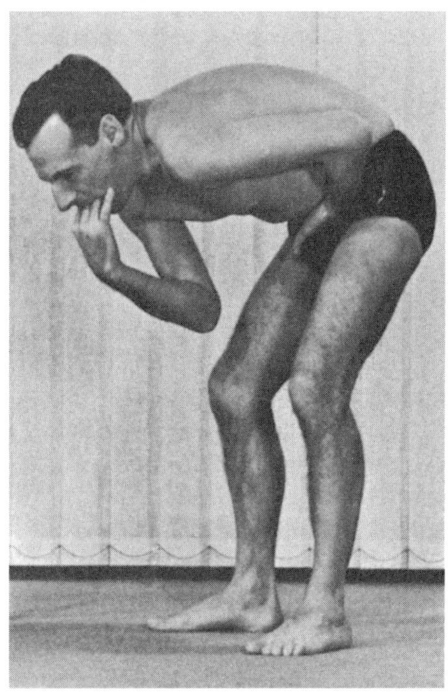

Fig. 10

EXPULSIÓN

Posición

Para devolver el agua, hay que respetar algunas prescripciones muy precisas.

No intente nunca hacerlo con el torso erguido. Proceda de la forma siguiente:

a) junte los talones e...

b) incline el tronco hacia delante hasta dejarlo en un ángulo de 90° en relación a las piernas; en otras palabras, horizontal;

c) antes de expulsar el agua, apoye la mano izquierda en la boca del estómago y hunda un poco el vientre como en Uddiyana Bandha. Esta presión de la mano hace más fácil y más completa la evacuación, porque hace subir el agua del estómago hasta la boca del esófago, lo que inicia el sifón. Así la evacuación se hará con menos esfuerzos y con un número más reducido de bombeos, porque la cantidad de agua que se expulsa cada vez será mayor;

d) junte los dedos índice, corazón y anular de la mano derecha (córtese bien las uñas para no herirse la garganta);

e) abra la boca e introduzca los tres dedos lo más al fondo que pueda en la garganta. Por lo general, basta un presión en la base de la lengua, cerca de la campanilla, para poner en marcha el reflejo vomitivo. De lo contrario, habrá que tocar la propia campanilla; ahora, haga algunas presiones en el fondo de la garganta e imagínese algo nauseabundo. Al comienzo, el agua saldrá a pequeños chorros; pero después de dos o tres tentativas, serán expulsadas cantidades más importantes a cada contracción;

f) si contrae los músculos del bajo vientre para hacer presión de abajo hacia arriba sobre el estómago, devolverá con mayor facilidad.

Cada dos «bombeos», descanse un poco, respire calmadamente, enjúaguese los dedos y la cara.

Sin duda sentirá curiosidad por observar el agua explusada; constatará que se ha vuelto espumosa y amarillenta. Prosiga mientras salga agua. En los últimos bombeos, percibirá en la garganta una amargura que indicará que ha sido expulsado el exceso de bilis y que ha realizado una buena «limpieza del medio». Puede, entonces, tomar un último vaso de agua realizar un enjuague final. ¡Y se acabó!

Descanse algunos minutos antes de pasar a las asanas. No coma antes de una media hora.

CUANDO PRACTICARLO

Vamana Dhauti se practica en ayunas, por lo que la mañana es el momento más favorable; sin embargo, en algunos casos se practica con el estómago lleno. Sucede, en efecto, que algunas obligaciones familiares o sociales nos llevan a participar en comidas demasiado abundantes, en las que la buena educación nos obliga a comer y a beber más —mucho más— de lo conveniente. De vuelta en casa, se corre el peligro de pasar una mala noche, con pesadillas, de hacer la digestión con dificultad y de sentirse por la mañana indispuesto para cualquier trabajo serio. El exceso de alimentación fermenta y trastorna todo el sistema digestivo. La solución consiste en recurrir a Vamana Dhauti para expulsar lo más pronto y completamente posible este excedente. Es la decisión más sabia.

EN CASO DE POCO VÓMITO O NULO

¿Qué sucede si no se devuelve fácilmente, o si el agua permanece en el estómago sin poder se expulsada por donde entró? No tema, se eliminará por la vía de evacuación normal de los líquidos.

Persevere, con un poco de práctica le irá cada vez mejor, necesitará menos esfuerzo y no sufrirá el menor malestar. Muy pronto dejará de causarle aprensión este ejercicio.

CONTRAINDICACIONES

Las personas que tengan lesiones en el estómago o en el tubo digestivo (úlcera, cáncer, etc.), deberán abstenerse, como también las que sufran de lesiones cardíacas o de una pronunciada hipertensión.

EFECTOS HIGIÉNICOS DE VAMANA DHAUTI

En el Evangelio se habla de los sepulcros blanqueados, y pensábamos que eso no se aplicaba sino a los fariseos. En realidad, todo gran carnívoro que come carne dos o tres veces al día (¡algunos comen hasta 500 gramos!), mantiene en su cuerpo una putrefacción permanente. Se cree limpio porque se baña todos los días, se cepilla los dientes y se cambia de ropa cuando está sucia. En realidad, es un ataúd ambulante. Lleva consigo cadáveres de animales, productos altamente putrescibles. Es un «sepulcro blanqueado». La limpieza exterior, visible, debe completar la limpieza interna, y si hubiera que escoger, esta última es la más importante.

¿POR QUÉ HAY QUE LIMPIARSE EL ESTÓMAGO?

Si creemos que la naturaleza purifica automáticamente el estómago y que no hay ninguna necesidad de limpiarlo, estamos equivocados ¿Por qué se limpia usted los dientes? El estómago debe ser lavado periódicamente, no por simple cuidado de limpieza, sino por muchas otras razones, como por ejemplo su mucosa.

Examine su lengua: ¿está cargada? Si lo está, hay muchas probabilidades de que suceda lo mismo con las paredes del estómago. Las mucosidades viscosas se adhieren a la mucosa y a los millones de glándulas que secretan los jugos gástricos, dificultando su actividad; la digestión no podrá desarrollarse impecablemente. La asimilación se hará tanto mejor cuanto más limpias estén las paredes del estómago.

Además, nuestra mala tendencia a comer demasiado deprisa —taquifagia, para nombrarla por su nombre técnico— hace aún más imperiosa la necesidad de disponer de un estómago «en plena forma» para que la digestión pueda desarrollarse en condiciones aceptables.

«Si mi estómago digiere mejor, ¿no voy a engordar?» Es precisamente porque usted asimila mal, es decir, incorrectamente, por lo que fabrica celulitis o grasa excedentaria, y no porque su estómago digiera demasiado bien. Si su sistema digestivo está en perfecto estado, si se alimenta correctamente, sin exceso de alimentos que engordan (grasa, azúcar, alcohol), y si su respiración es normal, su peso permanecerá estable; estabilidad que, por lo demás, es un indicativo de salud y de equilibrio biológico.

Por otra parte, es indispensable eliminar periódicamente los residuos de la bolsa estomacal, cuya forma todos conocen por haber visto representaciones en los libros de anatomía. En muchos hombres occidentales su parte inferior es anormal. Tienen el estómago deformado, dilatado por el exceso de alimentación (especialmente los que abusan de la sopa). También algunos vegetarianos que comen demasiadas legumbres pueden presentar esta deformación. De esto se deriva que el estómago no se vacíe jamás completamente y que permanezcan en él permanentemente residuos que se acidifican y provocan acidez. En la comida siguiente, esos residuos se mezclan con los alimentos frescos, lo que falsea el proceso digestivo y termina por irritar las mucosas estomacal e intestinal. Los ejercicios yóguicos en general corrigen ya esta situación, gracias a ciertas asanas, especialmente las posiciones invertidas. Sus efectos

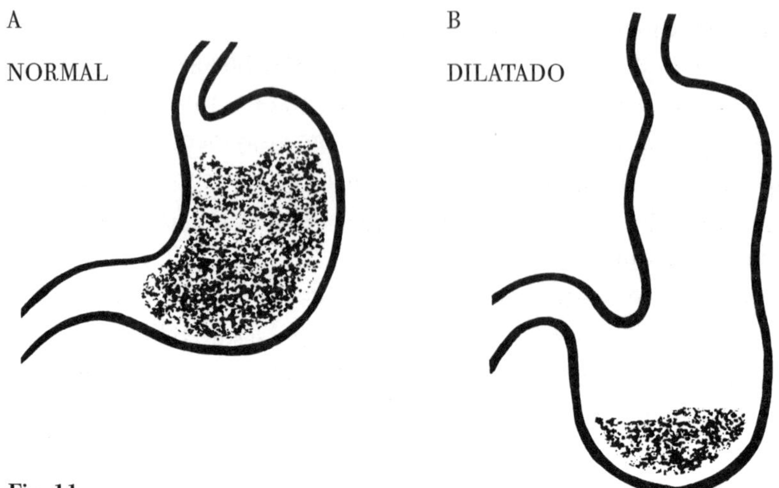

Fig. 11

La parte inferior no se vacía nunca. Los residuos digestivos fermentan, se vuelven ácidos y se mezclan, en la siguiente comida, con los alimentos frescos.

deben completarse por este medio radical e incomparable que es el gesto del Elefante. Todos los residuos son eliminados y el estómago queda completamente purificado. La experiencia ha probado que la salud gana mucho con ello.

OTROS BENEFICIOS

Es perfectamente posible vivir relativamente con buena salud aun después de una extirpación de estómago, como ha probado la cirugía moderna.

Pero, ya que poseemos un estómago, debe estar en perfecto estado; tolerar situaciones antifisiológicas —como un estómago dilatado y caído— falsea permanentemente la química de la digestión.

Vamana Dhauti actúa favorablemente en casos de flatulencia, de dispepsia y de acidez estomacal. La medicina moderna lo ha comprendido: también ella efectúa el lavado del estómago, pero mediante una sonda (lo que, sin duda, está indicado en los enfermos hospitalizados). Sin embargo, Vamana Dhauti es un método superior en todos los demás casos. Al realizar Uddiyan-Bandha el agua permanece en el estómago, y es proyectada con fuerza en todas direcciones, incluso hasta la pared superior; mientras que el agua que llega mediante sonda, limpia sobre todo las partes inferior y media del estómago. Además, la sonda no pone en marcha las poderosas reacciones descritas anteriormente. Finalmente, Vamana Dhauti no irrita el esófago, como las sondas de caucho, y no exige ningún instrumental ni la ayuda de nadie. Se practica en casa, cuando uno lo desea.

ACCIÓN SOBRE LOS MÚSCULOS

El reflejo del vómito se desencadena por un centro situado en el bulbo raquídeo, en la base del cerebro; pero el contenido del estómago es expulsado gracias a las poderosas contracciones del diafragma, de la cintura abdominal y de otros músculos, que se ven así reforzados.

EFECTOS SOBRE LA OBESIDAD

Paradójicamente, la mejor asimilación de los alimentos a consecuencia de la práctica de Vamana Dhauti previene la formación de tejidos adiposos y de celulitis (ver anteriormente).

ACCIÓN SOBRE EL HÍGADO, LOS INTESTINOS, LOS RIÑONES, ETC.

La poderosa contracción del diafragma actúa directa y mecánicamente sobre el hígado; pero Vamana Dhauti regulariza también, por vía refleja, las funciones hepáticas. También los intestinos se ven estimulados (siempre por vía refleja) y los riñones participan en la activación general, con el consiguiente aumento de la diuresis. Hasta el corazón y los pulmones, aunque situados en un piso superior, se benefician con la contracción del diafragma que los tonifica. Esta poderosa acción podría, por lo demás, ser favorable a ciertos cardíacos (cf. «Contraindicaciones»).

CONCLUSIÓN

No se aferre a su aversión natural —y comprensible— respecto a Vamana Dhauti, asociada al recuerdo desagradable de indigestiones pasadas. Practíquelo semanalmente y su estómago se lo agradecerá. Experimentará una digestión mejor y más fácil, sin nombrar el resto de ventajas higiénicas detalladas anteriormente.

Danta Dhauti

El hombre actual consciente y organizado considera que, si se cepilla los dientes mañana y tarde con una buena pasta dentífrica y visita al dentista dos veces al año, ha alcanzado el tope de la higiene dental. ¿Esta verdaderamente en lo cierto?

Antes de responder, escuchemos a Are Waerland, el célebre dietético sueco que vivió a comienzos del siglo XX en el norte de Suecia, entre los robustos campesinos y leñadores que vivían en aldeas aislados del resto del mundo. Estos hombres llevaban un vida clasificada como «primitiva», lejos del confort y el lujo de la ciudad; trabajaban duramente en el campo y en el bosque. Are Waerland quedó impresionado por su estado de salud extraordinariamente bueno. Aun con más de 80 y 90 años de edad, su cuerpo permanecía fuerte y ágil, sus ojos límpidos, sus mejillas rosadas y su cabellera bien provista. Su dentadura intacta, sin ninguna caries, fue lo que más le impresionó.

Un día, un robusto nonagenario sentado sobre un tronco frente a su isba, le contó la historia de su hermano Antón quien, después de haber vivido diez años en Narvik, había vuelto a la granja. Durante las largas veladas de invierno, a la luz del fuego que ardía de los troncos, les hablaba de las maravillas de la ciudad; toda la familia lo escuchaba en silencio, admirada.

Un día, la madre vio a Antón que recorría el establo con grandes zancadas de uno a otro lado, haciendo amplios gestos cómicos con los brazos. Llamó al padre e, inquietados, preguntaron a Antón qué le sucedía, a lo que él respondió con lágrimas en los ojos que le dolían las muelas. El padre y la madre estallaron de risa: «¡Las muelas no pueden doler!». «Esa fue la primera vez que oímos habla del dolor de muelas, concluyó el anciano. Antes nunca habíamos escuchado hablar de ello».

Todo cambió a partir del día en que los Señores de la Gobernación de Estocolmo, habiendo tenido conocimiento del modo de vida primitivo de esas aldeas perdidas en medio de los bosques, decidieron abrir caminos.

Cuando estuvieron construidos, el primero en utilizarlos fue un mercader que se estableció en la aldea y trajo de muy lejos, en pesadas carretas, azúcar muy blanca, chocolate, tabaco, cigarrillos, licores, etc. Después se instaló un panadero que, frente a las miradas atónitas de los habitantes de la aldea, sacaba del horno pan tan blanco como la nieve que cubría los pinos en invierno, y pasteles para que se relamieran los pequeños.

La coincidencia fue que muy pronto llegó una enfermera provista de una minifarmacia; algunos años más tarde se estableció un dentista con sus pinzas, su instrumental y su bata blanca. Cincuenta años más tarde, hacia 1950, cuando Are Waerland volvió a la aldea, muchas jóvenes menores de 20 años llevaban ya dentadura artificial.

Abramos un paréntesis y permítame evocar un recuerdo de infancia. En la escuela de la pequeña ciudad provincial, frecuentada a la vez por muchachos de la ciudad y por hijos de granjeros, tenía un amigo, Pedro, un alegre granuja con quien hice muchas pillerías. Había una cosa que despertaba mi curiosidad, la risa franca de Pedro descubría unos dientes tan blancos que sentía envidia y, sin embargo, desconocía el cepillo de dientes, mientras que mi madre vigilaba estrictamente que me limpiara los dientes dos veces al día. Y los dientes de Pedro permanecían blancos «a pesar» del pan negro y duro que atacaba a grandes mordiscos a mediodía, en el comedor, ese pan que su madre cocía en su horno cada semana con la harina que el padre traía del viejo molino de agua en una carretilla chirriante. Me parecía injusto que Pedro no tuviese nunca dolor de muelas, cuando no les dedicaba ningún cuidado especial, mientras que mi padre me había arrastrado numerosas veces al dentista sin atender a mis llantos y protestas.

¿Qué tenían en común mi amigo Pedro y los campesinos suecos? ¡El pan! Los campesinos suecos se alimentaban con el pan que elaboraban en la granja dos o tres veces al año en gran cantidad. Confeccionaban hogazas de dos centímetros de altura con un hueco en el medio para poderlas ensartar en largos vástagos de madera y dejarlas secar en la cocina. Después de algunas semanas, esas hogazas se volvían tan duras como un tronco, para romperlas, había que agarrarlas con dos manos y golpearlas fuertemente contra la barra de hierro fijada en el fogón. Are Waerland sostiene que nunca ha comido pan más sabroso. Acompañado de mantequilla y de queso de la granja, constituía una comida completa que hacía salivar mucho; pero se necesitaba una dentadura sólida y mandíbulas musculosas para engullirlo.

Esta es la clave de la higiene dental: comer alimentos duros que obligan a masticar, que hacen trabajar los dientes y proporcionan un masaje a las encías.

Y he aquí por qué la alimentación moderna —compuesta de alimentos blandos y cocidos que no dan trabajo a los dientes— trae consigo la tendencia a degenerar de nuestra dentadura. Ya no vivimos en la aldea, pero ¿quién nos impide consumir pan integral, con levadura, añejo y duro, que resiste al cuchillo y a los dientes? Comerá con placer este pan delicioso, en tanto que sus dientes tendrán su sesión diaria de gimnasia. Digerirá fácilmente ese pan bien masticado, bien insalivado. Coma, pues, pan negro y duro, y mastique zanahoria cruda: eso le evitará muchas visitas a su dentista.

A própósito de esto, un dentista concienzudo —hay muchos más de lo que se cree, pero nadie escucha sus consejos— me ha confiado: «Si se suprimiesen los cepillos de dientes y los dentífricos, perdería la mitad de mi clientela».

¿Se ha preguntado usted cuál es la fórmula de esos dentífricos que se anuncian con tanta publicidad y que compramos sin desconfianza?

Para proporcionarnos «dientes blancos, aliento fresco», contienen un abrasivo que quita el esmalte y a la larga lo destruye. El fabricante le agrega un agente que hace penetrar el dentífrico en los intersticios de los dientes, pero también en todas las grietas del esmalte. Este agente activa los detergentes contenidos en el dentífrico y en los productos destinados a blanquear el esmalte y que deben necesariamente atacarlo, puesto que su tinte natural es ligeramente amarillento (color marfil): ¿Quién es el culpable? El público es responsable en gran parte, porque prefiere los dentífricos que dejan los dientes resplandecientes de blancura. No hablemos ni de los productos destinados a colorear la crema ni de las esencias sintéticas destinadas a perfumar (lo que agrada al consumidor y camufla los productos químicos citados más arriba, algo que interesa al fabricante). Este cóctel químico blanquea perfectamente los dientes como lo haría una piedra pómez o un abrasivo; a la larga irrita las encías, produce hinchazones en la mucosa y debilita la defensas naturales de la boca. Al modificar el pH de la cavidad bucal favorece la proliferación de la bacterias; al bajar la tensión superficial de la saliva, estos productos penetran hasta en las menores hendiduras, las encías se inflaman, sangran, se recogen descubriendo el cuello de los dientes, que se descarnan lenta e inexorablemente. Algunos dentífricos, pretendidamente medicinales, no son menos nocivos porque, además de los productos citados, contienen desinfectantes que irritan las células de las encías. En efecto, todo antiséptico debe, por definición, matar los microbios que son células vivas. ¿Cómo podría un desinfectante exterminar las bacterias, y al mismo tiempo no actuar sobre las células de las encías y de las mucosas bucales?

LOS CEPILLOS DE DIENTES

Hablemos ahora de los cepillos de dientes. Recuerdo un anuncio que elogiaba un tipo de cepillo de nilón mucho más duradero que los cepillos ordinarios. Para probar la resistencia de los dos tipos de cepillos, se utilizaba un aparato ingenioso, constituido por la reproducción en acero inoxidable de una dentadura humana, que era frotada mecánicamente por un cepillo. El fabricante, después de haber mostrado un cepillo «cualquiera» completamente gastado después de equis horas de trabajo, exhibía orgullosamente el suyo, intacto después de centenares de horas. «Olvidaba» que los dientes no son de acero inoxidable, por más que su esmalte sea la sustancia más dura que fabrica el organismo.

¡Cuántas dentaduras han sido así irremediablemente estropeadas por cepillos de nilón de bordes cortantes! Sin embargo, incluso el mejor cepillo irrita las encías, o bien no cepilla.

EL DENTÍFRICO SIVANANDA

Como no comemos en cada comida alimentos duros y resistentes, es necesario limpiar los dientes. No todos los procedimientos yóguicos de limpieza son, por desgracia, utilizables sin más en Occidente.

Nosotros utilizamos con éxito la fórmula se Swani Sivananda, cuya receta se describe a continuación:

Primera operación: arrojar a la basura los cepillos y los tubos de dentífrico (si usted es prudente y escéptico, espere algunas semanas, es decir, el tiempo para convencerse de la eficacia del procedimiento).

Segunda operación: lavarse las manos.

Tercera operación: preparar el «dentífrico Sivananda», compuesto de aceite y de sal marina.

Verter algunas gotas de aceite de oliva en la base de una taza; agregar un pizca de sal fina, mezclar con el índice, y ya está el dentífrico listo para su empleo.

Cuarta operación: con ayuda de un mondadientes de madera —o un equivalente que no pueda arañar el esmalte de los dientes— quitar los restos de alimentos de entre los dientes y utilizar después el mejor de los cepillos: los dedos índice y corazón.

Unte la yema de los dedos en el aceite salado y frote los dientes y encías con la parte anterior de las dos primeras falanges, primero de arriba abajo y de abajo arriba, y después en sentido longitudinal. Un movimiento de la muñeca activa la operación y la hace más eficaz. No olvide frotar la cara interior de los dientes. Los dedos limpian perfectamente el esmalte y proporcionan un masaje a las encías, tonificándolas y activando su circulación sanguínea. Si sus encías sangran y si sus dientes se descarnan, haga el masaje desde la raíz hasta el cuello, suavemente. Prosiga la operación hasta que escuche un ruido semejante al que produce el dedo humedecido al resbalar sobre el vidrio, es decir, hasta que «los dientes canten», lo que indica que están limpios. La operación le llevará en total dos minutos. Quedará sorprendido al constatar lo rápidamente y bien que limpian sus dedos el esmalte y le restituyen su brillo natural.

Si se recomienda la sal marina para cuidar los dientes es porque, sin ser detergente, la sal limpia bien y, gracias a sus propiedades osmóticas e higroscópicas, favorece la irrigación de las encías. La sal activa también la salivación, y hay que tener en cuenta que la saliva es el mejor aséptico de la cavidad bucal. El masaje y la sal marina liberan las células muertas de las mucosas y eliminan los depósitos que haya en los dientes. La sal marina disuelve el leptotrix, evita que se deposite el sarro y conserva o restablece el equilibrio fisiológico normal de la boca. La salud de las encías asegura la salud de los dientes. Después de algunos días, las encías inflamadas, blandas y sangrantes, se vuelven rosadas y firmes y sostienen con firmeza los dientes amenazados de quedar descarnados. Si lo desea, puede incorporar al aceite salado arcilla verde alimenticia par hacer una pasta, o ceniza vegetal, lo que proporciona una mejor limpieza sin ningún efecto abrasivo. Si tiene ocasión de calcinar berenjenas, pulverice después sus cenizas y habrá agregado un excelente tónico par las encías. El aspecto de este dentífrico, negro como la antracita, es poco atrayente, pero es muy eficaz, y constituye también un notable desodorante del aliento. Para comprobar la acción desodorante de la sal, si encuentra una persona que tenga el aliento poco fresco, déle a chupar un cristal de sal marina: el olor desaparecerá en breves segundos. Evidentemente, esto no elimina la causa, que hay que cuidar y que podría ser, por ejemplo, una mala digestión, dientes cariados, un absceso dental. La sal marina contenida en su «dentífrico Sivananda» le asegura un aliento fresco, tanto tiempo como cualquier dentífrico comercial.

CUESTIONES A EVITAR

Para asegurar la salud de los dientes, hay que respetar, además. Las reglas siguientes:

a) ¡Desconfiar del azúcar! Un especialista suizo ha afirmado: «sin azúcar no hay caries». Al modificar la química de la cavidad bucal, el azúcar favorece la caries dental, y no hay que buscar más lejos el origen de la terrible degeneración de la dentadura de nuestros hijos. No es raro ver niños de poca edad presentar ya caries avanzadas y numerosas. Las gominolas son particularmente nocivas, porque el azúcar permanece largo tiempo en contacto con los dientes. Después de haber comido un postre azucarado, enjuáguese cuidadosamente la boca con agua pura.

b) Evitar exponer los dientes a los contrastes excesivos de temperatura, tales como el de un helado seguido de un café muy caliente, por ejemplo; eso puede estropear el esmalte y resquebrajarlo.

ALGUNOS CONSEJOS

a) Cuando haga sol, aproveche no sólo para bañar sus ojos (cierre los párpados si el sol se encuentra sobre el horizonte), sino también para abrir ampliamente la boca, apartando los labios para descubrir las encías, y deje que los rayos del sol penetren en toda la boca; los rayos ultravioletas atraviesan el esmalte y purifican los tejidos en profundidad, sin irritarlos. Eche hacia atrás la cabeza para solear el fondo de la garganta: ¡haga gárgaras de sol!

b) Durante el día, cuando se acuerde, aplique los molares de la mandíbula inferior contra los de la mandíbula superior, permaneciendo los incisivos inferiores ligeramente atrás de los superiores, y contraiga después los músculos masticatorios. Apriete entonces con fuerza las mandíbulas y aflójelas: de este modo los dientes se hunden rítmicamente en sus alvéolos. Esto masajea los tejidos en profundidad, lo que completa el masaje de las encías y estimula la irrigación sanguínea en el mismo interior de los dientes, que poseen una red tenue pero importante de conductos sanguíneos. Repita este ejercicio varias veces al día. Bastan uno o dos minutos por sesión para asegurar una excelente irrigación sanguínea de toda la dentadura y ayudar a conservarla en perfecto estado. No le hace perder tiempo y puede practicarlo en cualquier parte, incluso conduciendo.

DOCUMENTACIÓN EXTRA

Reproducimos a continuación un extracto de la firma «Medicina» de un semanario (*Express*, junio de 1966), cuyas conclusiones son notablemente cercanas a las nuestras:

¡Cuidado con los dentífricos!

«El abuso de los dentífricos estropea los dientes. Esto acaba de ser demostrado, científicamente, en el National Engineering Laboratory d'East Kilbride, en Escocia, bajo la dirección de K. H. Wright.

»Un diente humano recién extraído se somete a radiación para convertirlo en radiactivo por irradiación. Se sumerge enseguida en un vaso lleno de pasta dentífrica y se cepilla mecánicamente. El desgaste del esmalte se mide por la radioactividad de la pasta, con una precisión del orden de la millonésima parte de un gramo.

»Mientras más activa es la pasta (dentífrico para fumadores, por ejemplo) y cuanto más intenso es el cepillado, más importantes son los perjuicios.

»¿Estaremos equivocados, pues, al limpiar nuestros dientes mañana y tarde como sugiere la higiene tradicional?

»Ciertamente, responde el doctor Cherchève, jefe de servicio en el hospital Lariboisière y secretario general del Centro Internacional de Investigaciones sobre los implantes dentales. Hace 20 años que estudio el problema y estoy estupefacto por los errores que se cometen.

Aceite de oliva

«Después de haber condenado los cepillos ordinarios, el Dr. Cherchève recomienda el masaje de las encías. Hay que practicarlo con los dedos y con los dientes apretados. Sumerja la yema del dedo en aceite (preferentemente de oliva, es más vitaminado) y parta del medio de la boca, haciendo el masaje hacia abajo y a la izquierda con el índice derecho, hacia arriba y a la derecha con el índice izquierdo, etc. Hay que masajear cada maxilar contando tranquilamente de uno a treinta. Sesenta para cada lado.

»Dos minutos al día no es un gran sacrificio para conservar los dientes bellos, dice el Dr. Cherchève descubriendo los suyos que son resplandecientes. Garantizo los resultados. Pero sus conclusiones sobre los dentífricos son aún más inesperadas. Los más peligrosos son los dentífricos médicos, afirma. Enriquecidos con antibióticos, destruyen el equilibrio de la flora bucal. Si contienen desinfectantes, llegan a ser rápidamente irritantes. Uno de los más célebres dentífricos vendidos en farmacia, a base de movarsenobenzol, un derivado del arsénico, estropea a la larga las encías. Es como si se lavara todos los días un corsé de seda con agua de cuba. Lo que no quiere decir que los dentífricos médicos sean inútiles. A base de formol, por ejemplo, calman maravillosamente los dolores de las caries, realizando una especie de curtido de la dentina, lo que suprime la sensibilidad. Del mismo modo, los dentífricos con sal descongestionan y tonifican las encías.»

El estrés

Si usted está sumergido en preocupaciones, acosado por contrariedades, presa de una ansiedad permanente. Si se sobresalta cuando suena el teléfono, tiene palpitaciones, sudores fríos o palidece súbitamente. Si siente una desagradable impresión de tensión en la boca del estómago o se siente «aplatanado», tenga cuidado, porque va derecho al agotamiento, a la depresión nerviosa. Usted se está suicidando lentamente y no tiene ese derecho. Hay que reaccionar, no sólo respecto a usted mismo y porque estas emociones negativas lo destruyen, sino también porque comunica su estrés al otro, a los que están cerca, a sus compañeros. Los estados emocionales negativos son tan contagiosos como la viruela.

Además, usted no desea otra cosa que acabar con este estado. ¿Pero, cómo?

Antes de remediarlo, veamos el mal de frente, su origen, sus efectos. Imitemos a los pensadores de la India que hacen preceder cualquier exposición por la definición de los términos empleados. ¿Qué es exactamente el estrés? Esta palabra inglesa significa literalmente «esfuerzo, tensión». Es el estado en que se encuentra el ser humano presa de una fatiga excesiva, de una ansiedad permanente, una emoción-choc, diversos traumatismos psíquicos, etc. Trae consigo un conjunto de perturbaciones metabólicas y viscerales en el organismo. Selye, que lo ha descrito desde 1936, lo considera como un síndrome de adaptación. El organismo con estrés malgasta sus reservas de energía —hasta su agotamiento total si el estrés se prolonga— y presenta modificaciones patológicas del sistema nervioso y de los órganos. Ya clásica, la experiencia de Brady efectuada con monos, nos permite medir el perjuicio del estrés. Para realizar este experimento se encierra a dos monos, cada uno en una jaula aparte, y durante seis horas cada día, a razón de una descarga cada 20 segundos, se les envía al pie una descarga eléctrica desagradable pero inofensiva. Los dos monos están en las mismas condiciones de vida: idéntica alimentación, idéntico alojamiento, etc. Ambos tienen frente a ellos un interruptor. Uno de los dos monos, que llamaremos el responsable, ha aprendido que si acciona el interruptor antes de que pasen los 20 segundos fatídicos, no se produce la descarga, para ninguno de los dos. Si no lo acciona recibe la descarga en el pie, al igual que su «vecino». En cuanto al vecino, no tiene ninguna posibilidad de actuar sobre los acontecimientos, ya que su interruptor se halla desconectado. Pase lo que pase, los dos monos reciben exactamente el mismo número de descargas. ¿Qué sucede? Al cabo de 23 días aproximadamente, el «responsable», el que tenía la preocupación de manipular el interruptor, muere. El resultado de la autopsia es úlcera de estómago. La experiencia ha sido repetida numerosas veces con idéntico resultado.

Pero dejemos por ahora los monos, volveremos más adelante a ellos para extraer valuosas enseñanzas para nosotros mismos.

EFECTOS ORGÁNICOS DEL ESTRÉS

Veamos primero lo que sucede en el organismo humano bajo el efecto del miedo, reacción de defensa muy útil cuando nos amenaza un peligro. El miedo provoca inmediatamente una serie de modificaciones fisiológicas que ponen al organismo en situación de hacer frente al peligro. La circulación sanguínea se modifica profundamente: los conductos que irrigan el sistema digestivo (estómago, intestinos, etc.) se contraen, en tanto que los de los músculos del tronco y de los miembros se dilatan, preparando el cuerpo para un esfuerzo muscular intenso para huir más rápidamente o batirse mejor. El corazón acelera sus latidos y aumenta la tensión arterial. La respiración se vuelve jadeante, superficial; se hace un nudo en la garganta, se reseca la boca. Las suprarrenales descargan en el torrente circulatorio dosis suplementarias de adrenalina, la hormona de la acción. Cada una de los miles de millones de células que nos componen está en estado de alerta, lista para actuar en defensa de la patria, es decir, del organismo amenazado.

Cuando las fuerzas movilizadas son utilizadas, sea en la huída, sea en la lucha, no se causa ningún daño al organismo y todo vuelve muy pronto a su estado de orden, en cuanto el peligro ha desaparecido. Por el contrario, si el miedo se convierte en una ansiedad difusa y permanente, como la que oprime a tantos hombres y mujeres del siglo XX, llega a ser corrosiva.

A la larga, produce diversas alteraciones fisiológicas, entre otras: taquicardia, palpitaciones, alternancias de enrojecimiento y palidez en el rostro, respiración superficial, jadeante; una sensación desagradable en la boca del estómago, que indica que el plexo solar está congestionado. Las consecuencias pueden ser tan variadas como difíciles de eliminar mientras subsista la causa: úlceras de estómago, perturbaciones vasculares (especialmente hipertensión), ciertas formas de asma, de artritis o de reumatismo, perturbaciones renales, hepáticas, hasta la misma obesidad. El caso extremo es la autodestrucción. ¿Cómo remediar esta situación?

Muchos hombres buscan el bienestar en los tranquilizantes. Aparte de admirar a los sabios que descubren esos productos, al precio de investigaciones prolongadas y difíciles, hay que reconocer que no es por este camino como se encuentra la verdadera solución, porque las drogas dejan que subsista la causa, es decir, el estado emocional negativo, y sólo impiden que la víctima sienta su mal. Además, a la larga, el organismo se acostumbra a ellas, hay que aumentar la dosis sin cesar, y no están exentos estos venenos de efectos secundarios nefastos. Salvo prescripción médica, no tome nunca tranquilizantes.

Ha llegado el momento de extraer la lección de la experiencia de Brady y volver a nuestros chimpancés. ¿Cómo habría podido escapar de la muerte el mono responsable? Es, a la vez, muy sencillo y muy difícil. Le habría bastado con adoptar, frente a lo que acontecía, la misma actitud neutra que su vecino. Preocuparse no le ha evitado ni una sola descarga eléctrica. Sólo hay un remedio específico: eliminar las emociones negativas suscitando las emociones positivas contrarias. Usted puede actuar voluntariamente sobre sus emociones, cultive la alegría, la confianza. Es fácil de decir, me objetará usted tal vez, y al comienzo no lo logrará sino progresivamente; pero es el único camino. Antes que nada, dése cuenta de la inutilidad de «tomarlo a pecho», de «hacerse mala sangre».

La conclusión imperativa es: no se fastidie nunca, por ningún motivo. Esté siempre de buen humor y alegre, sean cuales sean la circunstancias exteriores. Usted tiene en sí mismo la fuerza necesaria para vencer todos los obstáculos. Swami Sivanda ha dicho: *«Become as care-free as the birds, have faith in your inner Self. Rely on your Self. Thou art not this perishable body. Thou art the all-pervading, blissful Self. Even if you have nothing to eat, even if you have nothing to wear, never budge an inch from this position. Blessed is who is care-free, always smiling and laughing and radiating joy unto other».* («Sea tan despreocupado como las aves, tenga confianza en su propio Yo. Usted no es este cuerpo perecedero. Usted es el Yo que todo lo inter-penetra. Aun si no tiene nada para comer, aun si no tiene nada para vestirse, no se mueva nunca ni una pulgada de esta posición. Dichoso el que vive sin preocupaciones, siempre sonriente, y cuya alegría irradia hacia los demás»). Modifique su óptica. Vea los acontecimientos con otros ojos, bajo otro ángulo. Conviértase en un optimista incurable.

EN LA PRÁCTICA

Antes de poder controlar perfectamente sus emociones y estar *«always cheerful»*, necesitará usted algunas ayudas para vencer el estrés emocional.

Las emociones negativas, como hemos visto, producen alteraciones patológicas en el organismo: toda la medicina psicosomática lo proclama y demuestra. La regla inversa es también verdadera: al actuar sobre el cuerpo, usted puede modificar sus emociones, porque la interacción del psiquismo y de lo físico opera en los dos sentidos. Para comprobarlo, refúgiese en una habitación aislada, lo más silenciosa posible, donde esté seguro de que no será interrumpido. Cierre la puerta con llave, siéntese en un cojín en Loto, Siddhasana, o sencillamente en la postura del Sastre. La columna vertebral debe permanecer muy derecha; si fuese necesario, póngase contra la pared; la cabeza debe estar bien equilibrada en el extremo de la columna vertebral, las manos sobre el regazo, la derecha sobre la izquierda, las palmas vueltas hacia arriba. Relájese lo más que pueda, sin olvidar los músculos de la mandíbula inferior (no deje que se abra la boca). Las mejillas se tornan más blandas, el rostro queda sin expresión, los párpados se mantienen cerrados, de manera relajada. Deje caer los hombros, relaje los brazos, las muñecas, las manos. Respire con comodidad. Si se siente oprimido, haga respiraciones completas profundas, insistiendo en la espiración completa y lenta[1].

Permanezca así, inmóvil y silencioso, consciente de su respiración, con la mirada dirigida hacia la punta de la nariz, pero manteniendo cerrados los párpados. Los labios pueden esbozar una sonrisa. Haga esto durante algunos minutos al día, mañana y tarde.

Otro ejercicio que consiste en practicar la sonrisa es el siguiente. Se basa en el hecho de que toda emoción se exterioriza a través de la expresión corporal correspondiente (actitud del cuerpo, gestos, mímica). La versión recíproca es igualmente verdadera.

Instálese como se indicó anteriormente, pero esta vez frente a un espejo y contémplese. No conserve esa expresión tan preocupada. ¡Sonría! Deje que esa tímida sonrisa se transforme en una

---

1. Cf. «La respiración relajadora», p. 99.

sonrisa bella y franca. Observe su rostro sonriente, especialmente si no experimenta ningún deseo de sonreír. La posición sonriente de los músculos cigomáticos, es decir, los que producen la sonrisa y la risa, despertarán en su mente la emoción correspondiente. No se contente con sonreír únicamente con los labios, sonría también con los ojos. No lo crea sólo porque se lo digo, haga la prueba.

Bajo los efectos conjugados de la inmovilidad, de la relajación, de la respiración tranquila y profunda y de la sonrisa, la opresión se disipa como la bruma matinal bajo el sol de verano. Y no sonría sólo frente al espejo, sonría a menudo, no con una sonrisa de publicidad para dentífricos, sino con una sonrisa amistosa y cálida.

Si se encuentra en circunstancias realmente dolorosas, incluso trágicas, procure sonreír, a pesar de todo, y repita mentalmente, pensando cada palabra: «Todo llega, todo se arregla, todo se olvida. Todo llega, todo se arregla, todo se olvida». Porque es cierto.

¡Cuidado! No preconizo la pasividad frente a las dificultades. No fomento el «me importa un comino» o la negligencia, so pretexto de que «no hay que preocuparse». No se convierta en juguete de los acontecimientos. ¡Por el contrario, luche, defiéndase! Si se encuentra en una situación difícil, de la naturaleza que sea, no pierda la cabeza, no se deje dominar por el pánico. Analice tranquilamente esa situación: mesure los riesgos, evalúe las posibilidades negativas, vea lo peor que podría suceder y considere fríamente esta eventualidad, no para aceptarla como inevitable sino para evaluar la situación. Piense en los contratiempos pasados, cómo con la distancia aparecen menos graves. Mire sus preocupaciones actuales con los mismos ojos con que las considerará dentro de cinco años. Enseguida, trácese un plan de acción fijándose objetivos inmediatos y después, más lejanos. Divida las dificultades en trozos y luego, con calma y sin precipitarse, entre en acción considerando el primer objetivo limitado. Hay que aceptar con calma lo que realmente no puede ser modificado; pero verá que las situaciones desesperadas no lo son, a menudo, sino en apariencia, y que casi siempre hay una solución. Reflexione con calma, como si se tratase de otra persona. Guarde la misma actitud neutra en la acción y verá que el viento sopla a su favor. Piense positivamente: usted cambiará el curso de los acontecimientos. Practique la concentración y multiplicará sus posibilidades de acción. Practique la meditación, y encontrará la serenidad y la paz interior: el fantasma del estrés se desvanecerá definitivamente.

La respiración relajadora

¿No es paradójico que cada vez haya más personas agotadas, fatigadas, en esta época en que la vida se hace cada vez más confortable y fácil y el hombre inventa sin cesar nuevas máquinas que trabajan en su lugar? La vida sobreagitada que nos impone la civilización moderna y que era el patrimonio de los responsables, alcanza ahora a todas las capas de la sociedad; las depresiones nerviosas son incontables. Esta tensión perpetua tiene efectos desastrosos; el hombre crispado, agotado, arruina lenta pero seguramente su salud. Por lo general, el sistema digestivo es el primero que sufre las consecuencias. El hombre agitado, ansioso, crispado, come demasiado deprisa y el alimento, poco masticado, llega a un estómago contraído. Cuando nos contrariamos sentimos un malestar en el estómago, y si eso se produce en las proximidades de una comida, se perturba la digestión. En los que están perpetuamente en tensión, este espasmo estomacal se hace permanente, trae consigo una asimilación deficiente y termina por extenderse a todo el tubo digestivo. A menudo el estreñimiento se instala definitivamente. Las perturbaciones no se limitan al tubo digestivo, sino que, como manchas de aceite, se extienden a los otros órganos, provocando perturbaciones funcionales que se convierten después en lesiones orgánicas[1].

Otra paradoja: las personas más agotadas y más fatigadas son las que peor duermen. Ahora bien, un buen sueño, profundo, reparador, ininterrumpido, es condición indispensable para la salud

1. Cf. «El estrés», p. 91.

física y mental. Con esta intención indico en otro apartado de este libro las técnicas que permiten mejorar la calidad del sueño.

Pero esto no es todo. Hay otra función primordial que está perturbada en el hombre agitado y en tensión: la respiración. Ésta se vuelve superficial, y por lo tanto insuficiente, porque el sistema respiratorio: garganta, bronquios, musculatura torácica y abdominal y sobre todo el diafragma, pierden su movilidad bajo la influencia de las crispaciones. Las consecuencias son, ante todo, una acumulación de desechos gaseosos que, en lugar de ser expulsados, permanecen en el organismo, acumulándose paulatina e inexorablemente. De forma paralela se produce una suboxigenación perpetua, es decir, una asfixia oculta. ¿Cómo puede esperarse, en estas condiciones, que el organismo permanezca en buena salud? No tiene nada de sorprendente que esas personas sufran de jaquecas resistentes a todos los medicamentos, que pierdan el apetito, que estén o bien sobreexcitadas, o bien indolentes, asténicas y faltas de dinamismo.

Todos conocen la importancia de la respiración, pero ¿quién se preocupa de ella? El aire es nuestro alimento principal, no sólo desde el punto de vista cualitativo, sino también desde el cuantitativo. El oxígeno forma parte, en un 65% (¡sí, en un sesenta y cinco por ciento!) de la composición elemental de nuestro organismo. El elemento que viene inmediatamente detrás es el carbono (18%); después viene el hidrógeno (10%). Oxígeno más carbono más hidrógeno representan, pues, el 93% de los elementos que constituyen el 7% restante. Estas cifras ilustran la importancia de la respiración en todos los procesos vitales.

El oxígeno es el alimento principal de nuestras células; sin él no puede realizarse, por ejemplo, la asimilación correcta de los alimentos. La digestión es una operación química muy compleja, que implica una infinidad de reacciones de oxidación y de reducción, es decir, de movimientos de iones de oxígeno. Si respiramos mal, digerimos mal. Ahora bien, la función respiratoria, que condiciona toda la vida del organismo, es también la única función vegetativa mixta, es decir, a nuestro gusto, automática o voluntaria. Constituye la frontera entre la vida de relación (nuestra vida consciente y voluntaria) y la vida vegetativa (involuntaria, automática, inconsciente). Si nos es imposible dar directamente órdenes a nuestro estómago, a nuestros intestinos, a nuestro hígado, etc., podemos, por el contrario, controlar nuestra respiración cuanto queramos.

EL DIAFRAGMA, SEGUNDO CORAZÓN

Cuando pensamos en la respiración, inmediatamente nos imaginamos la caja torácica. En realidad, deberíamos imaginar ante todo el diafragma. De hecho, auque todo el mundo conozca el corazón, muy pocas personas pueden representar, ni siquiera aproximadamente, su diafragma que, sin embargo, es tan vital como el corazón. El diafragma divide el tronco en dos secciones; es una cúpula fibrosa semirígida rodeada de músculos adheridos a su parte inferior. Esta cúpula cubre el hígado, el estómago, el bazo, el páncreas y, más abajo, los intestinos y las demás vísceras.

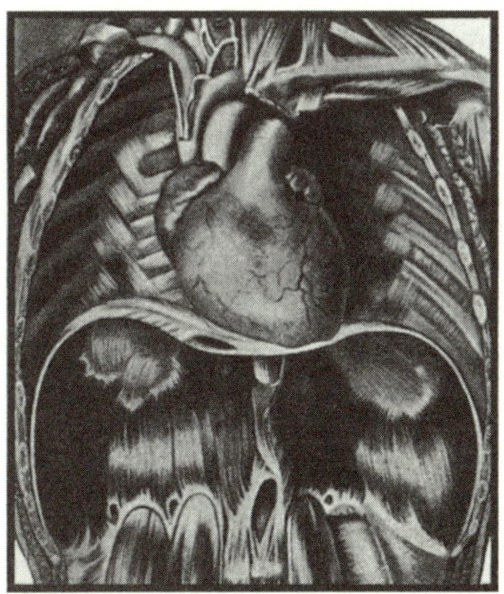

El diafragma y el corazón son los músculos más importantes y más activos del cuerpo.

Fig. 12

En la sección superior, apoyados en su parte alta, se encuentran los pulmones y el corazón, encerrados en la caja torácica.

El diafragma es, con el corazón, uno de los músculos más poderosos y más activos del cuerpo. Trabaja sin cesar y sólo descansa entre la espiración y la inspiración, lo que da todo su valor a la retención del aliento con los pulmones vacíos. Es el único momento en que es posible relajarlos conscientemente. El diafragma juega un papel capital en la respiración: cuando inspiramos, desciende, la cúpula se aplana y, bajo esta presión, la parte inferior de la vena cava se llena de sangre proveniente del sistema digestivo por intermedio del hígado. Durante este tiempo, la expansión de la caja torácica crea en los pulmones una depresión que aspira la sangre hacia la parte derecha del corazón.

En el curso de la espiración sucede lo contrario, el diafragma asciende en la caja torácica, gracias a lo cual se expulsa el aire viciado. La sangre, que había sido aspirada en la esponja pulmonar —en la que se liberó de sus desechos gaseosos y se llenó de oxígeno—, es impulsada hacia el lado izquierdo del corazón.

Dicho de otra forma, mientras más aire se absorbe en los pulmones, más sangre se aspira en ellos; los pulmones funcionan como una bomba aspirante sobre la circulación venosa. Se puede afirmar que el diafragma es un segundo corazón tan importante como el primero. ¿Tiene algo de sorprendente que la respiración yóguica sea tan beneficiosa para el corazón? En cuanto a la tensión nerviosa, causa indirecta de la respiración insuficiente, no es ajena al aumento alarmante del número de «accidentes» cardíacos, infartos, etc., que se han convertido en algo habitual, y no sólo en personas de edad avanzada.

Abordamos ahora otro aspecto muy importante: en cuanto el diafragma vuelve a tomar su posición alta al final de la respiración normal (por lo tanto no forzada), se relajan todos los músculos del aparato respiratorio. Esto es capital. En efecto, durante los ejercicios de relajación, distendemos con cuidado toda la musculatura de las extremidades y del tronco; pero mientras continuamos respirando, prosiguen su trabajo numerosos e importantes grupos musculares. La relajación absoluta sólo se realiza cuando también los músculos del aparato respiratorio están relajados, lo que se produce, como hemos visto, al final de una espiración normal. Esta noción capital será tratada más adelante en relación al aliento al final de la espiración.

En resumen. El diafragma, al igual que un pistón, realiza un movimiento de vaivén (vertical) en la caja torácica, lo que provoca un masaje rítmico muy eficaz de los órganos abdominales, estimula el peristaltismo intestinal, facilita la digestión, combate el estreñimiento y favorece la eliminación de los gases que se forman a veces en el tubo digestivo. Además, actúa poderosamente sobre la circulación.

EL RITMO

El universo está impregnado de ritmo y nuestra vida está en conexión con los ritmos cósmicos. Nuestras actividades orgánicas sobre todo se efectúan rítmicamente, y los ritmos respiratorio y cardíaco subordinan a todos los demás. Estos últimos son solidarios, y a los yoguis no se les escapó que la relación entre la respiración y las pulsiones cardíacas era de 1 a 4. Al frenar o al acelerar voluntariamente la respiración, podemos influir en la marcha de todo el organismo con repercusiones muy profundas (para bien o para mal) sobre nuestra vitalidad. Los yoguis recomiendan respirar como si al nacer se nos hubiese otorgado un número determinado de respiraciones para el resto de nuestra vida. Si así fuese, ¡cómo nos preocuparíamos de respirar muy lenta y profundamente para prolongarla! De hecho, todo sucede como si fuese cierto: la respiración precipitada y superficial mina nuestra vitalidad y acorta nuestra vida, la respiración lenta y profunda, por el contrario, nos llena de dinamismo y de vitalidad. En materia de respiración, la aritmética parece perder su lógica. El hombre sedentario respira, como término medio, 18 veces por minuto a razón de medio litro de aire cada vez; su volumen/minuto respiratorio será pues de nueve litros por minuto. Supongamos que nuestra capacidad respiratoria nos permita inspirar cuatro litros de una vez, lo que es un volumen medio normal, si frenamos nuestra respiración hasta el punto de reducir su número a sólo dos respiraciones completas por minuto, inspiraremos igualmente nueve litros por minuto en los pulmones. ¿Cómo? Reflexionemos. Entre las fosas nasales y los alvéolos pulmonares, es decir, entre el aire exterior y las superficies de intercambio de los pulmones, se interpone toda la «tubería» constituida por los bronquios, los bronquíolos y sus ramificaciones. Pues bien, la capacidad de esta «tubería» es, como mínimo, de 0,5 litros. Por lo tanto, el medio litro de aire que entra en una respiración superficial basta escasamente para remover el aire contenido en la tubería, y algunos escasos centímetros cúbicos de aire fresco llegan hasta los alvéolos.

Por el contrario, si respiramos lentamente y hacemos entrar en los pulmones 4½ litros, ponemos en contacto con el aire a toda, o casi toda, la superficie útil de los pulmones, ofreciendo una superficie de intercambio por lo menos veinte veces mayor. Además, los intercambios a través de la membrana pulmonar sólo se realizan en las mejores condiciones si el tiempo de contacto dura varios segundos, lo que justifica la respiración lenta y condena todo apresuramiento en el ámbito de la respiración. Al aumentar a la vez la superficie de contacto y la duración, el beneficio neto del acto respiratorio, es decir, tanto la expulsión de una mayor cantidad de CO_2 y de otros gases tóxicos como la fijación de oxígeno, será, sin optimismo exagerado, de 20 a 1 en relación con la respiración superficial y rápida. Por eso los yoguis dicen que el beneficio de un minuto de respiración yóguica se extiende a los sesenta minutos que siguen.

La respiración yóguica relajadora incluye cuatro fases:

1. Espiración (Rechaka).
2. Retención con los pulmones vacíos (Suniaka).

3. Inspiración completa en tres tiempos (Puraka).
4. Retención con los pulmones llenos (Khumbaka).

En Occidente, por lo general, sólo se tienen en cuenta tres fases: Puraka, Khumbaka y Rechaka. Y a veces sólo dos: Puraka y Rechaka.

Vamos a examinar sucesivamente las cuatro fases[1].

LA ESPIRACIÓN (RECHAKA)

Comenzamos por la espiración, porque esta fase es la más importante del acto respiratorio. En Occidente consideramos a menudo la inspiración como primordial, lo que equivale a poner la carreta delante de los bueyes.

Fig. 13

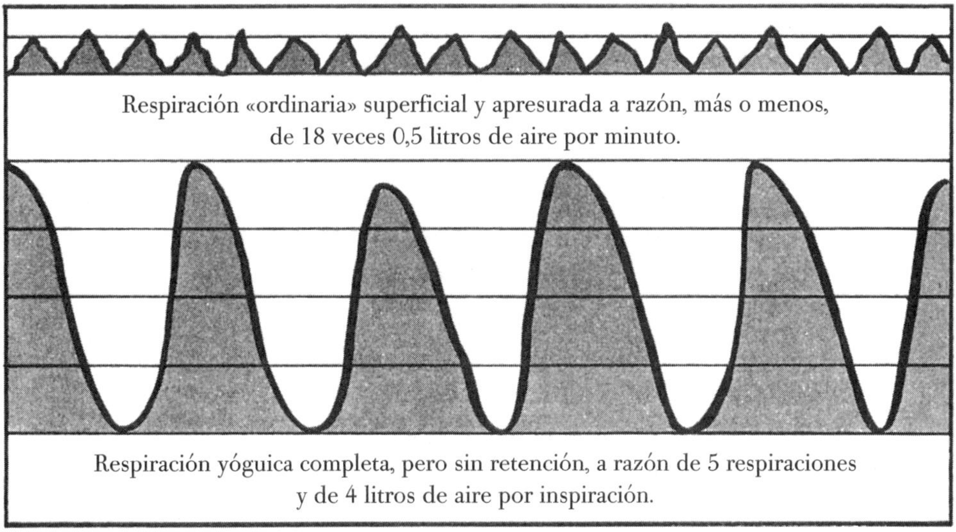

Respiración «ordinaria» superficial y apresurada a razón, más o menos, de 18 veces 0,5 litros de aire por minuto.

Respiración yóguica completa, pero sin retención, a razón de 5 respiraciones y de 4 litros de aire por inspiración.

1. Cf. también *Aprendo yoga*, pp. 39 a 50. [Urano, Barcelona, 2009.]

¿Se puede llenar un recipiente sin vaciarlo previamente? Antes de la respiración, los pulmones, llenos de aire impuro, se asemejan a esponjas embebidas de agua sucia. Primero hay que exprimir toda el agua sucia antes de dejar entrar el agua limpia; igual sucede con los pulmones. Además, es la espiración la que condiciona la inspiración y no al contrario. Colocar el centro de gravedad del acto respiratorio en la inspiración es un error a veces dramático. Durante sus penosas crisis, el asmático no logra hacer entrar más que un poco de aire, a pesar de sus esfuerzos por inspirar. En él, el problema no está en la inspiración sino en la espiración. Si aprende, o vuelve a aprender, a vaciar sus pulmones, estará medio curado; en todo caso, es el mejor medio no medicamentoso para hacer abortar una crisis.

Después de una espiración incompleta, el aire residual que permanece en los pulmones se mezcla con el aire fresco inspirado y el aire de la respiración se mantiene permanentemente viciado. Así pues, aun cuando pasemos unos días en lugares de aire muy puro, como la montaña, por ejemplo, si no nos preocupamos de vaciar los pulmones a fondo, será aire semiviciado el que esté en contacto con las superficies de intercambio en nuestros pulmones. Por consiguiente, siempre hay que exprimir la esponja pulmonar a fondo a fin de expulsar todo el aire antes de admitir aire nuevo.

ESPIRACIÓN FRENADA

En el aprendizaje de la respiración yóguica hay que aprender, en primer lugar, la espiración lenta.

Vamos, pues, a ejercitarnos en la espiración frenada.

¿Qué es el suspiro, esta sensación espontánea de relajación y de alivio, sino una espiración lenta y profunda?

Tendidos o sentados, pasaremos por el suspiro controlado para aprender a vaciar correcta y muy lentamente los pulmones. En primer lugar hay que suspirar voluntariamente muchas veces, acentuando el vaciado de los pulmones por la contracción moderada de los músculos abdominales al término de la espiración, para expulsar los últimos restos de aire. La espiración será lo más silenciosa posible y se efectuará sin intermitencias.

Si lo desea, puede aprovechar para emitir el sonido OM[1].

Cada vez que se sienta fatigado o crispado, concédase algunos minutos de respiración retardada y, en particular, de espiración frenada, para disipar el cansancio y las tensiones.

Este tipo de respiración no tiene ninguna contraindicación y puede practicarse cuando se desee. La espiración debe durar aproximadamente el doble de la inspiración.

RETENCIÓN CON LOS PULMONES VACÍOS (SUNIAKA)

Cuando bloqueamos el aliento con los pulmones vacíos al término de una inspiración prolongada, los músculos respiratorios tienen ocasión de relajarse, como indicamos anteriormente. De aquí proviene esa extraordinaria impresión de calma y de paz que se siente cuando retenemos con facilidad nuestro aliento con los pulmones vacíos, después de haber relajado toda la musculatura voluntaria. En ese momento experimentamos la experiencia de la relajación total y, según los yoguis, es cuando se instala el sueño.

Practicada en el momento de dormirse, la espiración prolongada es el mejor de los sedantes. Practíquela aunque no tenga ninguna dificultad para quedarse dormido, lo hará mucho más rápidamente y con un sueño más profundo y más reparador. La espiración frenada con retención del aliento con los pulmones vacíos ha eliminado, sin intoxicación barbitúrica, insomnios rebeldes a todos los tratamientos y que minaban, lenta pero seguramente, la vitalidad de su víctima.

1. Cf. *Aprendo yoga*, p. 55.

¿Cuánto debe durar esta retención del aliento? Es imposible fijarla rígidamente; depende de cada cual y de las circunstancias. La retención del aliento con los pulmones vacíos nunca ofrece peligro. Puede retener el aliento mientras lo sienta confortable, y dejar que se inicie espontáneamente la inspiración cuando lo reclame el organismo. Muy pronto distinguirá usted el impulso espontáneo proveniente de su propio organismo del que es provocado por la voluntad consciente. Antes de practicar ejercicios respiratorios complejos, antes de someter su aliento a ritmos especiales, hay que volver a aprender a respirar con normalidad y reencontrar la respiración espontánea.

LA INSPIRACIÓN

Los yoguis distinguen tres niveles para la inspiración: el abdominal, el costal y el clavicular. La respiración yóguica completa combina los tres y debería ser la respiración normal. He aquí una breve descripción:

La inspiración abdominal

El diafragma desciende en el momento de la inspiración, el abdomen se hincha. Es el modo menos malo de respirar. La base de los pulmones se llena de aire, el descenso rítmico del diafragma provoca un masaje suave y constante de todo el contenido abdominal y favorece el buen funcionamiento de los órganos.

La respiración costal

Se efectúa separando la costillas y dilatando la caja torácica como un fuelle. Esta inspiración llena los pulmones en su región media. Hace penetrar menos aire que la inspiración abdominal, y requiere un esfuerzo mayor. Es la inspiración «atlética». Combinada con la inspiración abdominal, permite una ventilación satisfactoria de los pulmones.

La inspiración clavicular

El aire se introduce levantando la clavículas. Sólo la parte superior de los pulmones recibe un aporte de aire nuevo. Es el modo menos bueno de inspirar. Por lo común es atributo de las mujeres.

LA INSPIRACIÓN COMPLETA

La inspiración yóguica completa engloba los tres modos de inspirar y los integra en un único movimiento amplio y ritmado.

El aprendizaje se hace mejor tumbado de espaldas; por lo tanto, puede practicarse en la cama.

Relájese lo más que pueda. Después de vaciar los pulmones a fondo como se describió más arriba:

a) Haga descender lentamente el diafragma y deje entrar aire en los pulmones; cuando el abdomen esté hinchado y la parte baja de los pulmones esté llena de aire...

b) ...separe las costillas sin dejar de inspirar, pero sin forzar, y después...

c) ...termine de llenar los pulmones levantado las clavículas.

d) Durante toda la inspiración el aire debe entrar progresivamente, sin sacudidas, en un flujo continuo. No debe hacerse ningún ruido al respirar. Es esencial respirar silenciosamente.

RESPIRACIÓN NASAL

En la gimnasia occidental se inspira generalmente por la nariz y se espira por la boca. Tal vez esto se justifica en pleno esfuerzo, para acelerar la respiración, pero normalmente la inspiración y la espiración deben realizarse por la nariz. Durante todo el acto respiratorio la boca debe permanecer cerrada, salvo indicación contraria, por ejemplo cuando se practica la espiración sobre el sonido OM.

¿Por qué hay que respirar siempre por la nariz?

a) La nariz es el aparato de acondicionamiento del aire del organismo. En los cornetes de la nariz el aire se limpia de polvo, es precalentado, si es necesario, humidificado, y queda así preparado para entrar en los pulmones. Si inspiramos por la nariz y espiramos por la boca, la nariz calienta el aire, pero al espirar, el aire no restituye el calor a la nariz, que se enfría, lo que puede causar un resfriado o una bronquitis. Al espirar por la nariz, el aire espirado le restituye el calor para permitirle así acondicionar el aire fresco que va a entrar.

b) Las fosas nasales regulan la falta de aire inspirado y frenan el proceso respiratorio, las páginas precedentes nos han hecho tomar conciencia de la importancia de la lentitud en este dominio. Al inspirar por la boca, podemos ciertamente engullir rápidamente una cantidad muy grande aire; pero éste entra brutalmente en los pulmones, lo que no es siempre aconsejable. Además, ya sabemos que en la inspiración los pulmones aspiran a la vez aire y sangre en una proporción determinada. La respiración por la boca modifica esta proporción y desequilibra el delicado mecanismo respiratorio. Es, por lo tanto, una medida de urgencia a la que recurre el organismo cuando la respiración nasal es insuficiente, es decir, en caso de esfuerzo muy intenso, por ejemplo en las carreras a pie, que multiplican por ocho el consumo de oxígeno comparado con el estado de reposo.

c) Los cornetes de la nariz tienen influencia, por vía refleja, en numerosos órganos de todo el cuerpo, porque están tapizados por innumerables terminaciones nerviosas que actúan en órganos vitales. La reflexoterapia endonasal se basa en esta particularidad. Cuando estamos frente a una persona desvanecida, instintivamente le hacemos «respirar» sales de amoníaco, de vinagre, etc. Ahora bien, durante un síncope la respiración es casi nula y la sustancia irritante no actúa al nivel de los pulmones, sino sobre las terminaciones nerviosas de los cornetes e indirectamente sobre el simpático, que pone en acción toda la «mecánica». El organismo necesita del estímulo provocado por el paso del aire en la nariz.

d) En definitiva, y como punto esencial, los yoguis consideran la nariz como el principal órgano de absorción del prana, una energía sutil contenida en el aire. Precisemos que el prana del aire no es ni el oxígeno, ni el nitrógeno, ni el ozono, como algunos autores afirman. Estudiaremos el prana en nuestra próxima obra, teniendo en cuenta a la vez la enseñanza de los yoguis y los recientes descubrimientos de la ciencia occidental en materia de bioelectricidad. Por ahora, tengamos en cuenta que el aire es nuestra principal fuente de prana, que constituye la base misma de la vida, y que la nariz es su principal órgano de captación.

NARIZ OBSTRUIDA

Si la nariz está obstruida, practique el Neti[1], es decir, la ducha nasal con agua tibia salada al 9% (suero fisiológico). La sal nivela la presión osmótica a ambos lados de la mucosa nasal.

Después de la limpieza nasal, expulse los últimos restos de agua sin violencia, para que no penetre líquido en los senos ni en los conductos que conducen hacia el aparato auditivo. Después del Neti, los yoguis aconsejan instilar en cada fosa nasal algunas gotas de *ghee* (mantequilla líquida clarificada) para lubricarlas. Puede utili-

---

1. La técnica del Neti está descrita en *Aprendo yoga*, pp. 51 a 52.

zar en su lugar un aceite vegetal de buena calidad, que no debe ser necesariamente de primer prensado en frío. Puede agregarle algunas gotas de eucaliptol (que encontrará en la farmacia) para esterilizar y aromatizar el aceite. La evaporación progresiva del eucaliptol desinfecta las vías respiratorias, lo que es muy beneficioso contra la bronquitis. Si las mucosas de la nariz se resienten, puede reducir la proporción de eucaliptol hasta que le resulte agradable.

Practique asiduamente la respiración yóguica. No puede provocar ninguna molestia ni fatiga. Practíquela a menudo durante el día, cada vez que se acuerde: en el trabajo, caminando, en cualquier ocasión, respire consciente y lo más completamente que pueda. Poco a poco adquirirá el hábito de la respiración completa y su modo de respirar mejorará progresivamente.

Reserve cada día un momento fijo, a elección suya (por la mañana al despertar es muy favorable, como también por la noche antes de quedarse dormido) para practicar durante algunos minutos. Cuando se sienta fatigado, deprimido, sin ánimo, respire: su fatiga desaparecerá como por encantamiento, recuperará el dinamismo y volverá al trabajo con renovado entusiasmo.

Relajación rápida con toma de conciencia

Nuestra civilización de individuos fuera de sí nos impone tal ritmo de vida que ni siquiera encontramos ya el tiempo para relajarnos. El método de relajación completa indicado en *Aprendo yoga* (pp. 61 y siguientes) es demasiado largo, ya que requiere aproximadamente 20 minutos, y muchos lectores se quejan de no disponer cada día del tiempo necesario para realizar la toma de conciencia (cf. *Aprendo yoga*, p. 85). Por esta razón la técnica de relajación rápida indicada en este capítulo, que es la enseñada por Swami Satchidananda, será de gran utilidad. Permite acceder a un grado de relajación bastante avanzado en diez minutos, y presenta la ventaja de combinarse con una toma de conciencia. ¡Diez minutos! Esta técnica se encuentra al alcance de todos, incluso de los lectores más ocupados y alterados; son precisamente ellos quienes tienen más necesidad de relajarse.

TÉCNICA

Generalidades

Este método de relajación comprende una sucesión de relajaciones parciales.

Para relajar sucesivamente cada parte del cuerpo, hay que pasar por las siguientes etapas:

a) Tomar conciencia de la extremidad, centrando allí la atención (unos 10 segundos aproximadamente) y vaciar los pulmones;

b) inspirar, retener el aliento con los pulmones llenos, tensar después progresivamente los músculos de esa extremidad (o de una parte del cuerpo) hasta alcanzar la contracción máxima (3 segundos);

c) levantar la extremidad a 45° (5 segundos), espirar después de golpe por la boca dejándola caer al suelo por su propio peso;

d) sacudirla ligeramente sobre la esterilla (2 segundos), respirar calmadamente durante este tiempo;

e) relajar a fondo esta parte del cuerpo (5 segundos) mientras se continúa respirando con soltura;

f) pasar a la extremidad o a la parte del cuerpo que sigue.

SECUENCIAS DE LA RELAJACIÓN

Posición de partida

Tenderse en la postura de Savasana, es decir, en decúbito dorsal, los pies separados, los brazos alejados del cuerpo (buscar el mejor ángulo de separación), las palmas hacia arriba y los dedos un poco doblados.

Extremidades

Hay que relajar las extremidades en el siguiente orden.

a) Pierna derecha (estirar la punta de los pies durante la tensión);

b) pierna izquierda (ídem);

c) brazo derecho (apretar el puño durante la contracción);

d) brazo izquierdo (ídem).

Relajar enseguida las otras partes del cuerpo en el orden siguiente:

Nalgas y parte inferior de la espalda

Contraer las nalgas al máximo, el perineo (incluido el ano) y la parte inferior de la espalda. Relajar bruscamente y dejar que las nalgas se opriman bajo el peso de la pelvis.

Tronco

Abdomen
   a) Hinchar el abdomen mediante una inspiración profunda;
   b) retener el aliento durante 5 segundos;
   c) exhalar el aire de golpe por la boca bien abierta; el vientre se deshincha solo.

Pecho
   a) Inspirar, hinchar el tórax, pero sin contraer la cintura abdominal;
   b) retener el aliento durante 5 segundos;
   c) espirar como se indica más arriba.

Espalda
   Contraer el omóplato y el hombro derechos y levantarlos. Relajar. Ídem con el lado izquierdo.

Cabeza

Nuca y cuello
   a) Sin tensar los brazos ni los hombros, contraer la nuca y el cuello (5 segundos);
   b) relajar bruscamente estos músculos y hacer rodar ligeramente la cabeza de izquierda a derecha sobre el tapiz (3 segundos).

Rostro y cuero cabelludo
   a) «Arrugar» el rostro crispando los labios, las aletas de la na-
      riz, las mejillas, los párpados, la frente, y apretar las mandí-
      bulas (5 segundos);
   b) relajar bruscamente estos músculos. La expresión del rostro
      debe tornarse neutra. Eventualmente puede esbozarse una
      ligera sonrisa.

RELAJACIÓN DEL CEREBRO

Los métodos de relajación omiten casi siempre este órgano, cuando sin duda es el que más necesita relajarse. ¿Es por ignorancia, o
se cree que es muy difícil, cuando no imposible? En realidad, es
posible relajar el cerebro como cualquier otra parte del cuerpo.
   ¿Cómo hacerlo? Es muy simple.
   Piense en el cráneo y en su contenido, sienta la presencia del cerebro dentro de su caja craneal, lo que se consigue con un poco de
entrenamiento. Imagine después que toda esta masa cerebral se
ablanda y queda como una esponja a la que afluye la sangre nueva
que la empapa. Sienta cómo toda la materia cerebral se vuelve blanda y distendida. Esto le produce inmediatamente una maravillosa
sensación de soltura, de liberación, e inmediatamente se desvanece
la desagradable impresión de «cabeza atrapada en un torniquete».
Este ejercicio permite hacer desaparecer inmediatamente una jaque-
ca incipiente reduciendo los espasmos vasculares intracerebrales.
   ¡Ensaye: comprobará qué simple y eficaz es!
   Todo lo que precede puede realizarse, con un poco de entrenamiento, en 5 minutos. Ahora, permanezca inmóvil y, con su
conciencia, recorra todo el cuerpo para verificar si está bien relajado.

RESPIRACIÓN Y RELAJACIÓN MENTAL

Se trata ahora de profundizar en la relajación. Concentre su atención en la respiración. Deje ir y venir por su cuerpo el efecto de onda de una respiración tranquila y regular. La respiración se sitúa por sí misma en la boca del estómago, entre el ombligo y el esternón.

Haga más lenta la espiración, sin hacerla más profunda, y retenga el aliento de 3 a 6 segundos con los pulmones vacíos. Deje después que la inspiración se inicie y se efectúe espontáneamente. Observe la respiración, cómoda y silenciosa. Trate de encontrar la respiración natural del niño. Haga esto durante unos 2 minutos aproximadamente. Para relajar la mente, imagínese que el sol se levanta en un cielo sin nubes y se refleja en el espejo de un lago en una hermosa mañana. El agua está límpida y quieta. Déjese invadir por la calma y la paz. Si no puede mantener el pensamiento inmóvil en el lago, imagínese que cada cierto tiempo emerge un pez y vuelve a sumergirse, creando ondas en el agua. Observe cómo se propagan los círculos concéntricos. Puede reemplazar el pez por un guijarro que cae al agua.

Esto le llevará dos minutos suplementarios. Déjese mecer por su aliento. En este momento, usted se halla en un estado muy avanzado de relajación. Goce de él y déjese embeber de energía nueva.

REACTIVACIÓN DE LOS MÚSCULOS

Si realiza su relajación durante el día —se precisa por lo menos una durante su jornada de trabajo— está indicado restablecer el tono de los músculos. Para ello, imagínese que difunde, desde su cerebro, una nueva energía por todo el cuerpo.

Siéntase lleno de dinamismo y de entusiasmo. Estírese y bostece profundamente. ¡Eso es todo! En diez minutos se encuentra usted completamente fresco, lúcido, sereno y listo para afrontar la vida

con serenidad: los efectos de esta relajación se prolongan durante horas. Recurra a ella incluso y especialmente cuando una tarea
urgente lo acapare. Los estudiantes en período de exámenes deberían estudiar durante 50 minutos, pasear después durante 3 minutos y relajarse enseguida durante 7 minutos antes de reempren-
der el estudio.

EN LA CAMA

Relájese de este modo en la cama antes de quedarse dormido.

La única modificación, aunque obvia, es que no hay que levantar ni los brazos ni las piernas.

Su sueño será más profundo y reparador. Existirán muchas
probabilidades de que no llegue a finalizar su relax, porque se habrá quedado dormido antes, que es lo que se busca.

Dormir

Dormir. ¡Qué cosa más sencilla!
Y, sin embargo, ¡qué cosa más difícil!

Observe al niño dormido o al gato que dormita: es tan sencillo dormir. Pero ¡qué difícil es para el que sufre de insomnio! Da vueltas y más vueltas en su cama durante horas, sin que llegue el tan anhelado sueño. ¡Oh sueño! Más de un millonario te daría con gusto la mitad de su fortuna si consintieses en llevarlo a tu reino encantado cada noche durante ocho horas. Y no haría tan mal negocio, porque este sacrifico le permitiría gozar de la otra mitad de su fortuna. Sin ti, sueño, no hay verdadera dicha, ni salud, ni siquiera vida.

UNA «ACTIVIDAD» VITAL

Cuando se clasifican las necesidades vitales por orden de importancia, enseguida nos viene a la cabeza la respiración, puesto que la privación de aire durante algunos minutos provoca la muerte; después viene la necesidad de beber, pues la sed puede matar al hombre en algunos días; enseguida, algo por detrás de las dos anteriores viene la necesidad de alimentarse, ya que se puede sobrevivir durante semanas sin comer. Se olvida, por lo general, citar el sueño en esta lista de necesidades vitales y, sin embargo, la privación total de sueño extermina a un ser humano en menos de una semana.

Dormir es, pues, en el sentido más literal, una actividad vital. Puede parecer paradójico que se califique el sueño de «actividad», cuando, por definición, debería ser su negación. Y, sin embargo, vemos que hay que considerar el sueño dinámicamente. El sueño es uno de los enigmas más impenetrables de la naturaleza. Ignoramos aún cómo la conciencia se esfuma sistemáticamente y se borra, para ser reemplazada por un vacío que no es la nada.

El sueño es una de esas cuestiones que todavía resisten a las investigaciones de nuestra ciencia moderna. Todos dormimos más o menos bien, o más o menos mal, pero ningún sabio ni nadie ha conseguido penetrar en todos los secretos del sueño. Y sin embargo, no faltan ni estudios ni teorías, de hecho su número demuestra que ninguno resuelve enteramente el problema, que ninguno reúne la totalidad de los sufragios, ni siquiera la mayoría de éstos. Para conocer todas las hipótesis y leer todas las obras sobre el sueño, habría que, precisamente, renunciar a dormir, y leer, leer, día y noche, durante toda la vida.

Le propongo examinar juntos algunas de estas hipótesis.

Una teoría considera que el sueño es el estado normal del ser humano, sus partidarios argumentan que el recién nacido duerme todo el día, excepto dos horas, el tiempo justo para alimentarse. Poco a poco se consolida el estado de vela y le resta horas al tiempo consagrado al sueño; pero pasarán muchos años antes de que el niño pueda permanecer despierto más de la mitad del tiempo.

Durante nuestra primera infancia, pues, dormir era, si no la única, por lo menos nuestra principal ocupación; y, a fe mía, muchos seres humanos comparten gustosos la opinión de que no eran los años menos felices. Para vivir felices, vivamos acostados, tal era el lema de nuestra infancia.

Pero, de hecho, ¿por qué dormimos? Si por lo menos supiésemos por qué dormimos, podríamos sin duda descubrir más fácilmente por qué no dormimos y encontrar el medio de eliminar los obstáculos del sueño. Es un poco simplista responder que «se duerme porque se está fatigado», porque en el caso del recién nacido que duerme, duerme y duerme, no hay razón que le fatigue, a no ser que se suponga que dormir lo fatiga.

La teoría que dice que la acumulación de toxinas producidas a consecuencia de un trabajo intenso provocaría el sueño, sin estar desprovista de fundamento, no es, con todo, sino una explicación muy parcial. Existen casos, por el contrario, en que un exceso de fatiga impide precisamente dormir.

Otra teoría afirma que el sueño constituye un retorno periódico al estado embrionario, y hay que reconocer que, efectivamente, la posición adoptada por un gran número de personas cuando duermen se asemeja mucho a la del feto. La expresión «dormir con los puños cerrados» confirmaría esta tesis, porque el feto, en el seno materno, duerme apretando los pulgares en sus puños cerrados.

La escuela de Pavlov explica el sueño por los reflejos condicionados. Y etc., etc. Quedémonos aquí, o de lo contrario corremos el peligro de quedarnos dormidos con el tema.

Contamos con pocos datos, por consiguiente, sobre las causas y mecanismos que provocan el sueño, pero, con todo, parece demostrado que ciertas conexiones nerviosas corticales conectadas al tálamo y a la región posterior del hipotálamo controlan los estados de vigilia y de sueño. Comenzamos, además, a estar muy bien documentados sobre lo que sucede en el organismo de la persona dormida. También aquí se afrontan muchas teorías, pero resumamos en una fórmula lapidaria lo que diferencia fundamentalmente un organismo despierto de un cuerpo dormido: el predominio, durante el sueño, del sistema nervioso neumogástrico sobre el simpático. Recordemos que el sistema nervioso neurovegetativo, que gobierna todos los procesos biológicos de modo autónomo e inconsciente, se subdivide en dos ramas antagónicas: el simpático y el neumogástrico. Dos ejemplos: el simpático acelera los latidos del corazón, en tanto que el neumogástrico los retarda, el simpático frena la actividad del sistema digestivo, en tanto que el neumogástrico la estimula.

Esta constatación del predominio del neumogástrico sobre el simpático en el sueño nos será muy útil cuando estudiemos los medios de devolver el sueño a los que sufren de insomnio. Hemos dicho con anterioridad que el sueño es un estado dinámico e intensamente activo. Si durante el estado de vigilia toda la actividad del hombre se orienta hacia el mundo exterior, durante el sueño el hombre se retira del exterior para consagrar toda su actividad biológica a los procesos de construcción o de reconstrucción de la células y de los tejidos.

Durante la vigilia, el ser humano lucha contra las tempestades del mundo exterior; por la noche, vuelve al puerto para entrar en dique seco. El sueño se apodera del ser humano cada vez que es posible, es decir, en cuanto los acontecimientos del mundo exterior dejan de despertar su interés. Por eso, el aburrimiento prolongado nos sumerge irresistiblemente en el sueño, aun en ausencia de fatiga: el sueño nace tanto de la apatía como de la fatiga.

EL INSOMNIO

El notable aumento de las ventas de todo tipo de somníferos revela las dimensiones de este problema que ataca a la sociedad moderna. Se dice que el partido más numeroso de Francia es el de los pescadores con caña. De hecho, en todos los países con una avanzada civilización industrial, el partido más numeroso sería, sin duda, el de los que sufren de insomnio. El abanico de las causas del insomnio abarca el dolor, el nerviosismo, las preocupaciones, el agotamiento nervioso, sin olvidar el temor a no poderse dormir.

El insomnio termina por constituir una verdadera enfermedad: la palabra la tiene entonces el médico. Pero en el 90% de los casos, los sencillos y probados medios naturales que se indicarán más adelante —por lo general recomendados por Swami Sivananda— bastan para eliminar el insomnio, o para reducirlo a proporciones aceptables antes de hacerlo desaparecer por completo.

Por el hecho de que los remedios van a variar según el tipo de insomnio, hay que dividir a los insomnes en tres categorías principales:

a) Los que tienen mucha dificultad para dormirse.
b) Los que se duermen muy fácilmente pero se despiertan en medio de la noche dándole vueltas a sus preocupaciones y problemas hasta el alba, para dormirse luego con un sueño pesado.
c) Los que se duermen muy pronto, pero con un sueño poco profundo, agitado, entrecortado por momentos de vigilia más o menos prolongados.

Para darnos mejor cuenta de lo que diferencia a estos tres tipos, comparemos sus curvas de sueño con las de una persona que duerme normal y con otra ideal. Estos gráficos representan, pues:

a) La persona que duerme normal.
b) La que tiene dificultad para dormirse.
c) La que se despierta hacia las 2.00.
d) La que duerme tipo «ligero», agitado.
e) La que duerme idealmente («tipo Napoleón»).

Persona que duerme normal (ver curva)

Esta curva representa el sueño de un buen durmiente. Si se acostó a las 22.00, por ejemplo, ha caído en un profundo sueño poco después de haberse tumbado en la cama. Hacia las 6.00 de la mañana se despierta, fresco y bien dispuesto. Ha tenido su ración suficiente de sueño y está ahora lleno de entusiasmo, listo para afrontar las tareas que lo esperan.

Los gráficos siguientes muestran las formas anormales del sueño comparadas con las de la persona que duerme con normalidad. Cada vez representaremos la curva normal y la anormal. Así podrá evaluarse, para cada tipo de insomnio, la cantidad de sueño (que depende tanto de su duración como de su profundidad) y el déficit engendrado por cada anomalía. Es evidente que no hay que considerar estas curvas de modo absoluto: en este dominio, todo es individual y cada caso representa un problema concreto.

Personas con dificultad para dormirse (ver curva)

Al comparar el sueño del que duerme con dificultad con el que lo hace de forma normal, se observa que su déficit de sueño no es considerable. El inconveniente es que debe pasar cerca dos horas más en la cama cada día para tener aproximadamente la misma cantidad de sueño que el que duerme con normalidad, que está fresco y dispuesto desde las 6.30.

Persona que se despierta en medio de la noche (ver curva)

El déficit de sueño en el que se despierta en medio de la noche (siempre comparado con el que duerme con normalidad) es ya más importante. Aunque se quede en cama hasta las 8.00 de la mañana, se despierta muy fatigado. Deberá aplicar los métodos descritos en este capítulo para hacer más profundo el sueño al comienzo de la noche, así como la táctica para dormirse muy rápidamente, descrita en el capítulo siguiente (si fuese aún necesario).

Persona que duerme agitada y nerviosa (ver curva)

El durmiente agitado y nervioso obtiene un «rendimiento» muy malo de su sueño. Su déficit de reposo es importante aunque, repitámoslo, no hay que tomar estas curvas en sentido absoluto. Un durmiente nervioso puede tener, en ciertos casos, un sueño muy bueno y muy profundo al comienzo de la noche, más profundo que el que se indica en el gráfico, y tener, por este motivo, un déficit mucho menos importante.

Persona que duerme idealmente (ver curva)

Si usted es un buen durmiente (lo que le deseo de todo corazón), puede ambicionar llegar a ser un «campeón» aplicando los consejos que damos en estos capítulos. La curva explica el «misterio Napoleón». Éste se contentaba con algunas horas de sueño: «condensaba» en cuatro o cinco horas tanto reposo como un buen durmiente en ocho.

Fig. 14

A) PERSONA QUE DUERME

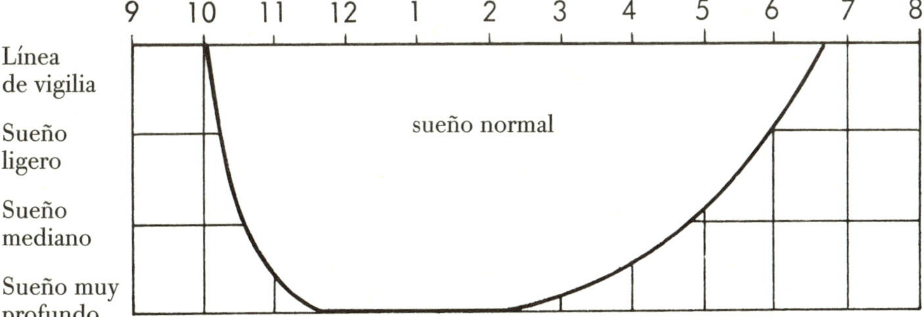

B) PERSONA CON DIFICULTAD

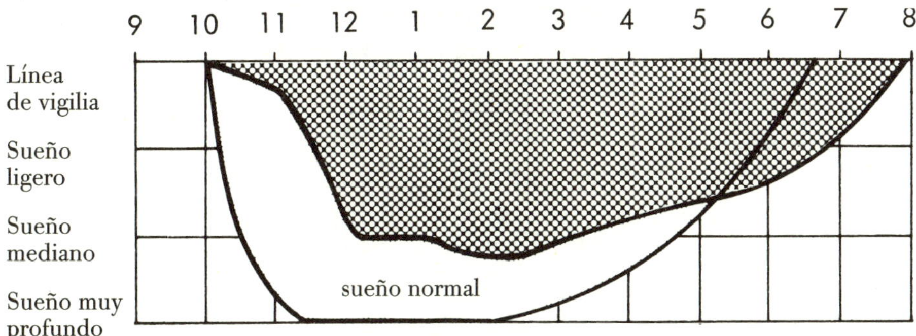

C) PERSONA QUE SE DESPIERTA

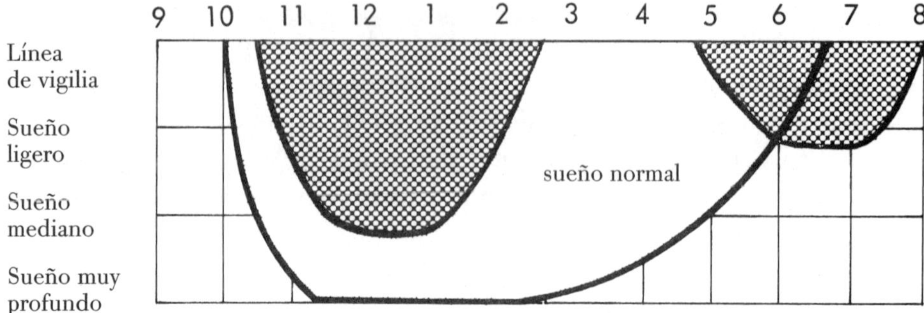

D) PERSONA QUE DUERME AGITADA Y NERVIOSA

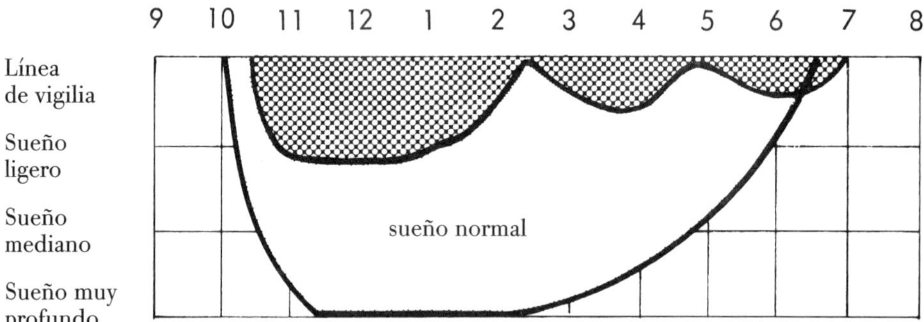

E) PERSONA QUE DUERME IDEALMENTE

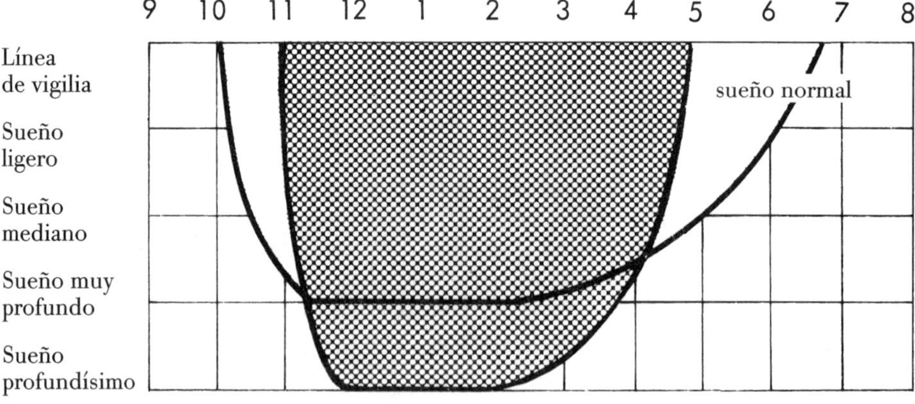

Estos gráficos —es ésta su razón de ser— permiten observar de un modo intuitivo hasta qué punto no cuenta sólo la duración del sueño, sino sobre todo su calidad. Las recomendaciones que siguen son, pues, válidas para todos, también para los que duermen bien, que pasarán así a la categoría de campeones del sueño.

Veamos primero las principales razones por las que cuesta dormirse.

El primer tipo de mal durmiente es el que se acuesta a una hora razonable pero no logra quedarse dormido antes de una hora o más. Pero, una vez dormido, su sueño es relativamente bueno hasta la mañana siguiente. Las causas de esta dificultad para dormirse son muy variadas; he aquí las principales (con exclusión de las causas patológicas):

a) Comida muy copiosa o indigesta tomada muy cerca del momento de irse a la cama;

b) ocupaciones demasiado interesantes o excitantes antes de acostarse: películas, televisión, novelas policíacas de suspense, conversaciones animadas o estudio de un tema apasionante. Mala oxigenación de la sangre (estancia en una habitación con el aire viciado);

c) ingesta de excitantes: café, té, tabaco (por no citar sino los más corrientes); aunque en algunas personas una dosis determinada de alguno de estos excitantes favorezca el sueño, se trata de excepciones;

d) excesivo sedentarismo;

e) estado general de excitación: personas con estrés, perpetuamente agitadas.

SUGERENCIAS PARA DORMIRSE PRONTO Y BIEN

Las siguientes sugerencias han ayudado ya a numerosas personas a encontrar rápidamente el sueño reparador que tanta dificultad tenían para conseguir:

a) La comida de la tarde será ligera y se tomará entre dos y tres horas antes de acostarse. Cuanto mejor se haya masticado, menos dificultad habrá para quedarse dormido.

b) Evitar los excitantes, especialmente por la tarde (café, té, tabaco).

c) En la hora anterior a acostase, tratar de no excitar la actividad cerebral mediante lecturas demasiado cautivantes, espectáculos animados, discusiones vivas o el estudio.

d) Una media hora antes de acostarse, dar un paseo rápido de 10 minutos, aun en pleno invierno, o realizar seis salutaciones al sol frente a la ventana abierta.

e) Un alto porcentaje de personas se duerme mejor después de tomar un baño muy caliente.

f) Antes de tumbarse en la cama, darse un baño de pies muy caliente. Llenar un recipiente bastante profundo (basta un simple balde) con agua muy caliente y agregar, si se desea, una o dos cucharillas de café con harina de mostaza. La finalidad de esto es la de atraer la sangre hacia las extremidades inferiores del cuerpo. Sumergir las piernas hasta la rodilla, si es posible. Agregar agua muy caliente en cuanto se entibie. (Cuidado: este procedimiento está contraindicado a quienes sufren de várices.) Secarse las piernas y luego ir a la cama. Los pies deben permanecer bien calientes: si una bolsa con agua caliente le ayuda a quedarse dormido, no lo dude; es preferible ser calificado de «debilucho» que tomar somníferos.

g) Otros prefieren lavados frescos o una fricción enérgica con guante de crin (en seco o con colonia), hasta que la piel enrojece uniformemente.

h) Una infusión caliente inmediatamente antes de acostarse (tisana) se ha mostrado eficaz en muchos casos. Su composición tiene poca importancia, con tal de que no contenga —¡evidentemente!— ningún excitante. Endulzar con miel, que contiene vestigios casi homeopáticos de bromo, sedante del sistema nervioso.

i) Cuidar que la habitación esté bien aireada y que la cama no sea demasiado blanda.

j) No echarse encima demasiado peso, escoger mantas que abriguen pero ligeras.

Más sugerencias una vez en la cama

Bergson dijo: «Dormir es desinteresarse».

— Una vez en la cama, echar fuera las preocupaciones. Durante el día hay que esforzarse por resolver los problemas, pero no se gana nada con volverlos a examinar en la cama. Lo mejor que se puede hacer para vencer esas dificultades consiste precisamente en dormir bien, a fin de que por la mañana se encuentre uno descansado, en plena posesión de todas sus capacidades. ¡Vivamos el presente! La tarea de hoy está completa, mañana daremos otro paso. Napoleón —por citarlo de nuevo— en la batalla de Austerlitz, una vez quedó todo determinado y se inició el combate, se envolvió en una manta y se durmió profundamente.

— ¡No temer al insomnio! ¡El miedo de no poder quedarse dormido impide efectivamente quedarse dormido!

— No correr tras el sueño: vendrá por sí solo. Piense en la historia del hombre que perseguía su sombra: mientras más rápidamente galopaba, más pronto se alejaba de él la sombra, hasta el momento en que reconoció su error. En cuanto miró el sol y caminó hacia la luz, se invirtieron los papeles y fue su sombra la que lo siguió. Lo mismo sucede con el sueño. El temor de no dormir es una imagen mental negativa que hay que eliminar. A menudo es la única causa actual, pues la causa inicial del insomnio ha desaparecido entre tanto. ¡Evite pensar en el insomnio! Hay que crear la imagen mental del sueño, imaginar que uno duerme.

— Preferentemente acostarse de lado. Swami Sivananda recomienda dormir sobre el costado izquierdo a fin de respirar durante toda la noche por la fosa nasal derecha. ¡No tema, su corazón no quedará comprimido! Pero si prefiere dormirse sobre el costado derecho, hágalo tranquilamente; lo que importa es el resultado.

— Para una buena posición lateral doblar ligeramente una pierna. Esconder los pulgares en los puños, sin apretarlos.

— Si es usted creyente, recite sus oraciones.

— La monotonía ayuda a dormirse. La vieja argucia que consiste en contar ovejas o soldados que desfilan es demasiado conocida y a menudo ineficaz. Hay algo mejor: imagínese un lago muy tranquilo; contemple el agua en la que se refleja el cielo azul e imagínese que cae un guijarro en el lago. Siempre con la imaginación, siga los círculos concéntricos que se alejan; arroje después otra piedra, y así sucesivamente. Mientras observa las piedras que caen al agua o los círculos que se alejan, o mientras recita las oraciones, hay que respirar profundamente con el diafragma, interrumpiendo la espiración con un tiempo de pausa muy corto de dos o tres segundos al término de ésta[1]. Imitar la respiración profunda y lenta de los que duermen.

— Evocar recuerdos agradables de las vacaciones u otros momentos.

— Practicar también la relajación completa esperando el sueño. Un relax total proporciona mejor descanso que el propio sueño.

— Las personas que puedan realizar el Loto pueden sentarse algunos minutos en esta postura antes de acostarse y hacer respiraciones lentas y profundas. La disminución de la velocidad de la circulación general, a consecuencia del freno que le oponen las piernas, basta en la mayoría de los casos para provocar el sueño en cuanto se echa uno en la cama (ver «Volver a dormirse», p. 141).

---

1. Cf. «La respiración relajadora», p. 99.

LOS SOMNÍFEROS

Principio absoluto: no tome nunca somníferos por iniciativa propia. Si realmente no logra quedarse dormido y el insomnio alcanza un grado patológico, consulte a un médico, pero nunca tome barbitúricos u otros venenos sin su prescripción. Sólo el médico puede decidir si la absorción de un veneno presenta menos inconvenientes que la ausencia de sueño; a él le corresponde escoger el mal menor. Los somníferos no son sino paliativos, nunca remedios contra el insomnio[1].

1. Cf. «Dormir sin drogas», p. 133.

Dormir sin drogas

Un hermoso día —o más bien una mala noche— usted tomó su primer somnífero. Tal vez se encontraba bajo el efecto de un dolor físico, de un impacto emocional o de otra causa que lo privaba del sueño. Y la química le procuró el sueño que la naturaleza le rehusaba. Desde entonces ha desaparecido la causa original de esos insomnios, sin duda, pero han permanecido las drogas. Sin píldora, imposible dormir. O mejor, sin píldoras, en plural, porque la costumbre le ha hecho aumentar la dosis. ¿Cuántas toma usted ahora? ¿Dos, tres? Espero, por su bien, que no haya llegado al punto de tomar cinco y de las más tóxicas como alguien a quien conozco bien. Debo añadir que ha logrado liberarse de esta tiranía y que duerme como un niño, sin ningún comprimido. ¡Como dormirá usted dentro de poco! Es cierto que usted ha tratado ya de prescindir de ellos, por estar bien convencido de que todos los somníferos son tóxicos. Usted se ha dicho: «Esto tiene que acabarse; ya no tomaré más píldoras para dormir, aunque deba permanecer despierto toda la noche». Y, efectivamente, no ha cerrado los ojos en toda la noche, a menos que, hacia las dos de la mañana, cansado de luchar, haya extendido la mano hacia su mesa de noche, donde se encontraban los comprimidos, para lograr dormir de algún modo.

Ahora se ha resignado usted a depender de los somníferos y prefiere el sueño químico, que deja la boca pastosa y con gusto a limo, a la ausencia de sueño. La tiranía de los somníferos puede ser tan poderosa como el caso (auténtico) de una persona que se acuesta a las 21.00 y ¡hace sonar su despertador a las 23.00 para tomar su dosis de somnífero!

¿Puede uno liberarse realmente de las drogas?

Sin dudar, le respondo convencidamente: «Sí». Y aun añado que no es difícil. Es cuestión de táctica. Algunos han logrado acabar radicalmente con ellas de un día para otro y han tirado sus píldoras a la basura. Evidentemente, es una táctica como cualquier otra, así como arrojar al agua a un aprendiz es un método para enseñar a nadar. Pero ¿es el mejor, realmente? Utilizando la táctica descrita en este artículo, usted debe liberarse, en pocos días (como máximo en pocas semanas) y para siempre, de su narcoticomanía.

Pero antes de atacar a un enemigo de esta talla, debe persuadirse primero de:

a) que el uso del somnífero es un hábito como cualquier otro, nada más;

b) que la voluntad es impotente para romper sus cadenas, ¡al contrario!;

c) que usted sabe dormir, que usted puede dormir, que usted va a dormir;

d) que otros innumerables esclavos han roto el círculo vicioso, y que también usted puede hacer lo mismo.

Vamos a la práctica. Éstas son las grandes líneas de la estrategia:

a) continuará provisionalmente tomando sus píldoras, pero comenzará el combate en el terreno donde realmente tiene lugar: el de las imágenes mentales. Aprenderá al mismo tiempo a influir en su sueño;

b) cuando haya aprendido a profundizar por sí mismo en su sueño, disminuirá la dosis de forma insensible;

c) cada vez mas reducida, la cantidad llegará a ser tan ínfima que será inofensiva, y estará listo para pasar a la supresión total en poco tiempo.

Hemos convenido, por lo tanto, mantener provisionalmente el statu quo en el frente de la droga. Continúe tomando sus comprimidos, pero la guerra contra su enemigo ya ha empezado. El grueso de las tropas está constituido por la siguiente imagen mental negativa: «Sin píldoras no hay sueño para mi». Utilizar la voluntad contra una imagen es tan ilusorio como querer apagar un incendio de gasolina con agua. Para vencer una imagen mental negativa no existe más que un arma: la imagen mental positiva. El temor de no poder dormir sin comprimidos es la causa principal de su esclavitud.

Es esta imagen mental negativa la que ha hecho fracasar sus tentativas de liberación. La noche en que se acostó sin tomar píldoras, su subconsciente le decía: «imposible dormir sin comprimido». Esta imagen mental negativa se realizó, lo que la reforzó aún más; ¡la próxima vez será más poderosa aún! Repitámoslo: en la mayoría de los casos es el temor de no poder dormir sin somnífero lo que mantiene despierta a la persona. Mientras subsista este miedo, fracasará cualquier asalto frontal.

La voluntad, o al menos lo que se designa habitualmente bajo este nombre, no puede ser de ninguna ayuda aquí. Sería inútil decir: «esta tarde, suceda lo que suceda, aunque deba estar despierto toda la noche, no tomaré somníferos». No utilice la «voluntad». Además, la psicología moderna llega hasta negar la existencia de la voluntad y tiende a subsistirla por el concepto de «motivación». Compartir este punto de vista significaría considerar al ser humano como el juguete de sus «motivaciones», surgidas éstas de las «pulsiones» inconscientes. La diferencia entre un ser humano y un animal, que está sometido realmente a sus instintos, es que el hombre puede escoger dos motivaciones, el ser humano puede «motivarse» voluntariamente, puede obrar por automotivación voluntaria.

Vamos pues a eliminar la idea de que usted no puede dormir si no es con la ayuda de somníferos; pero continuará tomándolos. Como de costumbre, tome esta noche su somnífero; pero, en la cama, piense: «He tomado mi somnífero con plena libertad. No es un drama que lo utilice aún durante algunos días o algunas semanas. Dentro de poco reduciré progresivamente la dosis y finalmente prescindiré de ella».

¿Por qué no comenzar desde ahora a reducir la dosis? Porque la primera etapa activa debe consistir en mejorar la calidad de su sueño mediante la imagen mental. Piense: «De todos modos dormiré, puesto que, con toda libertad y a título de precaución suplementaria y temporal, tomé mi somnífero. Ahora, mientras espero quedarme dormido, imitaré lo mejor que pueda el sueño natural, lo que hará más profundo mi sueño ayudado».

Haga después como que duerme. Haga más tranquila la respiración, prolongue la espiración y haga una pausa al término de ésta, como se dijo anteriormente. Cree la imagen mental de que su cuerpo se torna más pesado, que sus brazos están pesados, que sus piernas pesan como si estuviesen llenas de arena, que su cuerpo se ha vuelto de plomo. El solo hecho de imitar el sueño le proporciona ya el 80% del reposo que procura el verdadero sueño, aunque su mente permanezca despierta, aunque usted siga consciente. Sepa que su sueño será mejor gracias a esta imagen positiva, y que estará más fresco y habrá descansado mejor al despertarse. En pocos días (o mejor, en pocas noches), a veces incluso desde el primer ensayo, constatará una mejoría en la calidad de su sueño. En cuanto haya tomado conciencia del influjo de la imagen mental sobre el sueño podrá pasar a la etapa siguiente, que consiste en reducir paulatinamente la dosis de somnífero.

Supongamos que su dosis habitual sea de dos comprimidos. No tome más que 1¾. Esta reducción de un octavo de la dosis total es mínima y está ya compensada por la mejoría de la dosis reducida durante algunos días. Algunas noches serán mejores, otras será menos buenas: es normal; lo mismo sucede con los que duermen sin necesidad de comprimidos: no hay noches idénticas. Al cabo de una semana sentirá que la reducción de la dosis de somnífero no disminuye la calidad de su sueño: disminuya otro cuarto de comprimido. Ahora se dirá, siempre esperando el sueño: «Imito el sueño, por lo tanto reposo. Pasaré progresivamente del estado de vigilia al estado se sueño. Es el momento ideal para proponer a mi inconsciente imágenes mentales positivas favorables que no tengan ningún lazo con el sueño». Por ejemplo, imagínese mañana en su trabajo, en el despacho y en todas partes, muy tranquilo, relajado, sonriente, afrontando con facilidad las dificultades. Créese una imagen de usted mismo eficaz y más dinámico, aunque distendido. Existen nueve probabilidades sobre diez de que se dormirá muy pronto. Así, poco a poco, cada vez más reducida, la dosis llegará a cero. No se apresure en renunciar por completo a los somníferos.

La actitud durante el día, ya lo hemos dicho, es tan importante como su conducta durante las tres horas que preceden al momento de retirarse a su dormitorio. Desde la mañana, incluso antes de levantarse, piense, transformando estas palabras en imágenes: «Durante este día evitaré crisparme. Así, al no estar sobreexcitado mi sistema nervioso, necesitaré menos reposo. Trabajaré en calma y, esta noche, me dormiré fácilmente. Cuando esté acostado, caeré rápidamente en un sueño profundo, reparador, refrescante».

Después vendrá la última etapa. Suprimirá completamente el somnífero. Numerosas personas se han liberado definitivamente de la esclavitud de los somníferos, a pesar de estar peor armadas que usted, puesto que ya conoce la estrategia que debe utilizar.

¿CÓMO LLEGAR A SER UN CAMPEÓN DEL SUEÑO?

He aquí el método para convertirse en un campeón del sueño. En la cama, además de imitar la respiración lenta y regular del que duerme, imagínese que sus brazos, piernas y todo su cuerpo se han vuelto pesados, y piense: «Tengo sueño. Estoy fatigado y voy a dormir hasta que el despertador me despierte mañana por la mañana. Ninguna otra cosa podrá despertarme». Dígase también: «Mañana amaneceré completamente relajado y descansado y experimentaré un sentimiento delicioso de bienestar. Tendré un deseo irresistible de hacer bien mi trabajo». Después, teniendo siempre los ojos cerrados, dirija su mirada hacia la punta de la nariz e imagínese que la ve.

Siempre con la imaginación, represéntese al vapor de agua que sale de sus fosas nasales cuando espira, como en invierno cuando hace frío. Mire el vapor que sale lentamente de sus fosas nasales e imagínese que, al mismo tiempo, sus miembros se vuelven cada vez más pesados. A cada espiración, dígase: «Me sumerjo cada vez más en el sueño, en el reposo total». Mientras imagina como sale el vapor de sus fosas, se encontrará muy pronto en un estado muy cercano al sueño, en el que todavía percibirá sonidos que no le molestarán, porque habrán perdido toda significación. Después caerá en un sueño muy profundo. Al cabo de pocas semanas, su problema de insomnio estará resuelto para siempre.

Cuando sea capaz de dormirse a voluntad y de caer en un sueño absoluto, podrá pasar a la última etapa. Así como es posible entrenarse para dormir cada vez más tiempo, sepa que es posible entrenarse para dormir muy pocas horas. ¿No envidia a esos seres excepcionales que se recuperan totalmente en cinco o seis horas? ¿Le gustaría ser capaz de hacer lo mismo? Para reducir la duración total del sueño, hay que aprovechar el hecho de que las primeras horas de sueño proporcionan el reposo más completo. Se han llevado a cabo investigaciones muy completas en EE.UU por el Dr. Kleitmann, que estudia el sueño desde hace más de 40 años. Estas experiencias realizadas con todos los medios modernos, entre otros el electroencefalograma, han puesto en evidencia que la persona que se duerme cae muy rápidamente en su sueño más profundo. En ese momento se le puede proyectar luz en la cara o tocar campanillas: no se despierta. Este período de sueño absoluto es bastante breve: de una hora a una hora y media. Después el sueño se hace más superficial, para caer nuevamente en niveles más profundos. El durmiente ideal, cuya curva se representaba en el capítulo anterior, no existe nunca en la práctica. Por lo tanto, al extenderse el sueño más profundo básicamente en las dos primeras horas, bastaría teóricamente con concederse tres veces una hora y media de sueño cada 24 horas para condensar en estas 4½ horas el sueño suficiente para cubrir las necesidades de reposo. Esto sería verdadero si no interviniese otro elemento: los sueños. Necesitamos soñar. El propio Kleitmann realizó otros experimentos; consistían en despertar a la persona en cuanto comenzaba a soñar, hecho que se detectaba a través de las curvas registradas por el electroencefalograma, y dejar después que se durmiera, y así sucesivamente. No se le privaba de sueño, simplemente se le impedía soñar.

La persona lograba descansar lo suficiente para enfrentar sus tareas diarias, pero su conducta se volvía extraña al cabo de cierto tiempo. Al prolongar la experiencia se manifestaban señales de un claro desequilibrio psíquico.

Los sueños son, pues, un factor de equilibrio psíquico y necesitamos una ración suficiente de ellos; ahora bien, éstos se producen especialmente después de la segunda hora de sueño. Uno de los inconvenientes de los somníferos, y no el menor, es que provocan un sueño pesado, desprovisto de sueños. Por lo tanto, hay que procurarse siempre un mínimo de cuatro horas de buen sueño. Es lo que hacían personas tan buenas para dormir como Napoleón y Edison. Además se concedían, durante el día, momentos muy breves (una media hora) de un sueño muy profundo, en el que conseguían los beneficios de ese sueño absoluto que viene después de quedarse dormido. Para entrenarse en dormir menos tiempo, hay que robar por ambos extremos del tiempo principal, es decir, acostarse una media hora más tarde y levantarse una media hora más temprano, concediéndose una media hora de reposo durante el día. De este modo, el tiempo total de cada día sólo disminuye en media hora. Muy pronto el sueño será más profundo para compensar la reducción de tiempo. En cuanto el organismo se haya adaptado bien a esta primera reducción, proceda a una nueva reducción de otra media hora (un cuarto de hora en cada extremo) y recupere la mitad durante el día. Así, poco a poco, llegará a dormir cada vez más profundamente y en menos tiempo.

Podría discutirse la utilidad de esta medida. Se podría objetar: al dormir más tiempo, ¿no se obtienen ventajas físicas y psíquicas tales que lo que se consigue es prolongar la duración de la vida y no una pérdida de tiempo? Esto es imposible de probar. Pero, para los que quieren practicar yoga y se quejan de no poder encajarlo en su recargado horario, sólo hay tres alternativas: o ampliar su horario, o ganar tiempo organizándose, o bien reducir horas de sueño para poder consagrar una hora al yoga, por ejemplo por la mañana antes de dirigirse al trabajo. ¡Usted debe escoger!

Volver a dormirse

Las tres de la mañana. La impaciencia aumenta. Hace más de una hora que espera en vano volver a dormirse. Está tan lúcido como a medio día, demasiado lúcido incluso, porque mientras da vueltas y más vueltas entre las mantas, la «máquina de pensar» gira a una velocidad loca. Piensa en su trabajo, en sus negocios, le asaltan los temores y las preocupaciones. O, por el contrario, surgen ideas demasiado optimistas, imagina grandes proyectos, de los que no quedará nada al levantarse. Al alba, sonreirá sin duda de lo que ahora le preocupa y esos ambiciosos proyectos se revelarán irrealizables. Bien quisiera usted detener los pensamientos y volver a dormirse, pero... empieza a contar ovejas, se relaja: ¡no consigue nada! Ahora se enfada, porque sabe lo valiosas que son las horas de reposo perdidas y que, en el curso de la jornada que vendrá, sufrirá el contragolpe de esta vana exhuberancia cerebral. Después, cuando el día empiece a iluminar la habitación, caerá en un profundo sueño. Se despertará con la impresión de estar más fatigado que cuando se acostó. ¡Le espera un hermoso día!

Si este es su caso, los consejos probados contenidos en este capítulo le ayudarán a volver a dormirse pronto y bien.

ENCUENTRE LAS CAUSAS

Al comienzo era, sin duda, raro despertarse por la noche: una o dos veces por mes. Después se hizo más frecuentemente. Hay que descubrir su causa, que tiene muchas probabilidades de ser una de las siguientes:

a) Tal vez usted es un campeón para el sueño y no lo sabe; tal vez pasa demasiadas horas en la cama. Felicidades por acostarse temprano, a condición de que se levante temprano y que haga coincidir lo más que pueda las horas de sueño con la alternancia del día y de la noche. Si no desea levantarse a las 4.00 o las 5.00 de la mañana, le queda la alternativa de acostarse más tarde. No es la mejor fórmula, pero ciertamente es preferible a un sueño interrumpido.

b) Lo despierta una necesidad natural. Satisfágala, evidentemente, pero en el futuro evite tomar demasiado líquido en las dos horas que preceden el momento de acostarse. Atención: si la necesidad no es imperiosa, resístala. De lo contrario verá como tras dos o tres noches puede instalarse un reflejo condicionado que lo despertaría todas las noches hacia la misma hora, por la misma causa.

c) Tiene demasiado calor, o demasiado frío. Abríguese conforme a la estación. Si su cónyuge es friolento o todo lo contrario, siempre se puede cubrir un lado de la cama más que el otro.

d) Sus mantas son demasiado pesadas. Escójalas tan ligeras como sea posible: las hay excelentes. Es una buena inversión, pues las mantas livianas mejoran todos los tipos de sueño.

e) Se ha puesto nervioso durante el día. La Rochefoucauld afirmaba que «la vejez se prepara de antemano, muy de antemano»; lo mismo podría decirse del sueño. Su sueño depende tanto de lo que hace usted entre las 8.00 y las 20.00 como de su conducta durante las dos horas previas al acostarse.

f) Manténgase siempre relajado, lo que no es sinónimo de laxación o de inactividad, muy al contrario. Un automovilista que conduce sin estar tenso ni nervioso no avanza con menos rapidez que otro excitado.

g) No está suficientemente fatigado físicamente. Camine más: utilice menos el ascensor y el coche. Respire mucho.

h) Su habitación está mal aireada. Durante las primeras horas de sueño la provisión de oxígeno es aún suficiente y su sueño bastante profundo. Pero a medida que baja la tasa de oxígeno y sube la de CO_2 en proporción inversa, se produce un malestar percibido por el inconsciente: esto puede bastar para despertarlo. Duerma siempre con la ventana abierta.

i) Su cama es demasiado blanda. En efecto, el insomnio reina en los países más industrializados, donde los humanos disponen de camas más blandas. En una cama demasiado blanda, el cuerpo se hunde, lo que crea tensiones en la columna vertebral que pueden hacer que se despierte tras cuatro o cinco horas de sueño. Los japoneses duermen sobre esteras de paja de arroz, no porque sean incapaces de fabricar camas, sino porque saben que así el reposo es mucho mejor. Por lo demás, el 80% de la humanidad duerme aún sobre el suelo. Si su cama es demasiado blanda, ponga una tabla bajo el colchón. Después de algunas noches dormirá mucho mejor y, además, es excelente para la columna vertebral.

j) Numerosas otras causas de relativa falta de confort, sin importancia al comienzo de la noche, se acentúan a medida que giran las agujas del reloj, hasta el punto de despertarlo. Algunos duermen mejor con la cabeza orientada hacia el norte, otros hacia el este; en muchos casos, sin embargo, este hecho no tiene ninguna influencia notable. Haga pruebas.

CÓMO VOLVER A DORMIRSE

Cualquiera que sea la causa de la interrupción, la táctica a seguir será idéntica a grandes rasgos.

Es inútil permanecer en la cama dando vueltas y vueltas mientras su mente deambula a merced de sus fantasías ya sean rosas o negras.

No dude pues en levantarse; esto no disminuye sus probabilidades de volver a dormirse, sino al contrario. Ya sabe por experiencia que tiene por lo menos para dos o tres horas de insomnio. Así pues, ¿qué arriesga?

El primer objetivo es prevenir este deambular de la mente. Encienda la luz, no necesariamente en su dormitorio para no molestar a su cónyuge; vaya después a la cocina y picotee cualquier cosa. Beba un vaso de leche caliente, o una taza de tisana, coma una galleta, un trozo de queso, una fruta —poco importa— con el fin de hacer trabajar el estómago. La digestión, aunque sea de una cantidad reducida de alimentos, atrae sangre hacia el estómago y el tubo digestivo. El organismo debe sustraer esta sangre de la circulación general, especialmente del cerebro. El que ayuna, por el contrario, tiene el sueño ligero y duerme poco. No se trata, claro está, de tomar una verdadera comida, que lo dejaría muy pesado. Además, el hecho mismo de comer un bocado, mantendrá su mente atenta a cosas reales y eso le impedirá deambular en fantasías.

LEA TENDIDO BOCA ABAJO

Lea algunas páginas de un libro poco apasionante tendido boca abajo, sin sostener la cabeza. Algunos minutos de lectura bastarán para fatigar los músculos del cuello, lo que crea una sensación de cansancio general favorable al adormecimiento. Si está solo en el dormitorio, no lea en la cama sino sobre ella. Esta indicación tiene el objeto de que la temperatura corporal sea fresca. No se ponga su bata, quédese en pijama, excepto en pleno invierno si realmente hace demasiado frío, sólo se trata de sentir «fresco». Pronto comprenderá por qué.

HACIA EL SUEÑO

Si puede permanecer algunos minutos en la postura del Loto, le será fácil dormirse y, en muchos casos, no tendrá necesidad de hacer todo lo que antecede. Sentado en la postura del Loto ralentice la respiración, especialmente la espiración. Después de cinco respiraciones lentas, retenga el aliento con los pulmones llenos, pero sin llevar la retención demasiado lejos; debe permanecer confortable. Espire después lentamente, a fondo. Bastan entre 10 y 20 respiraciones.

Efectos: La postura del Loto hace más tranquila la circulación de la sangre en las piernas, a consecuencia de la compresión de la arteria femoral. Este frenado local no presenta ningún inconveniente (ni siquiera provoca hormigueo en las piernas), influye en la circulación femoral, y los latidos más tranquilos del corazón le revelarán que disminuye la velocidad de circulación de la sangre, al igual que en el sueño. La detención del aliento frena también la circulación sanguínea; el diafragma, inmóvil, no juega su papel de pistón. Recuerde que actúa al modo de una bomba aspirante sobre la circulación venosa. Su inmovilización vuelve más lenta, por consiguiente, la circulación sanguínea en general. Todo esto predispone al adormecimiento rápido cuando, dentro de poco, se deslice usted bajo sus sábanas. Si no puede (o no todavía) permanecer cómodo en Loto el tiempo requerido, puede adoptar la posición de rodillas, sentado sobre los talones (Vajrasana) o en la postura del Sastre, Sukhasana (la postura fácil). Los resultados serán menos rápidos que con el Loto, pero igualmente efectivos.

Concentre su atención en la respiración para prevenir que su mente deambule de forma descontrolada.

EN LA CAMA

Apague ahora la luz y regrese a la cama. Ya está bajo las mantas. Comprende ahora por qué no debía cubrirse: para tener la piel no fría, pero sí fresca. El contraste entre la cama, que ha permanecido bien tibia, y su piel casi fría, es delicioso: ¡se siente usted tan bien bajo las mantas!

La postura del Loto (o la postura de rodillas) tiene por efecto, por contragolpe, atraer mucha sangre arterial hacia los pies y provocar así una anemia en el cerebro.

Siga practicando la respiración frenada. Se asombrará, a la mañana siguiente, de no recordar gran cosa desde que volvió a dormirse con una rapidez y una facilidad sorprendente.

Si lo desea, puede reforzar el efecto de lo descrito anteriormente utilizando la imagen mental: «estoy muy fatigado, tengo sueño, me duermo, me duermo...». O bien utilice cualquiera de los procedimientos indicados en el capítulo precedente.

Perfeccione sus asanas

Perfeccionar su yoga —conviene indicarlo antes de abordar la parte de las asanas de este volumen —no significa, de ningún modo, complicarlo o acrobatizarlo (si se me permite este neologismo). Perfeccionar su yoga es hacerlo más verdadero, más eficaz. Perfeccionar un asana es ejecutarla de manera que responda a la definición de Alain Daniélou —la mejor que conozco—: «Permanecer inmóvil, largo tiempo, sin esfuerzo, es un asana».

Detallemos cada uno de estos tres imperativos.

El primero concierne a la inmovilidad, es decir, antes que nada, la inmovilidad del cuerpo.

Es esencial que esta inmovilidad sea absoluta, que quede excluido todo movimiento por mínimo que sea, porque sólo una inmovilidad absoluta permite abandonarse al asana, dejarla actuar sobre el cuerpo, en el cuerpo. No hay que «hacer» asanas, sino «dejarse hacer». Nuestra actitud debe cambiar de activa, no a pasiva, sino a receptiva.

Por consiguiente, hay que prohibir formalmente todas las tracciones efectuadas con la finalidad de intensificar la flexión bien sea hacia delante, bien hacia atrás. La inmovilidad se recomienda incluso desde el punto de vista de la relajación: los músculos se alargan mucho mejor y, a fin de cuentas, mucho más rápidamente, si se permanece inmóvil que si se procede a tirones.

«Se ha alcanzado la meta —dice Yoga Darshana— cuando las reacciones físicas del cuerpo son eliminadas y el espíritu se disuelve en el infinito.»

Pero el hatha yogui no se contenta con la inmovilidad física absoluta, es también la de la guardia montada del Palacio de Buckingham o la de la guardia de honor del mausoleo de Lenin de la Plaza Roja, por ejemplo. En las asanas esta inmovilidad debe extenderse obligatoriamente a la mente.

Una sesión de yoga es un diálogo silencioso con el propio cuerpo y, para entablarlo, no basta con reprimir todo gesto del cuerpo y dejar que lentamente se evada a su gusto. La inmovilidad física no adquiere todo su sentido sino en la medida en que acompaña y facilita la inmovilidad mental. Esta inmovilidad de la mente, este cese voluntario de la actividad mental es mucho más difícil de conseguir y conservar que la del cuerpo. Entre las diversas técnicas utilizadas en yoga para acceder a ella, la más eficaz y al mismo tiempo la más sencilla, consiste en dejar que la actividad mental consciente se absorba en la observación y el control de la respiración (ver un poco más adelante).

El segundo imperativo se refiere a la duración de la inmovilidad: un asana no puede considerarse perfecto si el alumno no es capaz de mantenerlo largo tiempo. Incluso a veces esta prescripción es la única directiva que da el gurú a su alumno: «Mantenga la posición el mayor tiempo posible», porque la eficacia de las asanas aumenta en proporción a su duración.

Los antiguos tratados citan tiempos de inmovilidad no sólo de varios minutos sino de varias horas. No hay que decir que es inaplicable en Occidente. En cualquier caso, el perfeccionamiento de las asanas implica un trabajo destinado a aumentar el tiempo de mantenimiento de cada postura. Habría que inhibir todos los movimientos corporales hasta que ya no se manifiesten, hasta que el cuerpo no experimente ya el deseo de moverse.

Si no se dispone de tiempo, es preferible disminuir el número de asanas en lugar de acelerar su ejecución, lo que el hombre occidental estaría a menudo tentado a hacer. Es mejor efectuar sólo tres asanas respetando las reglas, que seis en el mismo tiempo. Para perfeccionar sus asanas, pues, hay que ejercitarse en primer lugar en mantenerlas inmóviles el mayor tiempo posible.

Finalmente, el último criterio de perfección para un asana lo constituye la ausencia de esfuerzo. Mantenerse largo tiempo, sí, inmóvil, también, pero sobre todo sin esfuerzo. Mientras sea necesario un esfuerzo para realizar y mantener un asana, significará que no se domina.

Esta ausencia de esfuerzo, que también debe ser a la vez física y mental, está ligada a la relajación durante la postura. Una vez instalado en la fase estática de la postura, el practicante debe estar atento en relajar todos los músculos de los que tome conciencia y dejar que se estiren de forma pasiva los implicados más particularmente en el asana.

De este modo, sin añadir ni una sola postura a su serie, cualquier alumno puede perfeccionar sus asanas progresando en estos tres dominios. Observe que estos criterios de perfección son accesibles a todos los alumnos, sea cual sea su edad, su grado de flexibilidad, su entrenamiento. Así, por ejemplo, para que Halasana (el Arado) sea correcta, no es absolutamente indispensable que los dedos de los pies toquen el suelo por detrás de la cabeza, al menos al principio. Mientras no posea la flexibilidad necesaria, el alumno no hará esfuerzos por alcanzar el suelo a cualquier precio. Se contentará con la posición en la que sea capaz de mantenerse inmóvil, largo tiempo, sin esfuerzo. Con gran sorpresa constatará que sus pies llegarán a tocar el suelo sin esfuerzo en el momento menos esperado. Cuando el alumno se encuentra inmóvil largo tiempo, sin esfuerzo, y su mente está concentrada en la respiración, se manifiesta una euforia particular. Esta euforia indica que se ha conseguido ese estado de fusión total en el que se ha eliminado el elemento perturbador que constituye una actividad física, intelectual y emocional desordenada. Esta feliz armonización engloba a la vez el psiquismo y el soma (cuerpo) y es la clave de una salud perfecta y la base de una serenidad profunda. De este modo adquiere el hatha yoga su verdadera dimensión.

CÓMO RESPIRAR DURANTE LAS ASANAS

Cuando el alumno se encuentra perfectamente inmóvil en el asana, espontánea y casi inevitablemente el vaivén del aliento se impone a la conciencia, porque llega a ser el único movimiento perceptible en el cuerpo inmóvil. Este movimiento debe ser controlado, punto sobre el que los maestros y la mayoría de los autores está de acuerdo. Por el contrario, en cuanto se llega a la aplicación práctica de este principio, se dan numerosas divergencias e incluso contradicciones.

Cuando el verdadero hatha yogui efectúa un asana, llega a la comunión íntima con su cuerpo y con la inteligencia que lo embebe gracias a y a través del control del aliento. Entrar en comunión con su cuerpo significa, para la conciencia, abolir temporalmente la barrera que separa lo orgánico, lo vegetativo, de las actividades voluntarias, conscientes. Si la palabra «yoga» deriva de *yug* (unir), es ante todo en el sentido de juntar, integrar previamente todas las partes del hombre mismo, porque sólo a partir de tal integración individual es concebible una integración cósmica.

Esta comunión, esta penetración del yo consciente en los estratos cada vez más profundos del mundo de las actividades vegetativas es una característica esencial del hatha yoga, que lo diferencia de cualquier otro método de cultura física o deportiva.

La comunión con el cuerpo se efectúa a través de la espiritualización del aliento, es decir, manteniendo fija la mente consciente en el proceso respiratorio, dejándola absorberse en el control del aliento. ¿Por qué? Porque la función respiratoria es una función mixta que constituye la frontera entre el dominio vegetativo, orgánico, inconsciente y el de nuestras actividades voluntarias, conscientes. Si es cierto que pertenece habitualmente a la primera categoría, puede hacerse consciente a voluntad. Para los practicantes del yoga, se transforma de frontera en vía de acceso que permite al yo consciente tomar contacto con esta otra parte del psiquismo que regula el dominio inaccesible de las funciones vegetativas. Precisamos inmediatamente que se trata de una penetración consciente y no de una interferencia de la mente en las funciones vegetativas, por lo menos al comienzo. Por consiguiente, todo asana debe ser conducido por la respiración consciente y, repitámoslo, sobre este punto el acuerdo de los maestros es unánime. En cuanto a las divergencias, o incluso a las contradicciones encontradas en la práctica, sólo pueden perturbar al alumno. Así pues, cada método se justifica y encuentra su propio dominio de aplicación, que depende menos del maestro que del estadio de evolución del alumno.

Resumamos los principales métodos enseñados.

El primer método, el más sencillo, consiste en respirar de manera consciente, pero con normalidad, sin detenciones ni brusquedad, de forma silenciosa, fácil y regular durante toda la sesión, es decir, no sólo durante las fases estáticas, sino también durante las dinámicas. Clásico y sencillo, salvaguarda lo esencial: permitir a la mente consciente absorberse en el aliento a lo largo de toda la sesión. Este método no presenta ningún peligro ni posibilidad de error.

El otro método, más elaborado, más complejo, consiste en sincronizar rigurosamente la respiración con las diversas fases de cada asana; prevé retenciones de aliento, por lo general con los pulmones llenos, durante la inmovilización. Este método está reservado a los alumnos más avanzados y no será practicado sino bajo la vigilancia de un instructor calificado, porque cualquier error en la sincronización, cualquier respiración a contratiempo o cualquier retención inoportuna, lejos de mejorar el rendimiento de un asana, disminuyen su eficacia. Entre los principiantes que se arriesgan a practicar así, es frecuente que el rostro se congestione durante la retención, lo que siempre es un índice desfavorable.

Este método se enseña en algunos ashrams en la India y se preconiza en algunas obras y manuales.

El tercer método es el que se practica en las escuelas más tradicionales y que han permanecido como las más auténticas, las del sur de la India. Une la simplicidad del primer método con una eficacia comparable al que implica retenciones de aliento y que acabamos de mencionar más arriba.

En lo esencial, consiste en continuar respirando más profunda y más lentamente que lo habitual, durante toda la sesión, pero además en vigilar el estudio riguroso de la duración de la inspiración y dc la espiración y en respirar en Ujjayi. Este método ofrece la plena medida de su eficacia especialmente durante la fase estática.

Si le parece hagamos ahora mismo una prueba. Tome la posición de la Pinza y quédese inmóvil en la fase estática, busque estar cómodo y concéntrese en su aliento durante este tiempo. Al comienzo deje que venga y vaya, después que se haga más profundo, lo que sucede automáticamente si está atento en contraer progresivamente la cintura abdominal al finalizar la espiración para expulsar el máximo de aire viciado, pero sin llegar a la espiración forzada. Enseguida, deje que el aire penetre en los pulmones —inspiración que será necesariamente más profunda que de costumbre— controlando la cintura abdominal. Dicho sea de paso que la cintura abdominal nunca debe distenderse hasta el punto de que se hinche el vientre. De todos modos, la inspiración será profunda, lenta y consciente y el alumno velará por equilibrar rigurosamente la duración de las dos fases.

Concentrarse significa no sólo permanecer concentrado en esta respiración lenta, profunda, igualando la inspiración y la espiración, sino también observar dónde se sitúa la respiración por sí misma en su cuerpo. En efecto, casa asana condiciona un modo de respirar que le es propio. En el caso de la Pinza, la respiración se sitúa más bien en los costados y en la espalda, hacia las costillas inferiores, en tanto que el Pez sitúa la respiración en la parte alta del tórax, cerca de las clavículas. Así casa asana pone en acción una parte diferente y bien definida del aparato respiratorio, y esto sucede automáticamente. Otra prescripción de la escuela del sur de la India es respirar siempre en Ujjayi durante las asanas. ¿Cómo se practica Ujjayi?

Es muy sencillo de ejecutar pero bastante difícil de explicar. En Ujjayi, el aire entra y sale produciendo un pequeño zumbido contra el velo del paladar, a consecuencia de una ligera contracción de la región de la glotis. Este zumbido, débil pero audible desde el exterior, podría asemejarse al comienzo de un ronquido suave. La obturación parcial de la glotis reduce el calibre de las vías respiratorias en este lugar, por lo tanto frena la inspiración y la espiración y provoca una modificación de las presiones intrapulmonares. En la inspiración aumenta la depresión, en la espiración se produce lo contrario, en ambos casos esta práctica influye favorablemente en los intercambios respiratorios.

En ningún momento hay retención, por lo tanto, y el paso de la inspiración a la espiración (y viceversa) se hace suavemente. En la práctica, en la escuela del sur de la India existe una sincronización del aliento y del movimiento durante la toma de posición del asana (cf. «Prasarita Padatanasana», p. 177, un gran clásico del sur de la India). De hecho, durante la toma de la posición al igual que durante la fase de inmovilización, procure simplemente igualar la inspiración y la espiración, es lo esencial del sistema.

Muy pronto se establecerá una sincronización espontánea entre la respiración: los movimientos le dictarán cómo respirar.

El método incluye también otros detalles de ejecución, de interés secundario, que no es necesario apuntar aquí, porque sólo conciernen a especialistas muy entrenados. Cualquiera que sea el método utilizado hasta aquí, le sugiero someter este último a una práctica de algunas semanas por lo menos, a fin de poder juzgar sobre la diferencia.

El principal criterio de apreciación será una mejor penetración consciente del aliento, una mejor absorción de la mente, una comunión más íntima con su cuerpo. Practicados así, sus asanas se convierten en yoga auténtico.

Asanas

En los capítulos siguientes vamos a estudiar, pues, nuevas asanas a fin de completar o variar su serie cotidiana. El problema consiste en saber en qué momento de su sesión habitual de yoga hay que ejecutarlos.

Si tiene *Aprendo yoga* a mano, encontrará en la página 103 y siguientes el capítulo «¿En qué orden practicar las posturas?».

Si no posee esta obra, le basta con tener en cuenta que, sin desequilibrar su serie habitual, siempre puede completar o reemplazar una postura hacia delante, por ejemplo, por otra asana de flexión hacia delante. Lo mismo con las flexiones hacia atrás. Las posturas de torsión se sitúan siempre al término de la serie, después de las flexiones hacia delante o hacia atrás. Después de las torsiones puede efectuar las posturas invertidas (Shirshasana) o las posturas de equilibrio o de fuerza (Mayurasana, por ejemplo). ¡Buena práctica!

Trikonasana

El Triángulo

La semejanza entre la palabra sánscrita *trikona* (triángulo) y la griega *trígonos* es notable.

Si lo desea, llámela postura del Triángulo (otorga al cuerpo la apariencia de un triángulo cuando está tomada la posición del asana); nosotros utilizaremos el término sánscrito, fácil de recordar.

GENERALIDADES

Aunque este ejercicio también se practica en gimnasia sueca, la técnica yóguica y sus efectos son totalmente diferentes, a excepción de ciertos efectos sobre la musculatura dorsal y abdominal, comunes a los dos sistemas.

DOS TIPOS DE EJECUCIÓN

Trikonasana puede considerarse bien como un ejercicio de puesta en marcha —y entonces se sitúa después del Saludo al Sol—, bien como un asana integrada en la serie diaria, y en este caso se ejecuta después de la postura de la torsión (Ardha Matsyendrasana). Sólo varía el ritmo de ejecución (ver «Respiración y velocidad de ejecución», p. 159).

TÉCNICA

Posición de partida

Situado de pie separe bastante las piernas, a fin de reducir los movimiento laterales de la pelvis. Extender los brazos lateralmente con las palmas hacia abajo.

Primer tiempo

Vuelva la palma izquierda hacia arriba y eleve lentamente el brazo izquierdo, mirándose la mano. Tenga cuidado de que este movimiento se haga en el plano determinado por las piernas. Simultáneamente, baje el brazo derecho. Incline el tronco hacia la derecha mientras que la mano derecha desciende hacia la rodilla derecha.

Segundo tiempo

Cuando la mano derecha toque la rodilla, deje que el pulgar y el índice se deslicen a lo largo de la tibia (como si ésta hiciese el oficio de un riel). Lógicamente, la espalda sigue el movimiento y la pelvis gira ligeramente.

Incline el tronco hasta que los dedos toquen el pie. Al mismo tiempo, baje progresivamente el brazo y colóquelo paralelamente al suelo, mirando siempre la palma derecha.

Inmovilización

Inmovilícese en esta postura, colocando los hombros lo más perpendicularmente que pueda en relación al suelo. La finalidad es estirar los costados al máximo. Respirar de 5 a 10 veces en esta posición (ver más adelante).

Regreso a la posición de partida
y repetición

Volver en sentido inverso a la posición de partida. Repetir el movimiento por el otro lado.

NOTA

Aunque el ejercicio se haya dividido en partes para su mejor descripción, en la práctica hay que realizarlo sin detenciones, hasta llegar a la posición yóguica final, sucediéndose las diversas fases en un solo movimiento, lento y regular.

RESPIRACIÓN Y VELOCIDAD
DE EJECUCIÓN

En Trikonasana, el movimiento y la respiración están sincronizados. La tendencia natural sería la de espirar mientras desciende el tronco. Lo contrario es lo que debe producirse, porque la inspiración permite dar elasticidad y liberar la caja torácica y los hombros; favorece la respiración en los costados y en la zona clavicular.

La respiración yóguica correcta es imposible si las costillas carecen de movilidad y si la rigidez de la cintura escapular bloquea los movimientos de la parte superior del tórax. Al inclinarse a la derecha, las costillas de este lado se comprimen unas contra otras: la respiración se localiza de forma electiva en el costado izquierdo. Al término del movimiento es pues el pulmón izquierdo el que debe hincharse, y viceversa cuando se repite por el otro lado. Si se practica Trikonasana como un asana, la respiración se hará del siguiente modo:

a) Realizar una inspiración profunda al comenzar;
b) inspirar durante la toma de posición del asana (3 a 4 segundos);
c) en la posición final, retener el aliento con los pulmones llenos durante 6 a 8 segundos, es decir, el doble del tiempo de la inspiración. Evidentemente, se llena el pulmón del lado que mira hacia arriba;
d) espirar volviendo a la posición de partida (3 a 4 segundos).

Estos tiempos pueden alargarse, pero permaneciendo siempre en los límites de lo confortable.

Cuando la inmovilización sobrepase los 10 segundos, termine la retención y respire profundamente. El asana puede mantenerse entonces durante uno o dos minutos.

Durante la puesta en marcha

Si el ejercicio forma parte de la puesta en marcha (comienzo de la sesión), el ritmo de la ejecución está regulado por el aliento mismo. Trikonasana se sitúa entonces inmediatamente después del Saludo al Sol, ejercicio dinámico que acelera los ritmos respiratorio y cardíaco. Sin haber perdido realmente el aliento después de los Saludos, el yogui respira, sin embargo, más deprisa de lo habitual. Si efectúa Trikonasana en ese momento, respetará el modo de respirar que se ha indicado, pero seguirá el ritmo de su propia respiración (bastante rápida en ese momento). El tiempo de detención se limitará a dos o tres segundos aproximadamente. A medida que se vaya atenuando la sofocación, Trikonasana disminuirá de velocidad hasta llegar al ritmo de ejecución citado más arriba.

Repetición

En forma de asana: tres o cuatro veces el movimiento completo a izquierda y derecha.

Durante la puesta en marcha: hasta que el ritmo respiratorio haya vuelto a la normalidad.

CONCENTRACIÓN

Hay que concentrarse en la respiración, especialmente en la expansión del tórax que queda hacia arriba.

N. B. Al consultar las fotografías, encontrará una variante más avanzada de Trikonasana.

ERRORES QUE HAY QUE EVITAR

Estos son los errores más frecuentes:

a) Espirar al descender;
b) llevar los brazos extendidos más abajo que la horizontal;
c) no separar suficientemente las piernas, lo que deja demasiada movilidad a la pelvis;
d) doblar una pierna;
e) no permitir que gire la pelvis y esforzarse por realizar el ejercicio enteramente en el plano de las piernas, por lo tanto sobre la cadera;
f) mirar el suelo en vez de la palma de la mano.

CONTRAINDICACIONES

No hay ninguna contraindicación al ejercicio ejecutado sin forzar, conforme a las directivas que se acaban de dar más arriba. Sin embargo, las futuras mamás serán prudentes a partir del cuarto mes y se abstendrán a partir del quinto, a causa de los efectos sobre el útero.

EFECTOS BENÉFICOS

Musculatura

Esta asana estira y desarrolla notablemente la musculatura de la columna vertebral. Los músculos intercostales adquieren movilidad y elasticidad, ahora bien, por lo general están atrofiados y acortados a causa de nuestro modo superficial de respirar.

Trikonasana les restituye la movilidad perdida. Los músculos abdominales oblicuos y los de los flancos se estiran cuando el tronco se inclina para tomar la posición y se fortifican cuando se vuelve a la vertical. La cintura abdominal se fortifica y tonifica.

Esta asana fortifica los músculos del cuello y de la nuca, raras veces activados en la vida corriente.

Caja torácica y pulmones

Como hemos dicho, Trikonasana procura, ante todo, restituir toda su movilidad a cada mitad de la caja torácica, lo que es muy importante.

Lo cierto es que en la mayoría de las personas uno de los dos pulmones respira más que el otro: el pulmón derecho es, a menudo, el más activo. Este desequilibrio respiratorio se acentúa con el tiempo, por tender el pulmón menos activo a reducir aún más su actividad. De hecho basta un solo pulmón para vivir normalmente, a condición de no realizar ejercicios demasiado violentos. La naturaleza nos ha dotado de una superficie pulmonar ampliamente suficiente, en previsión de necesidades respiratorias importantes, especialmente en casos de esfuerzos intensos y prolongados.

Sin embargo, es preciso que los dos pulmones se aireen por igual; de lo contrario el pulmón menos activo se expone a afecciones pulmonares (especialmente tuberculosis).

Gracias a la expansión alternativa de cada mitad del tórax, esta asana restablece el equilibrio respiratorio y ventila a fondo los dos pulmones.

Trikonasana constituye una excelente preparación a los ejercicios respiratorios y al Pranayama.

Además, el movimiento de los brazos durante la toma de la posición implica la parte superior de la caja torácica en el proceso de inspiración. Esta asana favorece pues la ventilación no sólo de la parte media de los pulmones, sino también de los lóbulos superiores.

Columna vertebral

La primera parte del movimiento dobla lateralmente la columna vertebral, lo que corrige sus deformaciones laterales. En caso de escoliosis, hay que practicar el ejercicio asimétricamente: por ejemplo, dos veces en el sentido correctivo de la escoliosis y una sola hacia el otro. En caso de deformaciones acentuadas, trabajar únicamente un solo lado hasta la eliminación del defecto. En este caso, el asana debe ejecutarse varias veces al día. Esta asana hace trabajar sobre todo la región lumbar. Por eso Trikonasana constituye un buen complemento a la postura de la Torsión (Ardha Matsyendrasana).

Órganos abdominales

Este ejercicio fortifica la cintura abdominal y activa la circulación en el abdomen por la compresión y el estiramiento alternativos de cada mitad del vientre. Tiene que ver especialmente con los órganos pélvicos, y actúa también en los casos de enteroptosis, es decir, prolapso o desplazamiento del intestino (delgado y colon).

Sistema nervioso

Los nervios de la región lumbar de la columna vertebral se tonifican y estimulan, lo que influye directamente en todos los órganos abdominales, especialmente en el sistema génito-urinario y en el colon.

El asana combate el estreñimiento en dos frentes:

a) mecánicamente, por la compresión y el estiramiento alternativos del abdomen;
b) por vía refleja, mediante la estimulación de los centros nerviosos medulares que actúan sobre esos órganos (se notará también un aumento de la diuresis).

Efectos estéticos

Trikonasana rectifica la columna vertebral, equilibra y desarrolla la caja torácica, amplifica los tórax estrechos y elimina la grasa y la celulitis en las caderas.

Estos efectos se obtienen manteniendo la postura por lo menos durante un minuto en total por cada lado y acompañándola de respiraciones profundas.

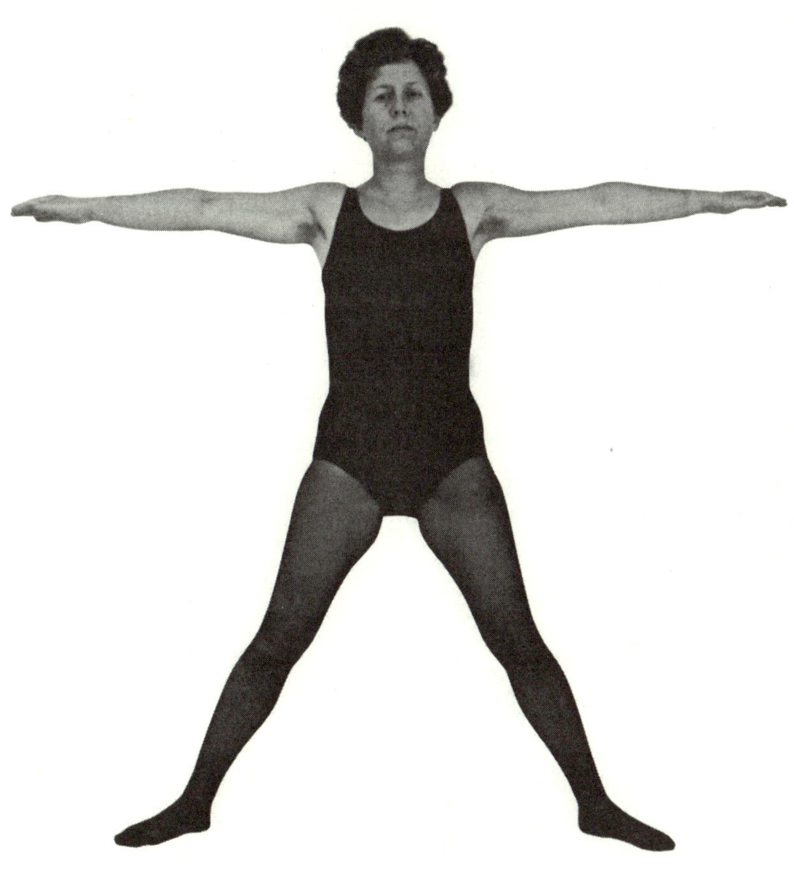

Fig. 15

Posición de partida. Inspirar y después vaciar los pulmones a fondo.

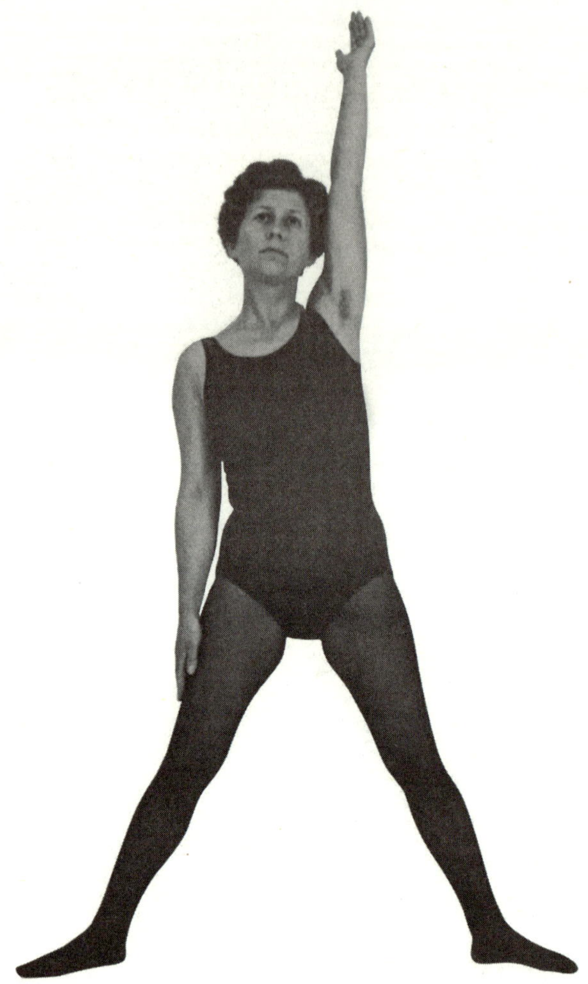

Fig. 16

Orientar la palma izquierda hacia arriba y mirarla; inclinar después el tronco dejando que la mano derecha se deslice a lo largo de la tibia hasta que los dedos toquen el suelo. Inspirar durante este movimiento. El tronco puede girar ligeramente y desplazarse hacia delante.

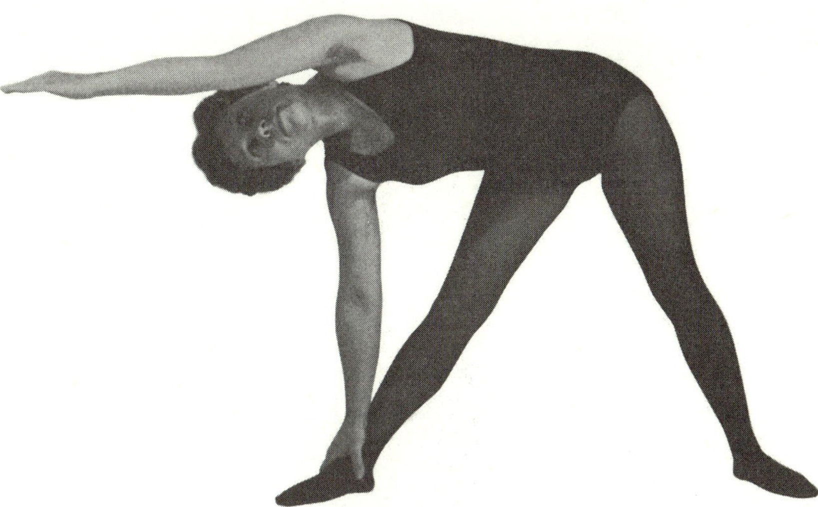

Fig. 17

Respirar ahora. Extender el brazo izquierdo y colocarlo paralelo al suelo. Retener el aliento el doble del tiempo de la inspiración, hinchando el costado orientado hacia arriba. Inmovilizarse durante este tiempo colocando los hombros lo más perpendicularmente que se pueda en relación al suelo. Continuar mirando la mano. Estirar los costados.

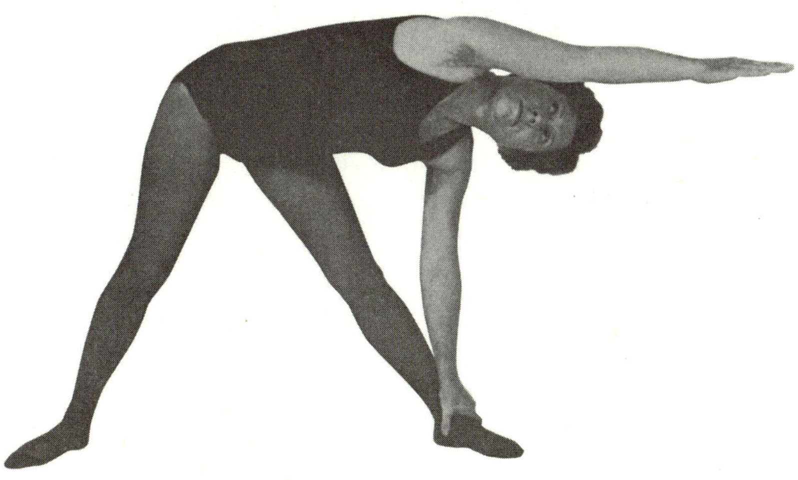

Fig. 18

Volver a comenzar por el otro lado.

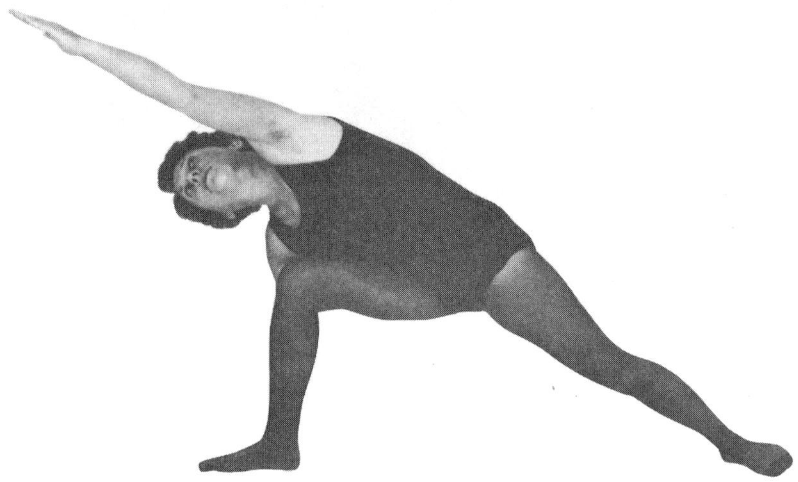

Fig. 19

VARIANTE

Partir como se ha indicado anteriormente, pero separando más aún los pies. El pie derecho quedará perpendicular a la línea del pie izquierdo. Colocar la palma derecha apoyada sobre el suelo, junto al pie derecho. Apoyar el costado derecho sobre la pierna derecha y colocar la axila sobre la rodilla. Mientras tanto, el brazo izquierdo (palma vuelta hacia abajo) apunta hacia arriba. La pierna izquierda permanece extendida, y el tronco y el brazo se colocan en su prolongación. El cuerpo se encuentra así perfectamente rectilíneo. Mantenerse durante 8 a 15 segundos respirando profundamente. Concentrarse en el llenado del pulmón izquierdo (que mira hacia arriba). Inspirar volviendo a la posición de partida. Repetir el ejercicio por el otro lado.

Urdhva Paschimottanasana

La Pinza en equilibrio

El control del cuerpo sobre el espíritu se manifiesta especialmente durante la ejecución de los ejercicios de equilibrio, porque el sistema nervioso debe impartir a los músculos órdenes muy precisas. Los ejercicios de equilibrio favorecen también la coordinación motriz y ponen en acción este órgano tan importante y tan a menudo olvidado: el cerebelo. Este capítulo estará consagrado, pues, a dos variantes de la Pinza, que presentan la particularidad de efectuarse en equilibrio.

VARIANTE I

Describimos primero la más sencilla de las dos variantes.

Posición de partida

Para los principiantes. Partir de la posición sentado con las piernas extendidas hacia el frente. Doblar las rodillas, que deben permanecer juntas, coger después los dedos gordos de los pies con los dedos corazón de las manos (hay que mantenerlos cogidos hasta el fin del ejercicio). Los pulgares e índices de las manos se entrelazan (ver fig. 21), a fin de que los pies permanezcan juntos y formen un solo bloque. Curvar la espalda y levantar los pies del suelo. Después de algunos tanteos, descubrirá el lugar preciso del coxis en que se obtiene el equilibrio. La cabeza se coloca en la vertical de este punto de apoyo y permanecerá ahí durante todo el ejercicio.

Los ojos miran un punto fijo del suelo. Se continúa respirando con normalidad, sin crisparse.

Primer tiempo

Extender lentamente las piernas y levantarlas hacia arriba, sin rigidez. Inmovilizarse en esta posición, respirar profundamente, relajar el máximo de músculos. Concentrarse, o de otro modo se pierde muy pronto el equilibrio.

Segundo tiempo

Después de algunas respiraciones en esta posición, atraer las rodillas hacia sí (simétricamente, para mantener el equilibrio) y avanzar la nariz hacia las rótulas. Mantenerse el mayor tiempo posible.

INCIDENTES «TÉCNICOS»

Este ejercicio no ofrece peligro, lo peor que puede suceder —y que ocurrirá— es caerse. Basta, por lo tanto, con colocarse a una distancia suficiente de la pared o de algún mueble.

Esta pérdida de equilibrio proviene, por lo general, de una posición incorrecta de la cabeza. Si el mentón se encuentra demasiado levantado, la cabeza va hacia atrás y uno se cae de espaldas.

PARA LOS ALUMNOS AVANZADOS

Los alumnos avanzados partirán, no de la posición que se muestra en la fotografía, sino de la posición normal de partida para Paschimottanasana, es decir, tendido de espaldas. En cuanto los brazos levantados (cf. *Aprendo yoga*, p. 179) han tocado las rodillas, en vez de continuar el movimiento hasta el suelo, se levantarán simétricamente las piernas y el tronco, sin doblar las rodillas, en equilibrio sobre las nalgas. No se pasa, pues, por la posición intermedia que se muestra en la primera fotografía (fig. 20) de este capítulo. Se cogerán los dedos para proseguir el ejercicio como se ha descrito más arriba. La vuelta al suelo se efectúa en el orden inverso.

VARIANTE II

Esta variante de la Pinza en equilibrio se llama también Dvipada Shirshasana, lo que significa la «postura de los dos (*dvi*) pies (*pada*) en la cabeza (*shirsa*).

Posición de partida

A diferencia de la primera variante, en vez de estar apretadas una con otra, las rodillas se separan al máximo a fin de que los muslos compriman el bajo vientre.

Entrelazar los dedos y sostener los pies lo más abajo posible, casi bajo los talones.

Primer tiempo

Atraer los pies hacia sí, hacia el pecho. El punto de apoyo en equilibrio está en el coxis, como en la primera posición, y la cabeza se encuentra en la perpendicular de este punto.

Colocar los codos sobre las tibias. ¡Muy importante!

Segundo tiempo

Atraer los pies hacia el frente; al subir, no deben describir una curva y alejarse del cuerpo, sino seguir un trayecto lo más vertical que se pueda; de este modo los muslos compriman mejor el vientre y la acción sobre la columna vertebral es más poderosa. Respirar siempre normalmente. El movimiento será lento y regular, sin tirones ni detenciones.

Fase final

Después de haber tocado la frente con los pies, si es posible llevarlos más arriba aún, hacia la parte alta de la cabeza, para acentuar la presión intraabdominal y la curvatura de la columna vertebral. Esta asana requiere flexibilidad y concentración.

¿CUÁNDO PRACTICAR?

Ambas variantes pueden o bien reemplazar temporalmente la Pinza clásica, o bien insertarse en la serie, en ese caso se sitúan después de Paschimottanasana.

EFECTOS BENÉFICOS

En conjunto, los efectos benéficos son los de la Pinza en el suelo, con algunas diferencias que importa conocer.

Circulación sanguínea y glándulas genitales

Estos efectos particulares son comunes a las dos variantes. La gravedad atrae la sangre hacia las partes bajas, en este caso hacia el bajo vientre, intensificando la irrigación sanguínea de esta región, especialmente de las glándulas genitales. A razón de dos o tres minutos por día, estimula la actividad hormonal de estas glándulas, cuya importancia es primordial para mantener la juventud física e intelectual. El estiramiento de la base de la columna vertebral estimula ciertos centros nerviosos de la misma, lo que combate la impotencia (porque el yogui debe ser un hombre completo y no un eunuco). Conservar la integridad de la funciones genitales es fuente de juventud. Si los excesos sexuales pueden minar la vitalidad, el funcionamiento normal y sano del aparato genital, por el contrario, es esencial para mantener la juventud física y mental. La naturaleza quita el poder reproductor a los organismos alterados por la edad.

Este ejercicio es también válido para la mujer y le evita ciertas molestias durante la menopausia.

Aparato digestivo

La variante II actúa sobre el peristaltismo intestinal, tanto por la presión ejercida por los muslos sobre el colon ascendente y descendente, como por la afluencia de sangre hacia el bajo vientre. Lucha contra la pereza intestinal.

Columna vertebral

La Pinza en equilibrio, en sus dos variantes, moviliza especialmente la región dorsal de la columna vertebral. Se tonifican y estimulan los centros nerviosos vitales de esta región, particularmente importantes por controlar el aparato respiratorio, incluidos los bronquios, el estómago y el corazón.

PARA CONCLUIR

Estas dos variantes no pueden reemplazar la Pinza en el suelo, cuya fase dinámica, especialmente, es tan beneficiosa para el desarrollo lento, progresivo y completo de toda la columna vertebral. Sin embargo, constituyen un complemento importante y merecen tomar parte en nuestra serie.

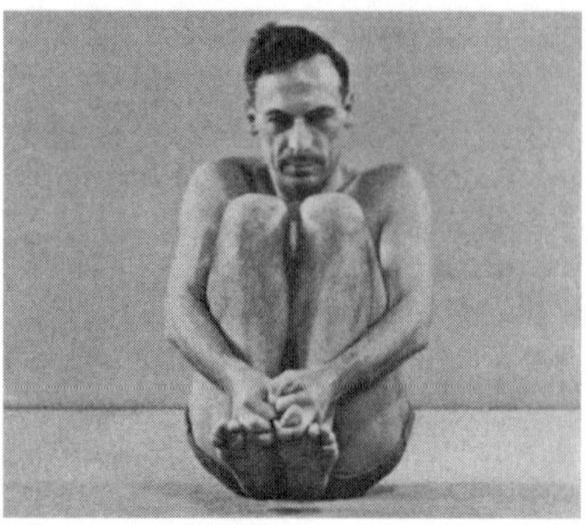

Fig. 20

VARIANTE I

Posición de partida. Cogerse los dedos gordos de los pies después de haber doblado las rodillas y buscar, ante todo, el punto de equilibrio en el coxis. Redondear la espalda y mirar un punto fijo en el suelo.

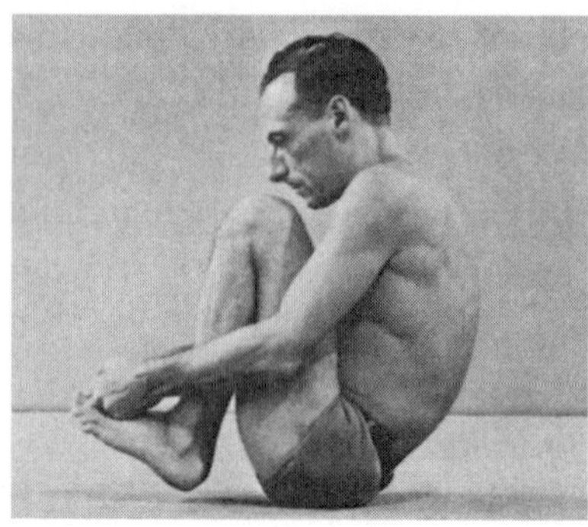

Fig. 21

Observar cómo los dedos corazón de la mano agarran los dedos gordos de los pies, y el entrelazamiento de los pulgares e índices, a fin de que los pies formen un bloque. Las rodillas están juntas y permanecerán así durante todo el ejercicio. Observar que los hombros están ligeramente levantados.

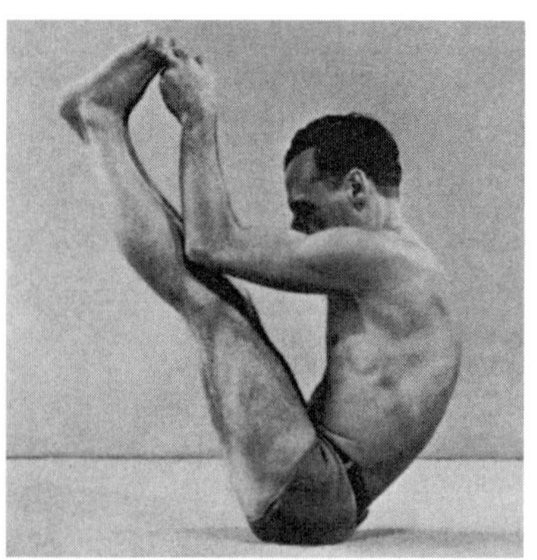

Fig. 22

Las piernas se extienden lentamente. Si se procede con brusquedad, se corre el peligro de rodar por el suelo. Este asana estira los músculos de los muslos y pantorrillas, lo que facilita la Pinza en el suelo.

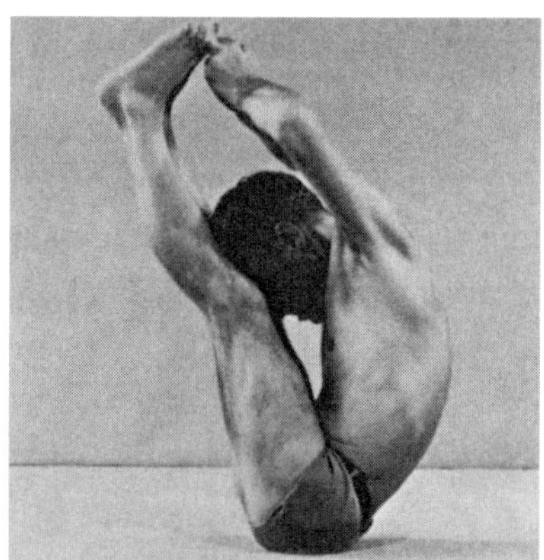

Fig. 23

Mediante una tracción de los brazos, que ha partido de los codos y de los hombros (obsérvese la postura diferente de los codos en la foto anterior), las rodillas se acercan a la frente y viceversa. Continuar respirando normalmente.

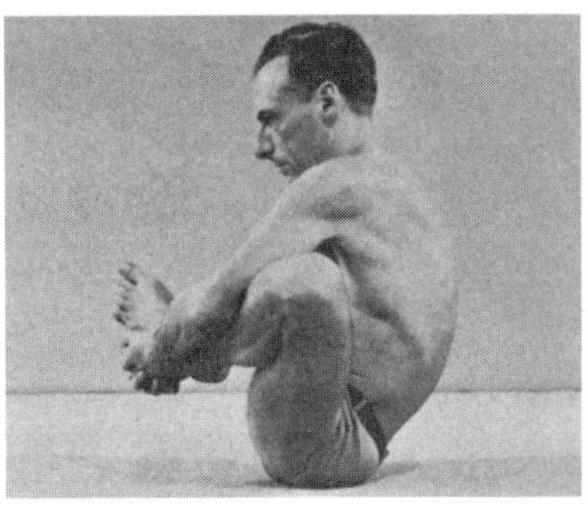

Fig. 24

VARIANTE II

Aplicar las plantas de los pies una contra otra. Entrelazar los dedos y sostener los pies. Buscar el equilibrio y después, atrayendo los talones hacia sí, colocar primero los codos sobre las tibias, redondeando los hombros y la espalda. Mirar un punto fijo sobre el suelo y respirar con normalidad.

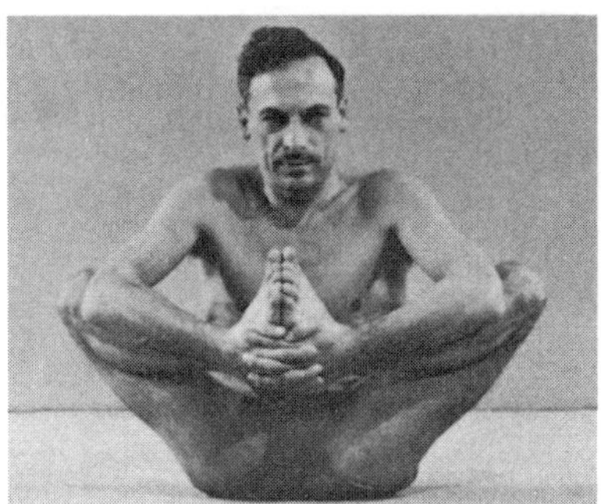

Fig. 25

Esta foto de frente muestra la forma de cogerse los pies y la posición de los codos sobre las tibias. Las rodillas se apartan lo más posible a fin de que los muslos penetren en el bajo vientre para comprimir el colon ascendente y descendente.

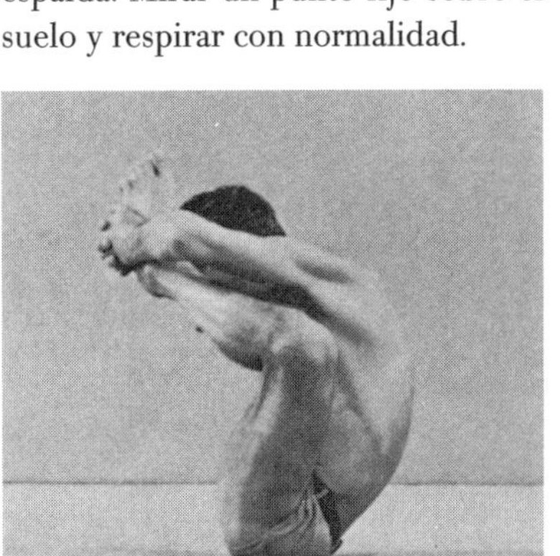

Fig. 26

Con las rodillas bien separadas, levantar los pies siguiendo una trayectoria lo más rectilínea y vertical posible; poner los talones en contacto con la parte alta de la frente. Echar la cabeza hacia delante (y no hacia atrás, sin lo cual es inevitable la caída hacia atrás). Este ejercicio libera toda la cintura escapular.

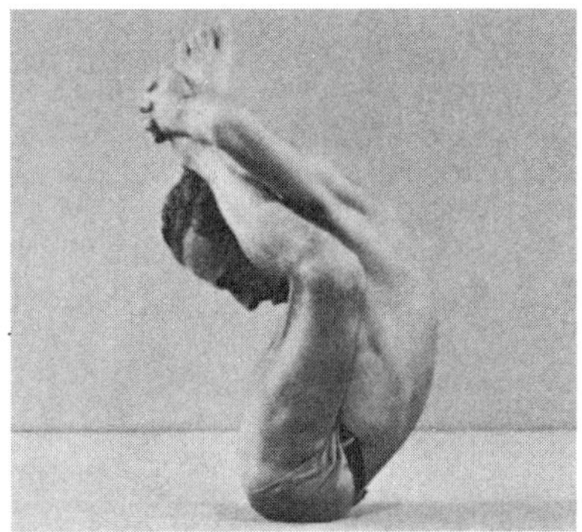

Fig. 27

A medida que se torne usted más flexible, llegará no sólo a tocarse la frente, sino incluso el occipucio, al mismo tiempo que el mentón tocará el esternón. La presión de los muslos sobre el vientre alcanzará su máximo grado. Mirar siempre un punto fijo en el suelo. Respirar muy profundamente para proporcionar una masaje a los órganos ya comprimidos, lo que los estimula.

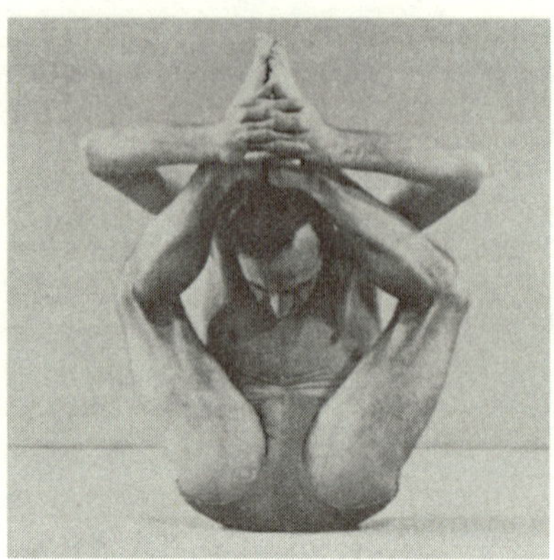

Fig. 28

Misma posición vista de frente. Este
ejercicio sólo se puede realizar si los
pies se mantienen exactamente en la
forma indicada en esta foto, que muestra también hasta qué punto está comprimido el vientre en el curso de esta
fase del asana.

Prasarita Padatanasana

Esta asana es al mismo tiempo una postura de flexión hacia delante y una posición invertida. Su nombre proviene de la palabra sánscrita *prasarita*, que significa «abierto, extendido», y de *pada* «pie», cuya consonancia recuerda una vez más el parentesco entre el sánscrito y nuestras lenguas románicas.

TÉCNICA

Posición de partida

Partiendo de la posición de pie, separe los pies 1,20 metros o más, según la longitud de sus piernas. Encontrará pronto la distancia apropiada tratando de tomar la posición completa: si no logra apoyar la cabeza en el suelo, separe más aún los pies. Coloque las manos en las caderas. Inspire profundamente.

Primer tiempo

Espire lentamente y a fondo: durante este tiempo, incline el busto hacia delante, apoye las palmas en el suelo lo más cerca que pueda de la línea imaginaria que va de un talón a otro.

Al comienzo puede colocar las manos delante de esta línea. A medida que vaya progresando, acercará las palmas a esta línea, para acabar colocándolas detrás de ella.

Segundo tiempo

Inspire profundamente, levante la cabeza lo más alto posible, mirando hacia el frente. Actúe como si quisiera hundir los riñones; de este modo su espalda se erguirá y su columna vertebral quedará recta; es la meta propuesta.

Retenga el aliento durante dos o tres segundos en esta posición.

Tercer tiempo y postura final

Ahora espire lenta y profundamente mientras se inclina hacia delante hasta apoyar la corona de la cabeza sobre la esterilla; la frente en la línea de las muñecas. Esta posición constituye la postura final. Respire profundamente poniendo el acento sobre el término de cada espiración y contraiga fuertemente los músculos abdominales para expulsar de los pulmones los últimos centímetros cúbicos de aire. Mantenga la posición durante 10 a 20 respiraciones profundas (duración media).

Cuarto tiempo

Después de la última espiración forzada, inspire irguiendo la espalda como en el segundo tiempo del ejercicio; las palmas permanecen en el suelo. Retenga el aliento durante dos o tres segundos manteniendo tensa la espalda.

Regreso a la posición de partida

Espire y vuelva a la primera posición, acerque después los pies y descanse algunos instantes, respirando con normalidad.

RESPIRACIÓN

Es indispensable sincronizar los movimientos y la respiración. Insistimos en que se respeten escrupulosamente las indicaciones dadas al respecto. La respiración se realizará preferentemente en Ujjayi, cerrando parcialmente la glotis.

La respiración será siempre muy profunda, pero poniendo el acento en la espiración, que deberá hacerse a fondo, como se ha indicado anteriormente.

CONCENTRACIÓN

Durante todo el ejercicio hay que concentrarse en la respiración; en la postura final, en la compresión del abdomen mediante la espiración forzada y en el masaje de las vísceras que se produce a consecuencia de éste.

RECOMENDACIONES

Hay que tomar algunas precauciones a fin de que no resbalen los pies sobre el suelo y no se aparten más aún. Por ello es preferible trabajar con los pies descalzos sobre un suelo no resbaladizo, pues de lo contrario sería dificultoso mantener la postura, ya que hay que realizar un esfuerzo para impedir que los pies se separen. Una separación exagerada puede causar dolores en los músculos de los muslos. Se puede llegar desde la sensación de estiramiento cercana al dolor, hasta el «sufrimiento agradable».

LUGAR EN LA SERIE

Este ejercicio puede colocarse inmediatamente antes de la Pinza clásica, pues su ejecución favorece el estiramiento de los músculos de las piernas. Muchos alumnos, incluso después de meses de práctica, no logran llegar a la posición final de la Pinza sin doblar las rodillas y se desconsuelan al no progresar más en este sentido.

Mediante la práctica regular de Prasarita Padatanasana —una de las posturas favoritas de la escuela del sur de la India—, los músculos de las piernas así como los ligamentos se alargan rápidamente. El alumno constatará evidentes progresos en la ejecución correcta de la Pinza clásica y el Arado.

EFECTOS BENÉFICOS

Esta postura combina los efectos de las posturas hacia delante con los de las invertidas.

Columna vertebral

La columna vertebral se vuelve más flexible durante la fase de flexión y se endereza durante los períodos de tensión. Los discos intervertebrales experimentan una presión acrecentada, lo que mantiene su elasticidad. Los ligamentos de la columna vertebral se estiran y ganan en flexibilidad.

Musculatura

Los músculos y ligamentos de la columna vertebral se estiran, pero los músculos de los muslos son los que experimentan la elongación más pronunciada: iya verá cómo manifiestan su «presencia» durante la ejecución de la postura! Ya hemos dicho que este ejercicio les restituye rápidamente su longitud normal. En la contracción, durante la espiración forzada, se fortifica la cintura abdominal.

Circulación

Al igual que en Shirshasana o Sarvangasana, se activa la circulación intracerebral, pero como la altura de la columna de sangre es menor la presión sanguínea en los vasos del cerebro será proporcionalmente menos fuerte (remitámonos al principio de Pascal). La circulación se acelera en todo el tronco y los órganos abdominales se benefician ampliamente.

El hígado y el estómago figuran entre los principales beneficiarios. Aumenta notablemente la circulación en el hígado y la sangre es literalmente aspirada por la vena cava. Esta postura favorece el buen funcionamiento del tubo digestivo y disipa las estancaciones de sangre en los órganos abdominales.

En el hombre sedentario, las estancaciones de sangre venosa en las vísceras disminuyen la vitalidad general del organismo. Gracias a este ejercicio, la sangre restituye su ciclo y es impulsada hacia el corazón y los pulmones para ser purificada.

Desde el punto de vista de los beneficios para el organismo, sus efectos circulatorios lo distinguen en la Pinza clásica, ya que en ésta la afluencia de sangre hacia la cabeza es menos acentuada.

Sistema nervioso

La médula espinal se estira y tonifica y se estimula el simpático, que corre a lo largo de la columna vertebral.

El principal beneficiario será el nervio ciático, la postura tiende a liberarlo cuando aflora de la columna vertebral y a estirarlo durante la extensión de los músculos de los muslos. Este estiramiento le es muy favorable y constituye un excelente preventivo contra los dolores que puede llegar a causar. Sin embargo, si el nervio está irritado, puede estar contraindicado practicar este ejercicio si aumentan los dolores con su práctica.

CONCLUSIÓN

Esta postura, auque poco corriente, no deja de ser muy interesante por muchos aspectos. Su ejecución no ocupa más de uno o dos minutos como máximo; por lo tanto no alarga la serie.

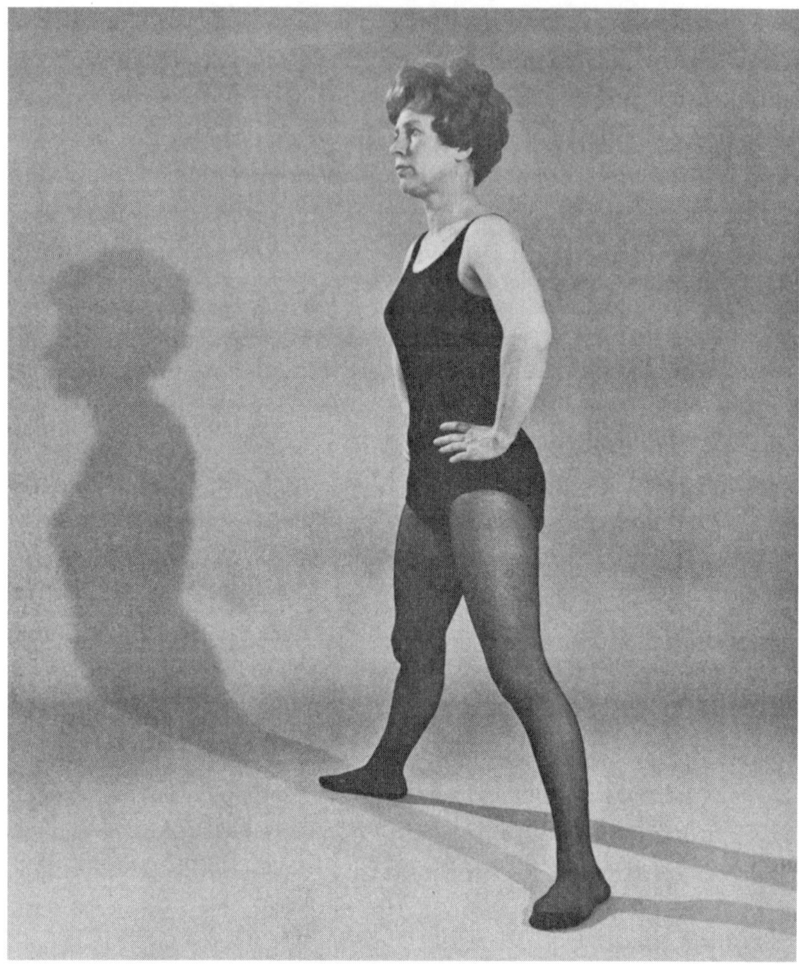

Fig. 29

Posición de partida

De pie, separar los pies (evítese el suelo resbaloso).
Colocar las manos en las caderas; inspirar profundamente irguiendo bien la espalda. No hinchar el abdomen más de lo necesario.

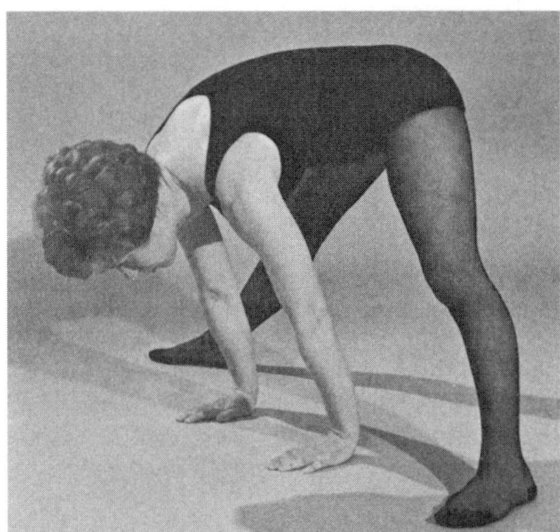

Fig. 30

Primer tiempo

Espirar lenta y profundamente mientras se inclina para colocar las palmas de las manos en el suelo, lo más cerca posible de la línea de los pies. Si las palmas no tocan el suelo hay que separar más los pies.

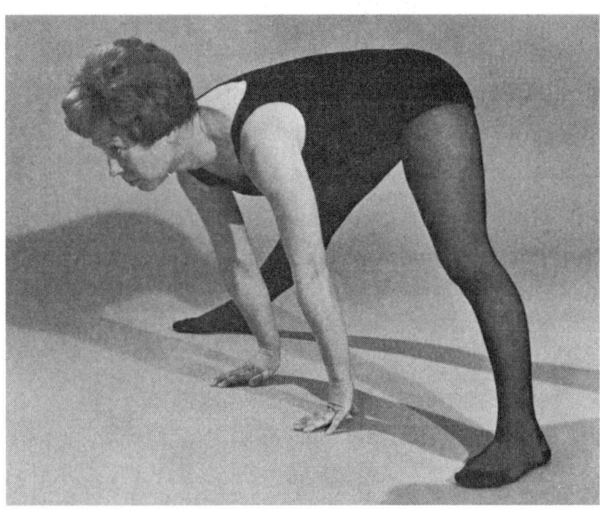

Fig. 31

Segundo tiempo

Esta fase es muy importante y no debe omitirse en ningún caso. Mientras inspira profundamente, trate de hundir los riñones; esto endereza la columna vertebral, lo cual es muy favorable para la estática de la columna vertebral. Mire hacia el frente. Los músculos de las piernas, de la espalda y de la nuca están en tensión durante esta parte del ejercicio. Después de una pausa de dos o tres segundos con los pulmones llenos, pase a la fase siguiente.

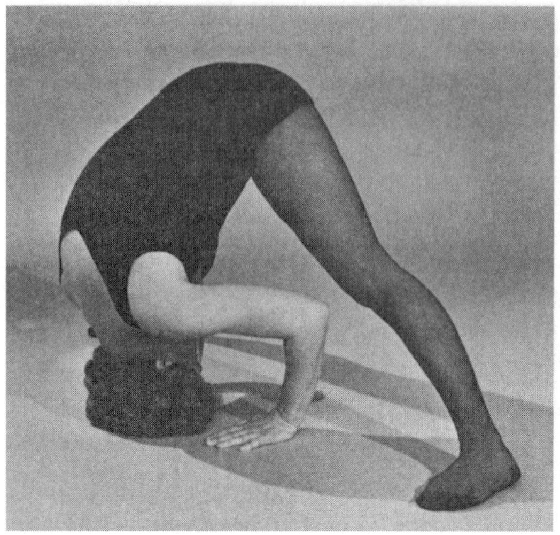

Fig. 32

Tercer tiempo

Apoye la cabeza en el suelo entre las manos espirando a fondo. Mírese el ombligo. Respire profundamente en esta posición; manténgala durante 10 a 20 respiraciones con espiración forzada (contracción de la cintura abdominal): esto proporciona un vigoroso masaje a las vísceras del abdomen. Terminar por una espiración profunda antes de volver a la posición inicial mediante la etapa siguiente.

Fig. 33

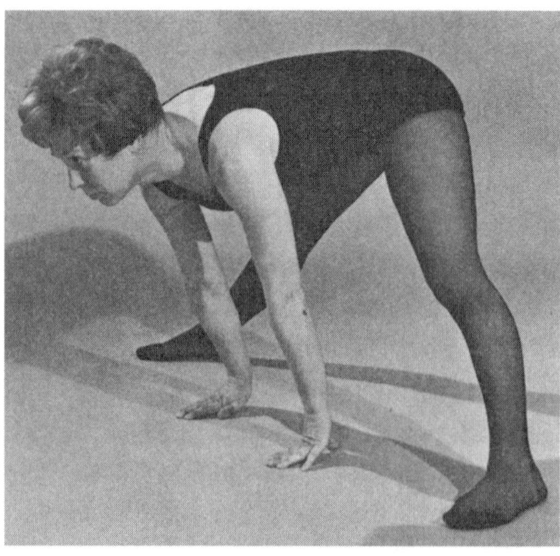

Cuarto tiempo

Inspire lentamente y a fondo, irguiendo la espalda como en la segunda etapa. Retenga el aliento un poco más de tiempo que al tomar la posición. Cuando sienta la necesidad de vaciar los pulmones, hay que...

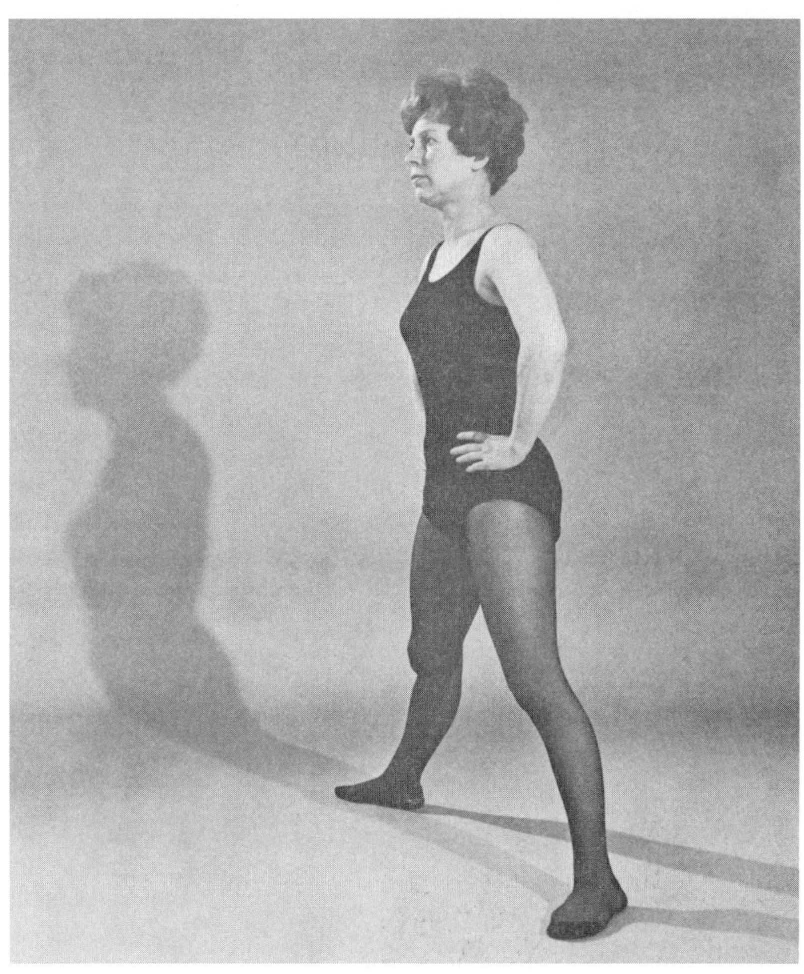

Fig. 34

Posición final

...volver a la posición inicial espirando, pero sin pasar por la fase representada en la fig. 31.

Kurmasana

La Tortuga

Kurmasana justifica bien su nombre, la espalda curvada de quien la realiza recuerda un caparazón de tortuga (*kurma*, en sánscrito).

LUGAR EN LA SERIE

Los lectores que hayan adoptado la «serie Rishikesh» (ver *Aprendo yoga*, p. 167), intercalarán Kurmasana inmediatamente después de Pashimottanasana (la Pinza).

TÉCNICA PARA ARDHA KURMASANA. LA MEDIA TORTUGA

La postura completa no siempre es realizable desde un comienzo. Puede comenzarse practicando la media asana: Ardha Kurmasana, o la media Tortuga.

Posición de partida

Sentarse sobre el tapiz con las piernas extendidas, ligeramente dobladas, los pies separados entre ellos unos 40 a 50 cm.

Doblar la pierna izquierda apoyando la planta del pie en el suelo.

Primer tiempo, toma de la posición y respiración

Volviendo las palmas hacia arriba, deslizar el antebrazo y luego el brazo bajo la rodilla de la pierna izquierda, tratando de acercar el hombro a la rodilla.

Espirar a fondo en ese momento, extender la pierna izquierda y, forzando el talón hacia delante, hacer descender el hombro y curvar la espalda.

Quedarse inmóvil en esta postura y esforzarse por relajar los músculos de la espalda.

Respirar profundamente. Volver a la posición de partida y efectuar el asana por el otro lado.

Duración

Al comienzo, mantener la postura inmóvil durante 10 segundos por cada lado; aumentar progresivamente el tiempo hasta llegar al minuto.

CONCENTRACIÓN

Enfocar la atención en la relajación de los músculos de la espalda, los que sufrirán pasivamente la encorvadura.

ERRORES QUE HAY QUE EVITAR

a) Trabajar a tirones;
b) tensar los músculos de la espalda;
c) volver la palma hacia el suelo.

REPETICIÓN

Dos veces a cada lado.

TÉCNICA PARA KURMASANA. LA TORTUGA

Ardha Kurmasana, según los casos, puede constituir una preparación a la postura completa, como un ejercicio de «desentumecimiento» que precede inmediatamente a la postura completa.

Posición de partida

La actitud inicial es idéntica a la de la media postura, salvo que las rodillas se levantan más alto y se colocan ambas plantas de los pies sobre el suelo.

Toma de la posición

El lector adivina que esta vez se trata de deslizar cada brazo bajo la rodilla correspondiente con la palma vuelta hacia arriba, lo que impide que el codo se doble. Cuando están colocados los brazos, forman un ángulo obtuso dirigido hacia atrás; en ese momento hay que echar los talones hacia delante, extendiendo las piernas. La espalda debe experimentar pasivamente la presión.

Respirar calmadamente. En cada espiración, dejar que la frente descienda un poco hasta que toque el suelo. En esta posición hay que relajarse. No bromeo cuando catalogo esta asana entre las posturas de relajación. Con la práctica llega a serlo. Cuando sea verdaderamente confortable, en vez de apoyar la frente en el suelo, se apoyará el mentón y se echará lo más hacia delante posible. Esto modifica considerablemente la acción del asana sobre la columna vertebral y acentúa la compresión intraabdominal.

VARIANTES

I. En vez de colocar los brazos sobre el suelo en ángulo obtuso, se pueden colocar perpendicularmente al tronco, en la línea de los hombros. Esto aumenta la eficacia del ejercicio, pero también su dificultad. Es posible realizar esta variante poco a poco, avanzando un poco las manos cada día después de haberse inmovilizado algunos instantes en la posición más confortable.

II. Otra variante está destinada a aumentar aún más la compresión intraabdominal, especialmente en la región del colon. En lugar de llevar los brazos hacia delante, hay que doblarlos hacia atrás, a fin de poder colocarlos detrás de la espalda; los dedos corazón deberían tocarse, o mejor, todos los dedos deberían entrelazarse.

Es evidente que estas variantes no se dirigen sino a los alumnos ya con mucha elasticidad.

CONTRAPOSTURA

Si se mantiene esta asana más de un minuto, se aconseja hacer después su contrapostura, Matsyasana (el Pez) durante 15 a 20 segundos.

EFECTOS BENÉFICOS

Kurmasana vuelve más flexible y tonifica toda la columna vertebral y activa las funciones de los órganos abdominales, a la vez que relaja y dinamiza. Calma el nerviosismo. Después de haberla realizado, se siente uno fresco como después de un reposo prolongado. A continuación se detallan sus efectos.

Columna vertebral

Esta postura, gracias a la presión ejercida por las piernas a la altura de los hombros, es muy eficaz para movilizar las parte dorsal de la columna vertebral, tan rígida en numerosas personas. Como las piernas son el único elemento activo durante la toma de posición del asana, el alumno puede (y debe) relajar los músculos de la espalda: de este modo las vértebras vuelven a encontrar su movilidad. Respecto a la parte inferior de la espalda, Kurmasana estira toda la región lumbar, por lo que esta asana alivia el dolor de espalda provocado por las posturas incorrectas en el trabajo o por largas permanencias de pie.

Musculatura y ligamentos

Especialmente los músculos y ligamentos de la columna vertebral se estiran y se vuelven más flexibles. Vaciados de su sangre durante el comienzo y mantenimiento del asana, aspiran sangre nueva en cuanto se interrumpe la postura. Esta asana favorece la práctica de la Pinza, del Arado y, en general, de todas las posturas de flexión hacia delante.

Sistema nervioso

A consecuencia de la flexión hacia delante y de la importante irrigación sanguínea de la musculatura dorsal, los nervios raquídeos se alimentan y estimulan, lo que explica el efecto tonificante sobre el conjunto del organismo. Al estirar la parte inferior de la columna vertebral, Kurmasana puede liberar el nervio ciático si se encontrara pellizcado y aliviar así algunas formas de ciática.

Órganos abdominales

En general las posturas hacia delante comprimen el conjunto del abdomen y tonifican el plexo solar. En Kurmasana, por el contrario, se libera toda la zona solar, en tanto que se comprimen y tonifican fuertemente los órganos del bajo vientre, principalmente el colon ascendente y descendente. Esta postura lucha eficazmente contra el estreñimiento, el mal del siglo (o más bien, uno de los numerosos males del siglo) estimulando el peristaltismo intestinal. La compresión alcanza incluso a los riñones, que son estimulados, especialmente si la toma de la posición y su mantenimiento se acompañan de profundas respiraciones, durante las cuales el diafragma desciende e intensifica más aún la presión intraabdominal, empujando los órganos.

Los riñones son pues estimulados —con aumento de la diuresis— como también las cápsulas suprarrenales, lo que actúa sobre la producción de adrenalina, la hormona del dinamismo. Esto explica el efecto tónico de esta asana. Algunos alumnos se abstendrán de practicarlo demasiado cerca del momento de acostarse, ya que puede activarlos hasta el punto de mantenerlos desvelados. La experiencia y la autoobservación se lo indicarán muy pronto; habrá que renunciar entonces a esta asana o efectuarla por la mañana, con el inconveniente de que por la mañana se está menos flexible que por la tarde.

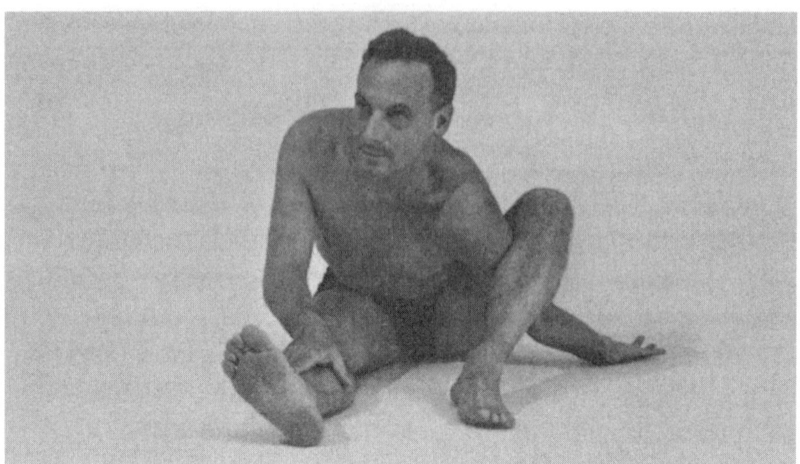

Fig. 35

Ardha Kurmasana (media postura de la Tortuga). Esta foto muestra el primer estadio del asana. Le permite reconstituir fácilmente la posición de partida, que sólo difiere por el ángulo de flexión de la rodilla colocada sobre el brazo. Al comienzo, el talón está más cerca del cuerpo y la rodilla más elevada.

Enseguida se echa el talón hacia delante extendiendo la pierna.

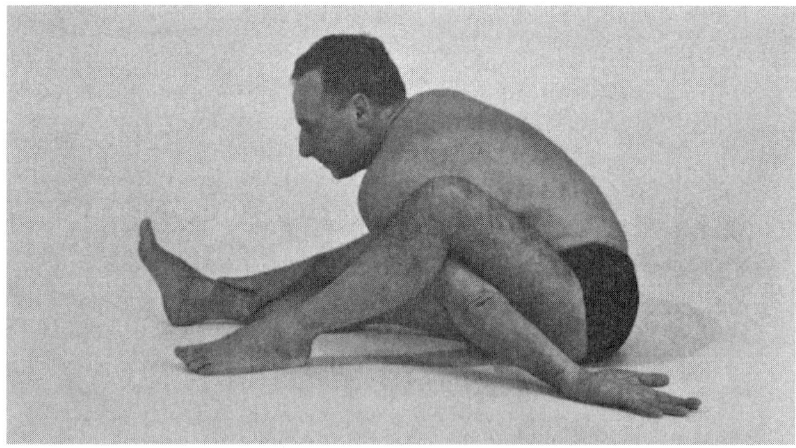

Fig. 36

La misma postura que la anterior vista de perfil. En esta imagen puede verse mejor la posición exacta del brazo que sufre el empuje.

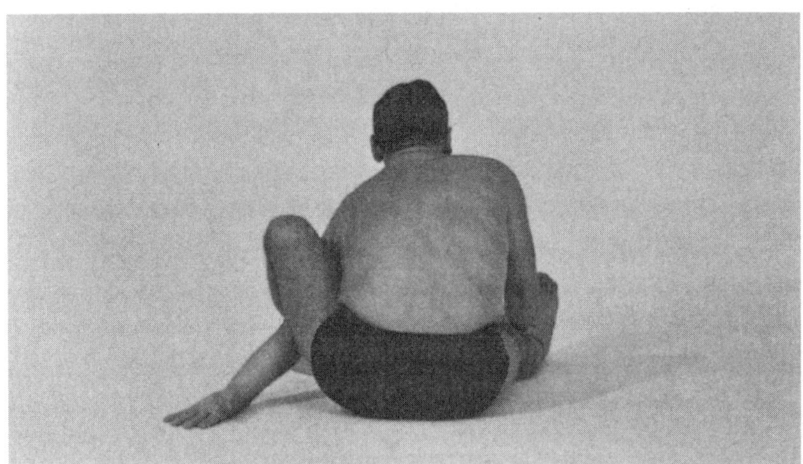

Fig. 37

La misma postura vista por detrás.

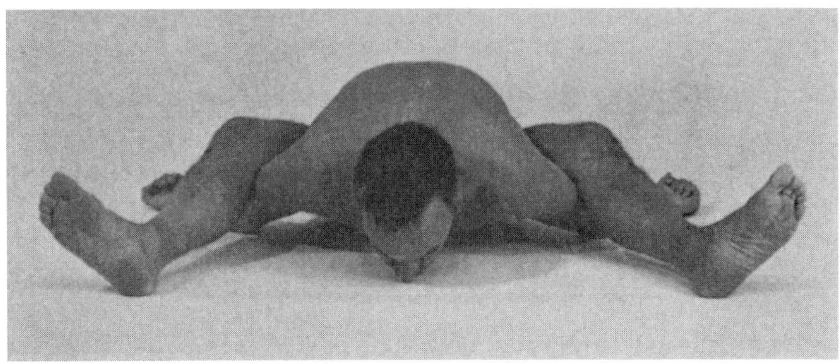

Fig. 38

He aquí la postura completa vista de frente. La espalda se dobla gracias a la extensión de las piernas para empujar los talones hacia delante.

Al comienzo se coloca primero la frente en el suelo, después se intenta colocar el mentón. Hay que relajarse al máximo en esta posición y respirar profundamente.

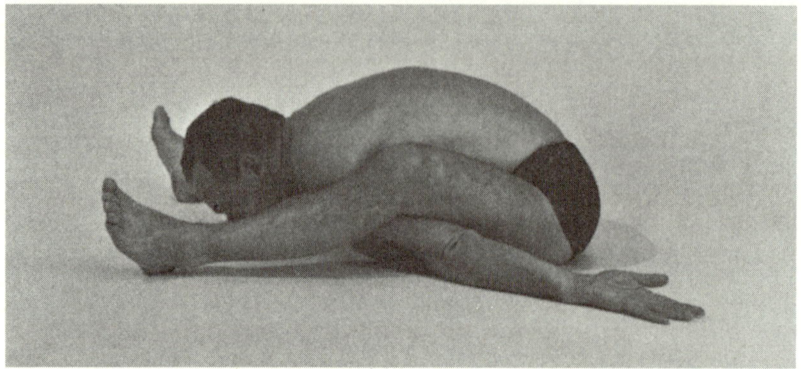

Fig. 39

La postura completa vista de perfil muestra la posición de las rodillas sobre los brazos, lo que justifica su nombre, porque la espalda adquiere la forma redondeada del caparazón de una tortuga.

Una variante consiste en desplazar los brazos progresivamente para dejarlos perpendiculares al tronco, aumenta la presión sobre los hombros y la espalda se curva aún más.

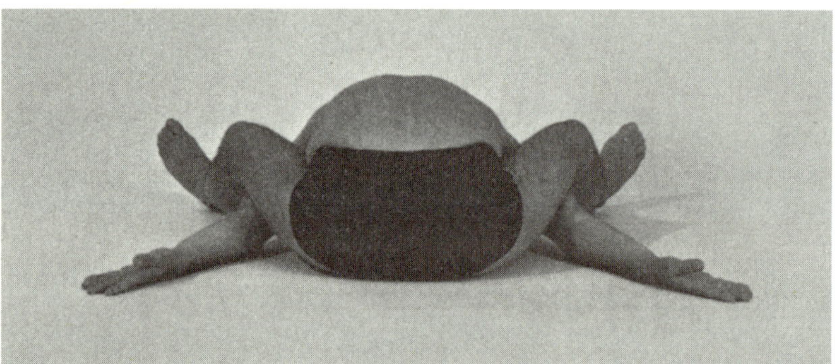

Fig. 40

Vista de espaldas, puede comprobarse cómo en la postura los muslos comprimen fuertemente el bajo vientre, estimulando así el peristaltismo intestinal. Esta postura es muy eficaz contra el estreñimiento.

Una variante consiste en doblar los brazos y colocar el dorso de las manos en la región lumbar, de forma que los dedos se toquen o se entrelacen. De este modo aumenta notablemente la presión intraabdominal, pero también la dificultad de la postura.

Eka Pada Shirshasana

El Pie Solitario

El significado de esta asana no encierra ningún enigma. Eka Pada Shirshasana se compone de *eka* (uno), *pada* (pie), *sir* (cabeza). Es, pues, la «postura de un solo pie en la cabeza». Para ser concisos, la llamaremos el Pie Solitario.

TÉCNICA

Primer tiempo

Sentado en el suelo, doblar ligeramente la pierna derecha[1] y apuntar con los pies hacia fuera para facilitar el mantenimiento del equilibrio. En efecto, si la pierna que está estirada en el suelo está tensa, el tronco se inclina ligeramente hacia atrás y en el momento de levantar el pie se corre el peligro de caerse de espaldas. El ángulo de flexión varía según los casos; con la práctica encontrará el más favorable para usted.

Segundo tiempo

Cogerse el pie derecho con la mano contraria. ¡Atención! La posición de la mano y la forma de cogerse el pie son capitales para la ejecución correcta de la postura. Observe atentamente las fotos.

---

1. Algunos yoguis practican este ejercicio con la pierna completamente doblada.

Tercer tiempo

Levantar el pie y poner enseguida la tibia paralela al suelo, con el talón a la altura del mentón. Hacer que el tronco gire ligeramente en el eje de la columna vertebral y tratar de colocar el hombro bajo la rodilla. Finalmente colocar la mano izquierda contra la cara interna del muslo.

PARA LOS PRINCIPIANTES

Y para las personas que tengan mucho «estómago», esta postura será la que deberán mantener al final durante 5 a 10 respiraciones.

Atraer el pie hacia la cara para comprimir el vientre con el muslo. La ejecución de esta asana depende en gran medida de la constitución de quien lo practica. Las personas delgadas, con piernas largas y finas y el vientre plano, realizarán fácilmente el ejercicio.

Por el contrario, los alumnos más corpulentos, con las piernas cortas y musculosas, tendrán mucha dificultad para realizarlo, pero paradójicamente obtendrán mayores beneficios. En efecto, en las personas delgadas, con muslos delgados y vientre plano, la compresión abdominal es mínima y la eficacia del asana, por lo menos en sus efectos sobre las vísceras, muy reducida.

Practíquelo con tanto más entusiasmo cuanta más dificultad tenga para realizarlo. Es el momento de recordar que lo que importa en yoga no es lo que se ve desde afuera, sino lo que sucede en los tejidos y en los órganos.

REGRESO AL SUELO Y REPETICIÓN

Se realiza en el orden inverso al de la toma de la posición. Esto constituye la mitad del ejercicio, que hay que repetir con la otra pierna.

PARA LOS ALUMNOS AVANZADOS

Para los alumnos más avanzados, el movimiento prosigue así:

a) Extender la pierna y levantar el pie hasta la corona de la cabeza;

b) atraer luego el pie hacia arriba y hacia atrás;

c) con el brazo derecho haciendo de palanca, llevar el pie hacia la nuca o incluso ponerlo en contacto con ella; éste es el objetivo final de la postura.

Mantener el mayor tiempo posible, pero sin esfuerzo violento; relajar la mayor cantidad posible de músculos.

RESPIRACIÓN

La respiración será diafragmática y profunda, a fin de acentuar el masaje abdominal, del que se obtiene una buena parte de los efectos de la postura.

REPETICIÓN, LUGAR EN LA SERIE Y DURACIÓN

Si el Pie Solitario sigue a la Pinza y la completa, basta una ejecución. Si la reemplaza debe repetirse tres veces, intercalando un breve reposo. La tercera vez, mantener el asana durante 10 a 15 respiraciones.

Por no tener Eka Pada Shirshasana una fase dinámica distinta, hay que practicar las tres repeticiones en grados progresivos: la primera vez, esbozar el movimiento; la segunda vez, tomar la posición final sin forzar y sin mantenerla demasiado tiempo; la tercera, ir al máximo, pero permaneciendo siempre en los límites de la comodidad. Mantener la postura el mayor tiempo posible, sin dolor ni esfuerzo excesivos.

Recuerde que el yoga que causa dolor no está bien hecho.

CONCENTRACIÓN

Durante el movimiento, hay que concentrarse en la ejecución correcta del ejercicio; en la postura final, o en la respiración profunda y diafragmática, o en la región inferior de la columna vertebral.

CONTRAINDICACIONES

No se indica ninguna contraindicación particular al Pie Solitario.

EFECTOS BENÉFICOS

El Pie Solitario procura todos los beneficios de la Pinza clásica, además de gratificar al alumno con sus propios beneficios; éstos provienen principalmente:

a) Del importante trabajo, de una naturaleza muy particular, de la columna vertebral, especialmente en su región lumbar;
b) de la compresión alternativa de cada mitad del abdomen.

Columna vertebral

Los efectos difieren mucho de los de Paschimottanasana, porque el Pie Solitario hace trabajar asimétricamente la columna vertebral. En efecto, en la Pinza clásica, en el suelo, la espalda se dobla en el plano sagital de la columna vertebral, en tanto que el Pie Solitario sobrepone a esta curvatura una flexión lateral (ver fig. 45).

Estas dos curvaturas combinadas entrañan, para la columna, efectos diferentes a los de los demás ejercicios yóguicos. El acentuado estiramiento de la región lumbar de la columna vertebral justifica su no inclusión entre las variantes de Paschimottanasana, cuyo nombre significa literalmente «la postura que estira la parte inferior de la espalda». Estimula todos los centros nerviosos raquídeos y al mismo tiempo la cadena simpática que corre a lo largo de la columna vertebral. Esta postura proporciona a la columna vertebral mucha flexibilidad hacia delante.

Musculatura y ligamentos

Toda la musculatura dorsal se estira, se alarga y se irriga con sangre nueva. Todos los ligamentos de la columna vertebral se ven implicados.

Órganos abdominales

La importancia de las repercusiones abdominales de esta asana surge, ante todo, de una compresión acentuada de ciertas vísceras. Esta compresión se efectúa alternativamente a cada lado y afecta a una mitad del abdomen cada vez. Esto distingue al Pie Solitario de las otras posturas yóguicas, incluso de Ardha Matsyendrasana. En efecto, la Torsión comprime también cada mitad del abdomen, pero en este caso el asana actúa sobre el conjunto del vientre, mientras que el Pie Solitario actúa electivamente sobre el bajo vientre, sobre el colon ascendente y descendente, sobre la región del hígado (cuando la postura se efectúa a la derecha) y sobre la región del bazo y del páncreas (cuando la postura se efectúa a la izquierda).

Estos órganos se ven intensamente implicados, dada la fuerte presión que engendra la postura completa. No olvidemos mencionar su acción sobre los riñones, esos órganos vitales de los que se ha dicho que con buenos riñones se puede llegar a los 100 años, aunque el corazón esté enfermo.

Efectos higiénicos

Los principales efectos higiénicos del Pie Solitario son:

a) El alivio, a veces espectacular, de ciertas ciáticas debidas al pellizco del nervio. A veces conviene practicar la postura sólo por un lado, el que se revele favorable según la experiencia;

b) combate vigorosamente el estreñimiento, pero hay que cuidar de efectuar el Pie Solitario por el lado derecho primero, para que obre en el sentido del peristaltismo intestinal;

c) el hígado es desobstruido: una congestión en este órgano, por pequeña que sea, repercute en todo el sistema digestivo;

d) la postura estimula el bazo y el páncreas;

e) los riñones también se benefician gracias al masaje que reciben (hay que tener en cuenta lo difícil que es actuar sobre ellos directamente, ya que están muy protegidos por la masa visceral). De aquí el aumento de la diuresis;

f) la estimulación del parasimpático pélvico repercute particularmente en las funciones de excreción, cuya importancia hemos señalado en este libro (ver «Shank Prakshalana», p. 35).

Estas fotos se han realizado en función del ángulo de visión favorable. Muestran el ejercicio practicado por el lado izquierdo, pero en realidad hay que comenzar por el pie derecho.

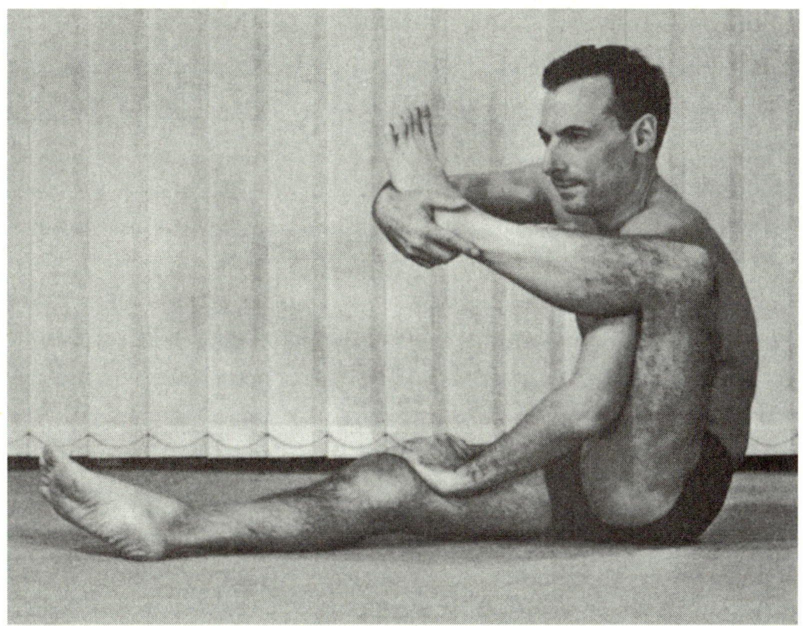

Fig. 41

Posición de partida

La pierna derecha está ligeramente doblada (algunos yoguis la doblan completamente). La forma de mantener el pie es muy importante para el éxito del ejercicio. El talón de Aquiles se sujeta firmemente con los dedos corazón, anular y meñique; el pulgar y el índice no intervienen.

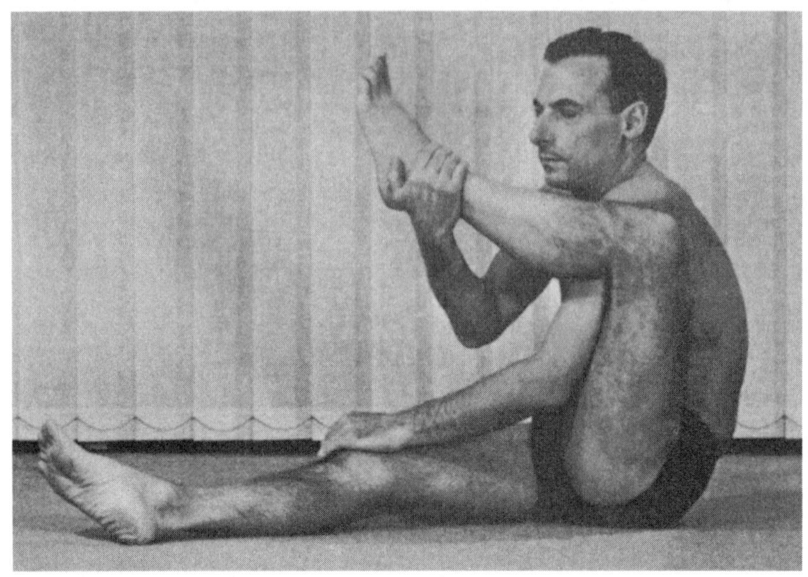

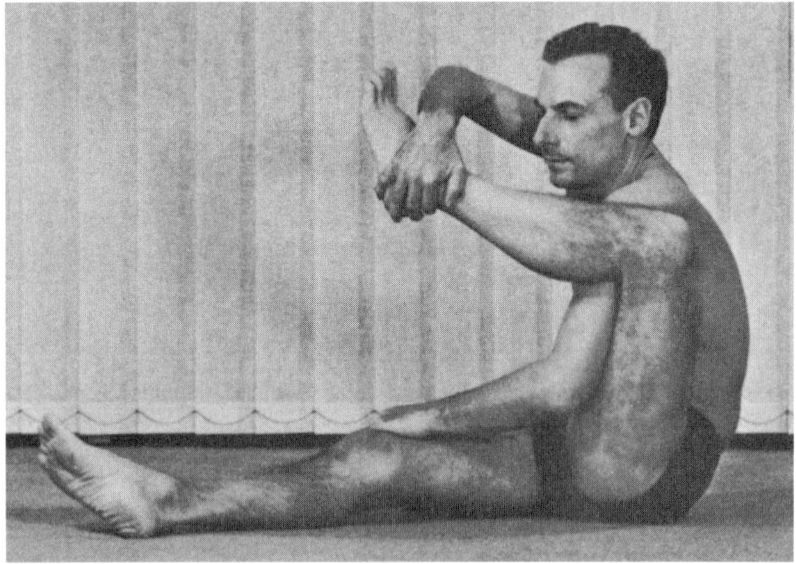

Fig. 42

Estas dos formas de sostener el pie son incorrectas.

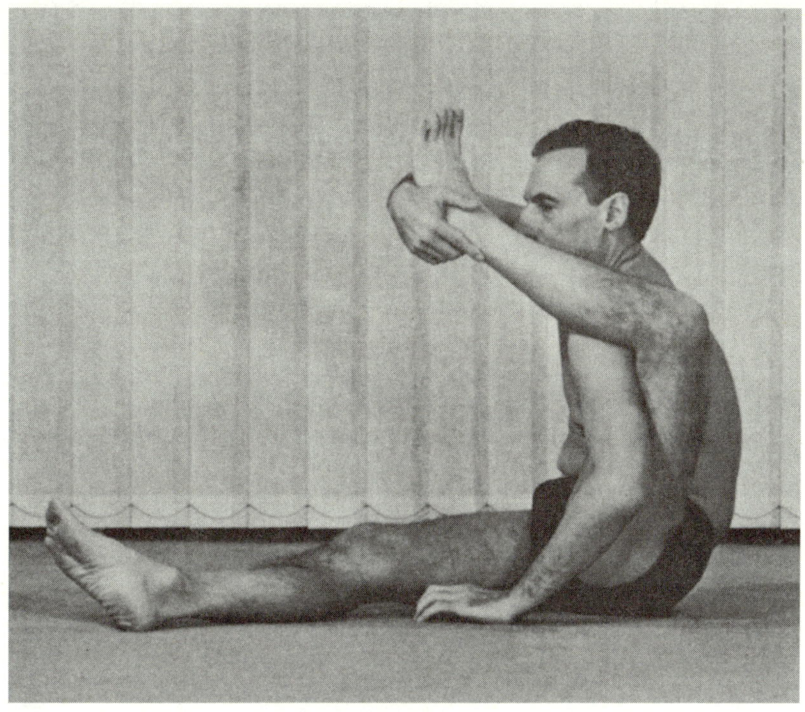

Fig. 43

Primer movimiento y, para los principiantes, postura final

Deslizar el hombro lo más lejos posible por debajo de la rodilla: a) levantando el pie y empujando la rodilla hacia atrás; b) girando el tronco para dirigir ligeramente la espalda hacia la pierna levantada.

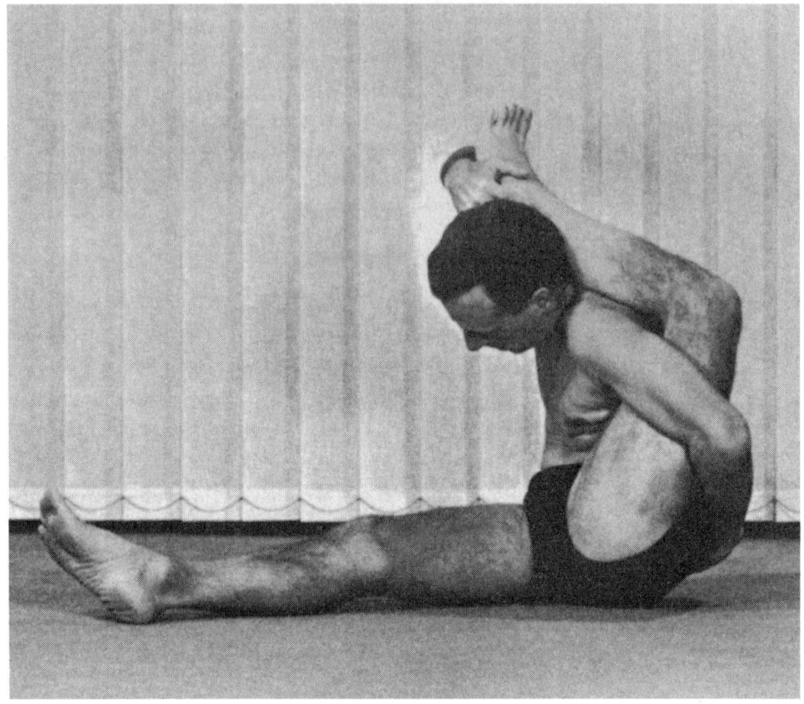

Fig. 44

Para los alumnos más avanzados, toma de la posición final

Bajar la cabeza, atraer el pie hacia atrás al mismo tiempo que se extiende la pierna y, haciendo palanca con el brazo, llevar el pie lo más atrás que se pueda. Colocarlo si es posible en la nuca.

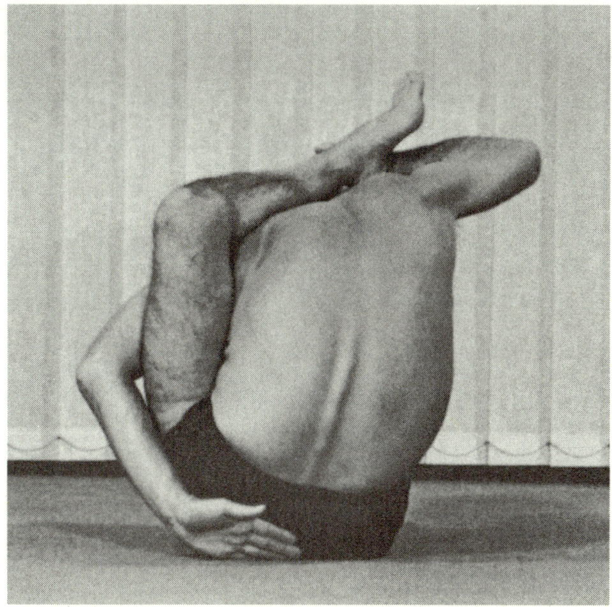

Fig. 45

El Pie Solitario visto de espaldas muestra: a) la posición respectiva de brazos y manos; b) cómo se combinan las dos curvaturas de la espalda, una en el plano sagital, otra en el plano lateral. Puede adivinarse lo comprimido que estará el bajo vientre por el lado de la pierna levantada.

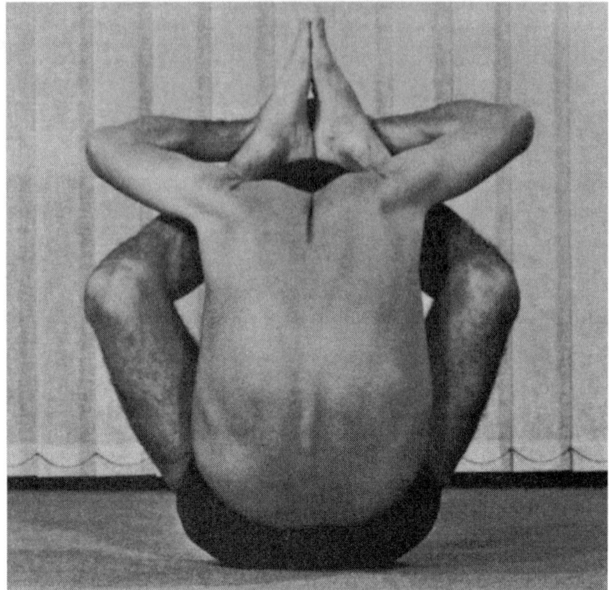

Fig. 46

En la postura Dvi Pada Shirshasana, cuyos efectos son algo similares, la curvatura de la espalda es totalmente diferente y menos fuerte la compresión del abdomen. La parte alta de la columna vertebral está menos implicada. Las dos posturas son complementarias no ejercen el doble de efectos. Por lo demás, pueden sucederse en la serie y reemplazar a la Pinza clásica.

Sarpasana

La Serpiente

Sarpasana constituye al mismo tiempo un asana y un ejercicio respiratorio accesible a todos.

FINALIDAD DEL EJERCICIO Y RESULTADOS OBTENIDOS

Rompiendo esta vez con lo habitual, vamos a examinar los beneficios del asana antes de abordar su técnica.

Sabemos que los pulmones, semejantes a esponjas, están constituidos por millones de alvéolos (70 millones según algunos autores, 100 o 150, según otros), cuya superficie total desplegada correspondería aproximadamente a 150 m^2. Más que la capacidad pulmonar bruta medida por el espirómetro, lo que importa es la cantidad de alvéolos que participan efectiva y activamente en el acto respiratorio. Durante la respiración superficial, un gran número. O tal vez la mayoría de los alvéolos permanece inactiva y, al no inflarse y desinflarse sucesivamente, terminan por llegar a ser inutilizables en virtud de la ley —que no sufre ninguna excepción— que todo órgano que no trabaja se atrofia. Hay que poner en acción cada día, por lo menos durante algunos minutos, el máximo de alvéolos para salvaguardar nuestro capital pulmonar. La respiración yóguica completa lo consigue en cierta medida; pero para desplegar todos los alvéolos no hay nada como Sarpasana, que les inyecta aire nuevo y garantiza la ventilación integral de los pulmones.

Sarpasana alcanza esta meta de forma simple y completamente eficaz, sin maltratar la delicada estructura de los pulmones.

La única forma infalible de introducir el aire inspirado en todos los alvéolos y desplegarlos, consiste en crear una ligera sobrepresión en los pulmones durante una retención de aliento. Así el aire inspirado es impulsado a los repliegues más inaccesibles.

Este ejercicio permite realizar una dosificación precisa modificando la posición de los brazos, la amplitud del movimiento o la duración de la retención. Actuando sobre estos factores es posible variar hasta el infinito la intensidad del ejercicio para adaptarla a cada caso particular.

TÉCNICA

Posición de partida

Tendido boca abajo, extender los brazos perpendicularmente al tronco, las palmas contra el tapiz, la posición de los brazos puede variar (ver fotos) pero, en general, la de partida más conveniente es con los brazos en cruz.

Las piernas están juntas y la planta de los pies vuelta hacia arriba. Apoyar la mejilla derecha sobre la esterilla. Relajarse y respirar calmadamente. Cuando se esté bien relajado:

a) los hombros descienden y tocan el suelo;
b) las lumbares suben y bajan según el ritmo de la respiración.

Primer tiempo

Inspirar profundamente en tres tiempos (abdomen, tórax y parte alta del pecho), hinchando el vientre de forma que haga presión sobre la esterilla; esto es importante. Retener el aliento, sin brusquedad.

Manteniendo el aire en los pulmones, como en la Cobra, levantar lentamente la cabeza y el tronco, contrayendo los músculos de la espalda, para que recaiga el peso del cuerpo sobre el abdomen. La masa visceral comprimida empuja el diafragma, que a su vez comprime los pulmones, en los que se crea una ligera presión, voluntaria e inofensiva.

Mantenimiento del asana y regreso al suelo

Mantener el asana algunos segundos, según la capacidad de cada uno, y volver después al suelo espirando lentamente y relajando la musculatura. Colocar la otra mejilla sobre la alfombra.

Segundo tiempo

Volver a inspirar y repetir muchas veces el ejercicio de este modo, apoyando alternativamente cada mejilla sobre la esterilla. Si el ejercicio provoca cansancio, descansar e intercalar algunas respiraciones normales antes de proseguir.

Duración del ejercicio

La duración total del ejercicio varía de 2 a 5 minutos, como término medio. Lo que importa no es la duración de las retenciones, sino el tiempo acumulado del conjunto de éstas. Treinta segundos repartidos en cuatro retenciones cómodas son preferibles a una retención larga de un minuto, que no produce mayores beneficios. La duración media de las retenciones varía, por lo general, de 5 a 15 segundos.

PARA INTENSIFICAR LA INTENSIDAD DEL EJERCICIO

La posición de los brazos es fundamental para establecer el grado de intensidad del ejercicio; es un asana de geometría variable. La ejecución menos intensa se efectúa con los brazos a lo largo del cuerpo. La fórmula «media» es la que se ha descrito con anterioridad, con los brazos en cruz. La forma intensiva del asana se practica con los brazos extendidos al frente.

Todas las posiciones intermedias son válidas. Por lo tanto, se puede aumentar o reducir a voluntad la presión intrapulmonar, haciendo variar el ángulo de los brazos respecto al eje del cuerpo. La altura a la que uno se yerga juega también su papel. La cabeza debe subir bastante arriba a fin de transferir el peso del busto al abdomen, sin lo cual el aumento de la presión sería insuficiente para alcanzar los objetivos del ejercicio.

Respecto a la retención, en ningún momento debe sentirse uno incómodo.

CONTRAINDICACIONES

¿Está este ejercicio prohibido a las personas enfisematosas, a quienes les están prohibidos, en principio, las retenciones? No, porque al ser el enfisema una lesión irreversible, la parte comprendida de los pulmones está, de todos modos, irremediablemente lesionada. Sarpasana no puede, por consiguiente, agravar el mal. Por el contrario, puede restablecer la actividad a la parte no utilizada de los pulmones que ha permanecido intacta. Conocemos el caso de un enfisematoso a quien la práctica regular de este ejercicio ha procurado importantes beneficios.

Los cardíacos serán prudentes, pero no pusilánimes. Deberán practicar primero la forma atenuada, observando sus reacciones. Como el movimiento no es agresivo, es susceptible de ser controlado fácilmente.

Algún lector podría temer, tal vez, que una presión demasiado fuerte dañara los pulmones. De hecho, la sobrepresión es mínima. Al nivel del abdomen, actúa sobre una superficie reducida; pero en los pulmones, se reparte sobre muchas decenas de metros cuadrados. Por eso, es suficiente para desplegar los alvéolos, pero demasiado débil para provocar una distensión. Esta sobrepresión aumenta la permeabilidad de la membrana pulmonar al oxígeno durante la retención. Una superficie de intercambio acrecentada se pone en contacto con el aire en condiciones óptimas; los intercambios tienen lugar en condiciones ideales.

OTROS EFECTOS BENÉFICOS

Musculatura

La musculatura de la espalda se fortalece y, en este punto, los efectos son similares a los de la fase dinámica de la Cobra.

Órganos abdominales

El aumento de la presión no sólo se siente en el tórax, sino también simétricamente bajo el diafragma. El hígado y su vesícula, el bazo y el páncreas se encuentran como en un sándwich entre la masa visceral comprimida elásticamente, por una parte, y el diafragma por otra. De este modo estos órganos se descongestionan, reciben un masaje en profundidad y se estimulan fisiológicamente.

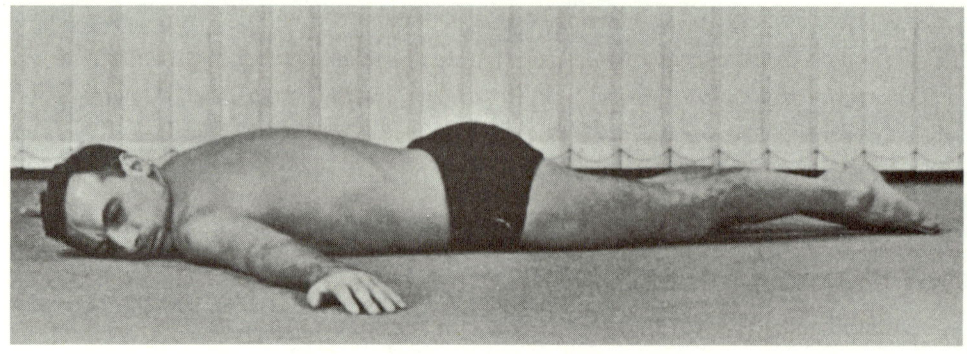

Fig. 47

Posición de partida (fórmula media)

Tumbado boca abajo, una mejilla contra el suelo, los brazos en cruz y los hombros contra el suelo; relajarse y respirar calmadamente con el vientre.

Antes de comenzar el ejercicio, efectuar una inspiración completa y profunda, después retener el aliento.

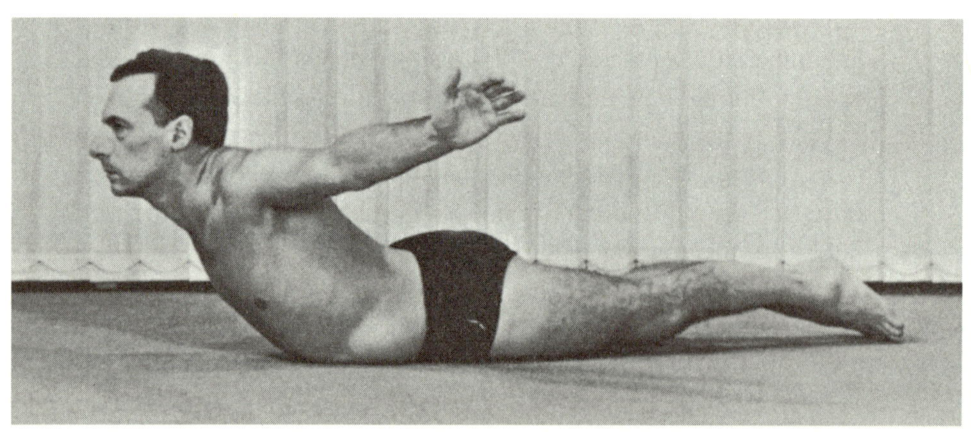

Fig. 48

Contraer los músculos de la espalda y levantar la cabeza lo más alto posible. Mirar hacia el frente reteniendo el aliento. Transferir el mayor peso posible al abdomen, que se hincha como un odre a consecuencia del aumento de la presión intraabdominal e intratorácica. Mantener la postura durante algunos segundos, después espirar lentamente volviendo al suelo, apoyar la otra mejilla sobre el tapiz. Relajarse y volver a comenzar.

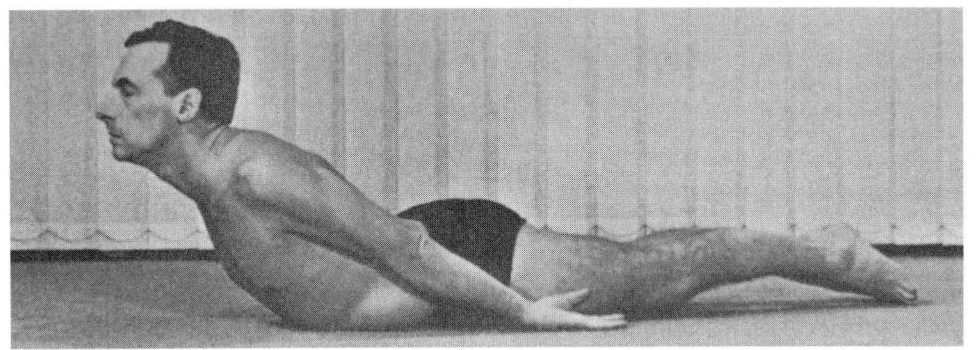

Fig. 49

Si el ejercicio resulta demasiado duro con los brazos en cruz, comenzar con los brazos situados a lo largo del cuerpo, como si se fuera a realizar el Saltamontes. Para el resto, seguir las indicaciones dadas.

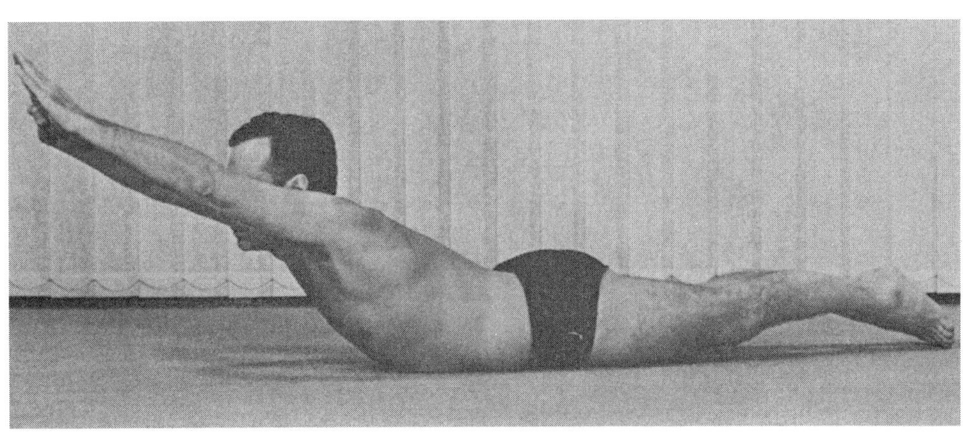

Fig. 50

Forma intensiva del asana

Comenzar con los brazos extendidos al frente, después levantarlos mirándose los dedos. Entrelazar los pulgares para que el movimiento sea simétrico.

Bhujangendrasana

El Gato y la Serpiente Rey

La vida moderna nos ha convertido en personas sedentarias y permanecemos inmóviles durante horas. Tanto el escolar inclinado sobre su pupitre como el hombre de negocios en su mesa, comprimen su caja torácica: la respiración se vuelve superficial y la espalda se curva.

Por esta razón las asanas de flexión hacia atrás revisten una especial importancia para nosotros. Este capítulo le propone dos variantes de la Cobra: el Gato y la Serpiente Rey (Bhujangendrasana). Pueden practicarse por separado o combinarse en un solo ejercicio que endereza y da flexibilidad a las columnas vertebrales más rígidas.

EL GATO. TÉCNICA

Esta postura estira la columna vertebral, se llama el Gato porque todos los felinos del mundo, incluidos los de la India, se estiran largamente al despertarse según un ritual inmutable, propio de su especie.

Posición de partida

La posición de partida es casi idéntica a la de la Cobra, a excepción de que los pies y las rodillas están separados.

Toma de posición

Levantar la parte posterior haciendo que las nalgas retrocedan y se eleven hasta que los brazos estén extendidos; durante este movimiento el mentón toca el suelo. Insistir hasta que la espalda esté completamente estirada.

Fase estática

En la postura final, la espalda está estirada al máximo y la barbilla toca el suelo. Mirar hacia un punto fijo lo más adelante posible. El estiramiento debe manifestarse sobre todo entre los omóplatos; concentrarse en esta parte de la espalda.

Respirar profundamente y mantener el asana por lo menos durante 5 a 10 respiraciones.

Regreso a la posición de partida

Realizarlo en el orden inverso.

LA SERPIENTE REY. TÉCNICA

Posición de partida

Normalmente, el final del Gato sirve de partida para la Serpiente Rey.

Primer tiempo

Levantar la cabeza, extender los brazos y tomar así la posición indicada en la figura 54. Acercar las pantorrillas a las nalgas.

Segundo tiempo y postura final

Continuar con los brazos extendidos y respirando normalmente, relajar la espalda y dejar que el abdomen descienda progresivamente hacia el suelo. Cuando los músculos dorsales estén bien relajados, acercar los pies. Los pies y la cabeza se acercan como los brazos de las tenazas.

En la postura completa, la zona lumbar sufre una acentuada flexión. Mantener el asana durante 5 a 10 respiraciones y volver después a la postura del Gato.

Regreso al suelo

Volver a la posición de partida en sentido inverso.

Estos ejercicios son el complemento de la Cobra; pueden incluirse a título definitivo en la serie Rishikesh; no implican mucho tiempo. Temporalmente, durante algunas semanas, puede incluso reemplazar a la Cobra clásica en su serie.

RESPIRACIÓN

Como ya hemos indicado, la respiración será normal y continua. En los alumnos avanzados, la respiración puede efectuarse del siguiente modo:

a) Inspirar durante el primer tiempo (toma de posición);
b) espirar cuando los pies se acercan a la cabeza (segunda fase del movimiento);
c) mantenerse durante algunos segundos en la posición máxima con los pulmones vacíos;
d) inspirar nuevamente y luego respirar normalmente durante el retorno al suelo.

RELAJACIÓN

Por ser este ejercicio bastante fuerte, debe seguirle una breve relajación completa tumbado boca abajo.

CONCENTRACIÓN

La concentración se centrará en la columna vertebral, especialmente en la región lumbar.

REPETICIÓN

Los alumnos occidentales pueden contentarse con una sola ejecución, como complemento de la Cobra. Si se practica la postura de la Serpiente Rey en vez de la Cobra y en su lugar, precedida o no del Gato, se subdivide en:

a) Fase dinámica: consiste en repetir tres veces el movimiento completo, pero sin detenerse en el punto máximo.
b) Fase estática: quedarse inmóvil en la postura final durante 10 a 20 respiraciones.

EFECTOS BENÉFICOS

En conjunto, sus efectos son los de la postura de la Cobra. Sin embargo, hay que remarcar una importante movilización de la columna vertebral; se recomienda a las personas que tienen dificultades para practicar la postura del Arco.

La postura del Gato es muy agradable y dinamizadora; libera toda la cintura escapular, lo que es útil para conservar una postura derecha. Facilita mucho la respiración correcta.

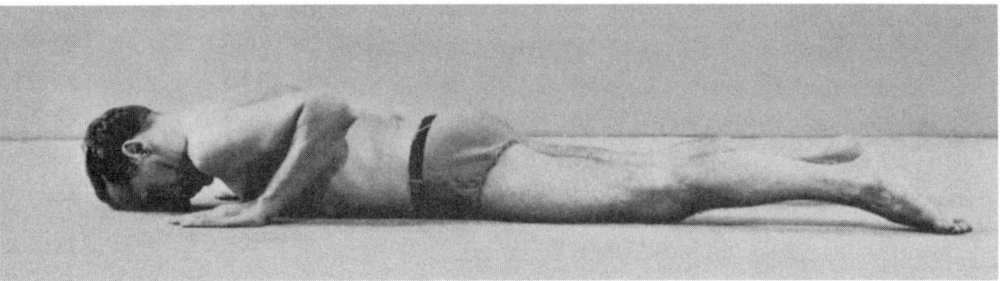

Fig. 51

Comenzar con la posición de partida de la Cobra clásica; separar los pies y las rodillas.

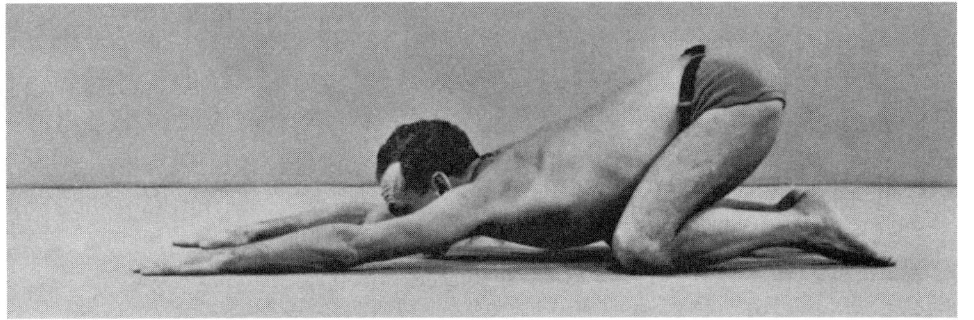

Fig. 52

Sin dejar que las manos se deslicen hacia atrás (deben permanecer donde se encontraban al comienzo), estirarse dejando que la barbilla se deslice a ras del suelo. Mirar hacia el frente lo más lejos posible y acercar el pecho a la alfombra. Lo ideal, vista de perfil la postura, es que la espalda y los brazos se encuentren en línea recta.

El estiramiento se siente en toda la columna, particularmente entre los omóplatos.

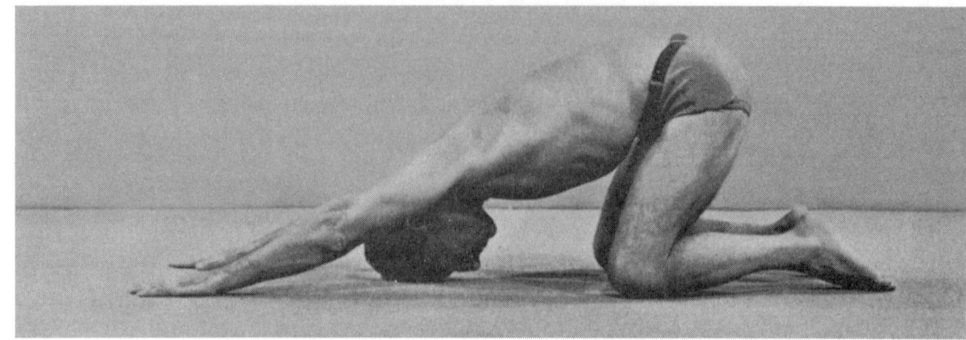

Fig. 53

El mentón no está apoyado en el suelo y la parte posterior se encuentra demasiado alta, lo que impide un buen estiramiento de la espalda. Los brazos y la espalda no se encuentran rigurosamente en línea recta.

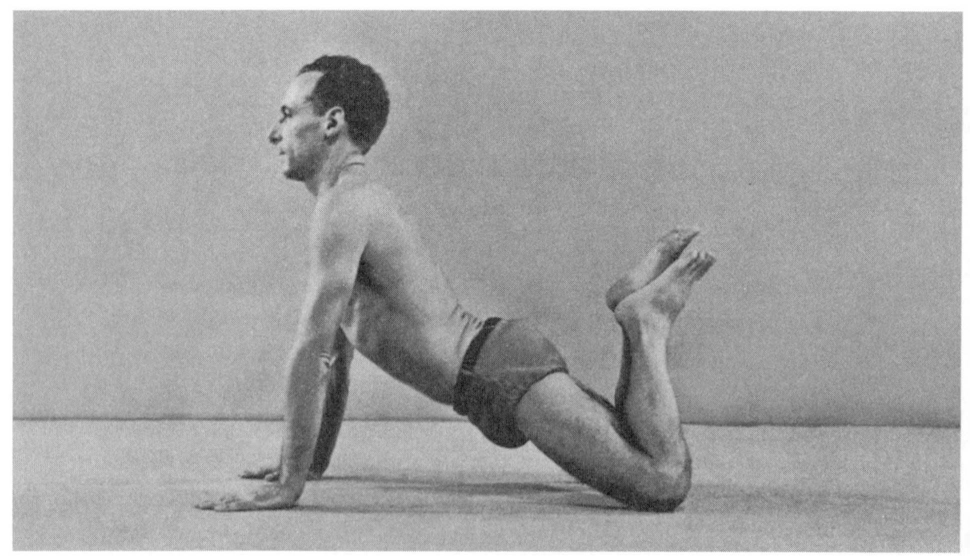

Fig. 54

Levantar la cabeza y colocarse a cuatro patas. Las rodillas están separadas, los talones se tocan, los pies se acercan a las nalgas. Mirar hacia el frente, respirar calmadamente. No dejar la cabeza hundida entre los hombros.

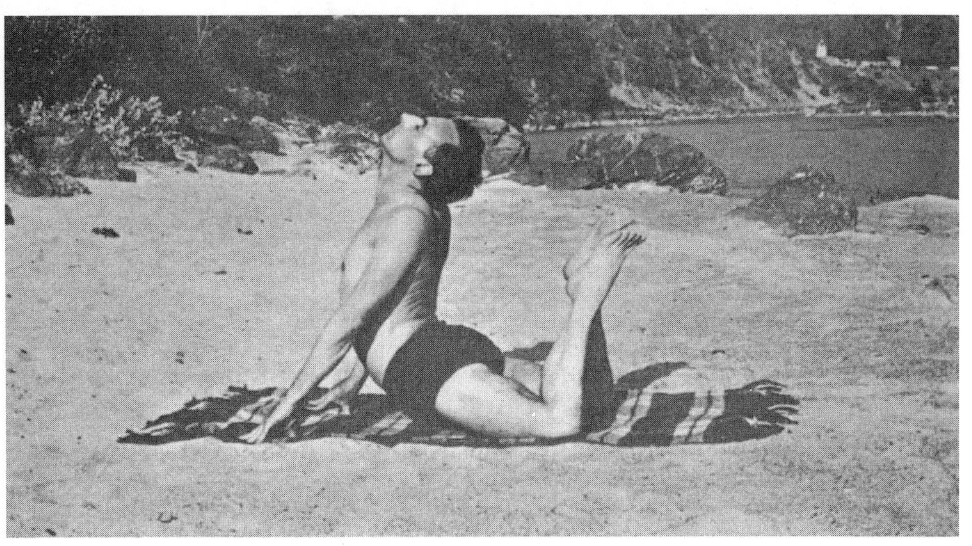

Fig. 55

Relajar progresivamente la espalda y dejar que el vientre se acerque al suelo por el peso del cuerpo unido a la descontracción muscular. Déjese «caer» pasivamente en la postura. El vientre no debe tocar el suelo. Llegado al máximo, sin poner tensos los músculos de la espalda, echar la cabeza lo más atrás posible, mientras que las pantorrillas se acercan a las nalgas. La cabeza y los pies van al encuentro el uno del otro como los brazos de las tenazas.

Mantenerse durante algunas respiraciones. Después regresar a la posición del Gato o a la posición de partida de la Cobra.

En la postura final, observar la posición de los brazos que están extendidos y forman un ángulo bien marcado con el suelo. Se convierten así en poderosos arbotantes. Esto facilita mucho el ejercicio e impide que el vientre toque el suelo.

Esta foto del autor fue tomada en 1963, a orillas del Ganges, en Rishikesh, en el ashram de Swami Sivanda.

Uttytha Dhanurasana

El Arco en elevación

Es un lástima que Uttytha Dhanurasana, una variante del Arco, sea tan poco conocida en Occidente. Si es cierto que para las necesidades normales no es necesario practicar un gran número de asanas, es útil, sin embargo, conocer muchas a fin de poder variar, individualizar y adaptar la serie a cada persona.

¿POR QUÉ ESTA POSTURA?

Para apreciar esta postura y utilizarla con conocimiento de causa, es preciso saber en qué se diferencia de todas las demás.

Interesa más particularmente a las mujeres, pero los hombres tienen excelentes razones para practicarla.

Veamos primero sus ventajas para el sexo femenino. Usted sabe que la mujer, durante la menstruación, debe practicar el yoga son prudencia. Debe evitar las asanas que compriman el abdomen y especialmente el clásico Arco en el suelo, en el que la presión intra-abdominal ocurre voluntariamente en un grado muy elevado, con las ventajas que ya conoce (cf. *Aprendo Yoga*, p. 211 y siguientes). Uttytha Dhanurasana procura la mayor parte de la ventajas del Arco en el suelo sin comprimir el vientre; permite, pues, practicar el Arco a las mujeres durante todo el mes.

Lo mismo sucede con las futuras mamás. La mujer embarazada puede practicar normalmente todas las posturas hasta el cuarto mes de su embarazo; pero, a partir de ese momento, debe evitar toda compresión exagerada del vientre. El Arco en elevación puede practicarse hasta los últimos días de la gestación, sin inconvenientes ni para la futura madre ni para el feto. No se precipite en concluir, señor, que esta postura sólo interesa a su cónyuge. Ofrece numerosas ventajas como para que usted también la practique, entre otras, porque es una de las escasas asanas que actúa en diagonal sobre la espalda. En efecto, las asanas, sistemáticamente, trabajan en el plano sagital de la columna vertebral. Sin embargo, excepto en las posturas de torsión, los músculos dorsales oblicuos nunca tienen ocasión de ser estirados y alargados. En el Arco en elevación estos músculos oblicuos son puestos en acción.

Esta postura favorece a menudo el aprendizaje del Arco clásico que, en muchos casos, es uno de los asanas más reacios, especialmente si el alumno no relaja suficientemente la musculatura de la espalda. El Arco en elevación estira y distiende los músculos dorsales, y es frecuente que después de haber practicado Uttytha Dhanurasana durante algún tiempo, el Arco en el suelo se realice con mucha más facilidad.

TÉCNICA

Posición de partida

Ponerse a cuatro patas (de rodillas), colocando el antebrazo izquierdo en el suelo, paralelo a la línea de los hombros y bajo éstos, con la palma apoyada en la alfombra.

Actitud preparatoria

La mano derecha coge el tobillo izquierdo. En ese momento, el cuerpo se sostiene por el antebrazo izquierdo y la pierna derecha. Hay que repartir el peso del cuerpo por partes iguales entre estos dos apoyos; para ello, el brazo y el muslo que sirven de pilares estarán más o menos perpendiculares al suelo. El peso descansará en el codo, no en el antebrazo, que debe estar lo más relajado posible.

Toma de posición

No se apresure en tomar la posición final del asana. Dése tiempo para relajar la espalda con cuidado, después tense la pierna y lleve el pie izquierdo simultáneamente hacia atrás y hacia arriba, lo que arquea la columna vertebral. Dirija la mirada hacia el cielo para levantar la cabeza y hacer trabajar así la región cervical de la columna vertebral. El brazo no se dobla; sirve de nexo pasivo entre el tobillo y el hombro. Evite inclinar la cabeza hacia el costado, porque haría oscilar los hombros y el tronco. Para practicarla correctamente, el ombligo debe permanecer inmóvil por encima del punto del suelo donde se encontraba en la actitud preparatoria.

Postura completa

Llevar el pie lo más alto posible para acentuar al máximo la curvatura de la espalda. El brazo permanece relajado (importante). Mantener el asana durante 5 a 10 respiraciones. Volver al suelo y repetir invirtiendo la posición de los brazos y de las piernas.

RESPIRACIÓN Y CONCENTRACIÓN

Respirar profundamente durante todo el ejercicio, esforzándose por amplificar aún más la respiración en la postura completa para acentuar el masaje intraabdominal, que de todos modos es suave.

La concentración se efectúa sobre la espalda, especialmente sobre los músculos transversales, que deben permanecer, sin embargo, lo más relajados e inactivos posible.

ERRORES QUE HAY QUE EVITAR

El error más común consiste en cogerse el tobillo derecho con la mano derecha, y viceversa en la segunda parte del ejercicio.

EFECTOS

Esta asana procura prácticamente los mismos efectos que la postura del Arco, excepto los que provienen de la compresión del vientre (cf. *Aprendo Yoga*, p. 211 y siguientes).

LUGAR EN LA SERIE

Esta postura puede o bien completar la postura del Arco —se sitúa entonces inmediatamente antes o después de ella—, o bien sustituirla.

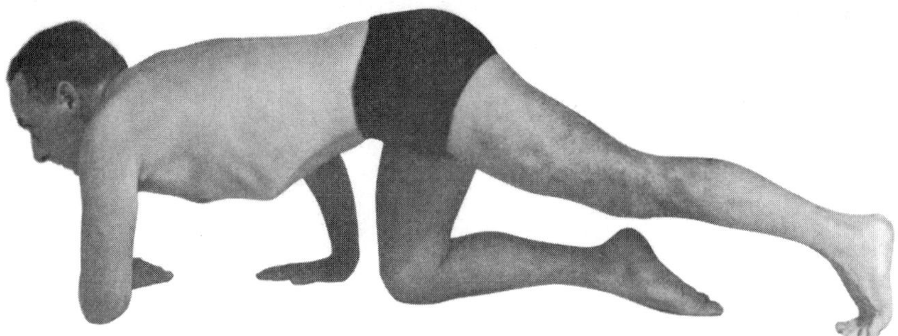

Fig. 56

A cuatro patas, apoyar el antebrazo izquierdo en el suelo, bajo la línea de los hombros y paralelo a la proyección de éstos sobre el tapiz. El brazo derecho se prepara para coger el tobillo izquierdo. Los ojos miran hacia el tapiz.

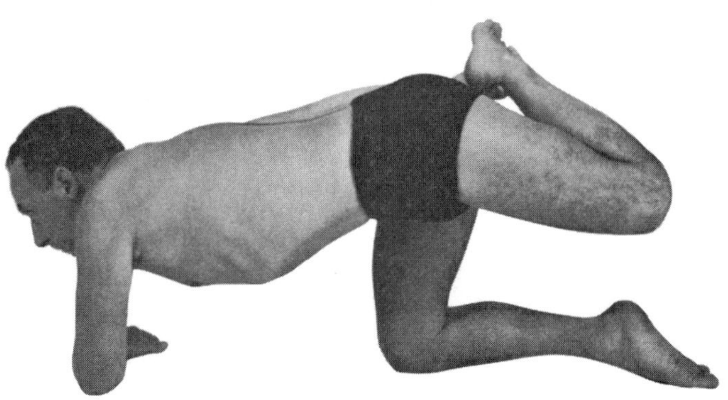

Fig. 57

Cogerse el tobillo izquierdo con la mano derecha. Observar la posición del pulgar, que no abraza el tobillo, sino que permanece junto al índice.

Al comienzo, el tronco está paralelo al suelo y la mirada clavada en el suelo. El peso del cuerpo se reparte mitad sobre el codo y mitad sobre la rodilla.

Respirar calmadamente y no pasar al movimiento siguiente hasta que los músculos de la espalda se encuentren bien relajados. Concentrarse.

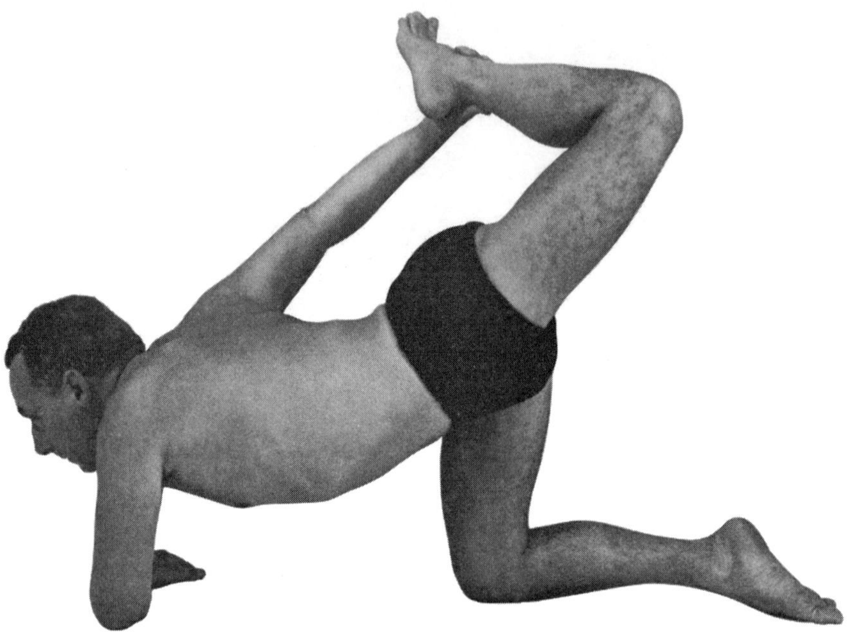

Fig. 58

Por la sola tensión de los músculos de la pierna, llevar el pie izquierdo hacia arriba. La espalda permanece relajada. Durante este tiempo levantar los ojos hacia arriba a fin de curvar al máximo la región cervical y la parte superior de la espalda.

El brazo derecho está y permanece inactivo; su papel consiste en servir de unión entre el tobillo y el hombro. No doblarlo. Relajar el bíceps al máximo.

Respirar lo más profundamente que se pueda. No hay retención del aliento en esta asana.

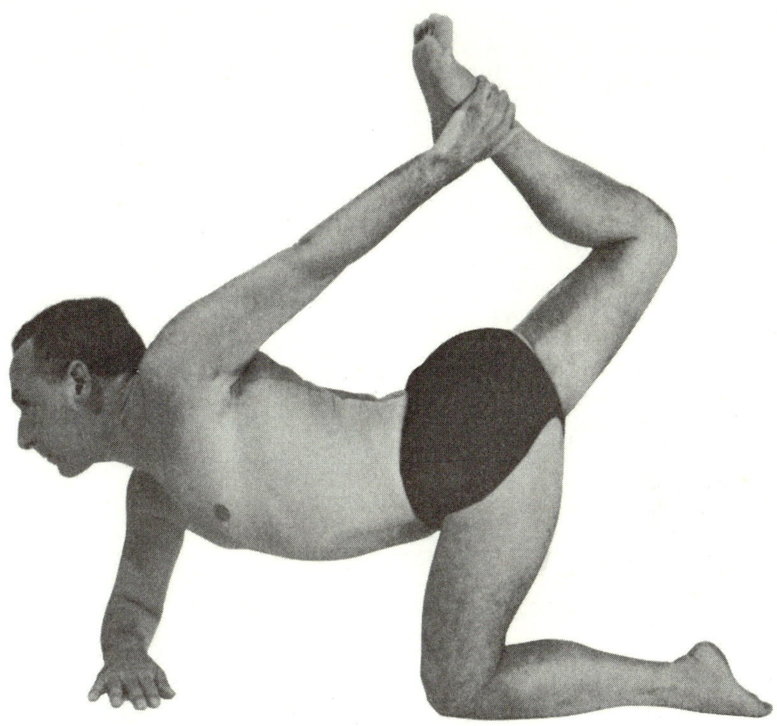

Fig. 59

Invertir la posición de los brazos y de las pierna, después de haber vuelto al suelo, en la posición de partida. Esta foto muestra cómo la postura hace trabajar a la espalda en diagonal.

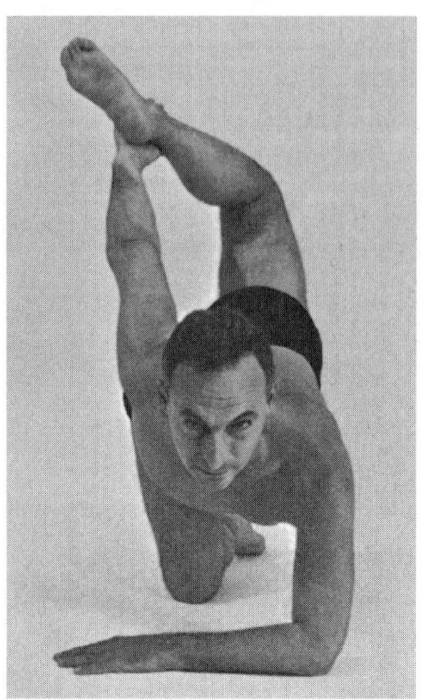

Fig. 60

La postura vista de frente muestra cómo se dirige la mirada lo más posible hacia arriba y cómo la cabeza permanece prácticamente perpendicular al suelo. Muestra también que el antebrazo y el brazo forman un ángulo recto y que el peso del cuerpo se aplica sobre el codo y no sobre el antebrazo.

Error

La cabeza está inclinada diagonalmente.

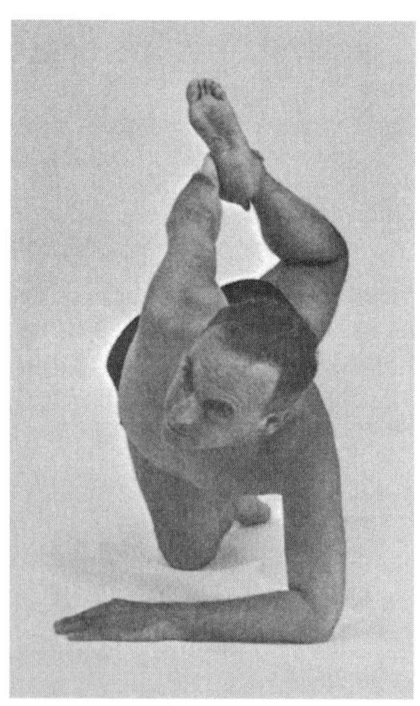

Fig. 61

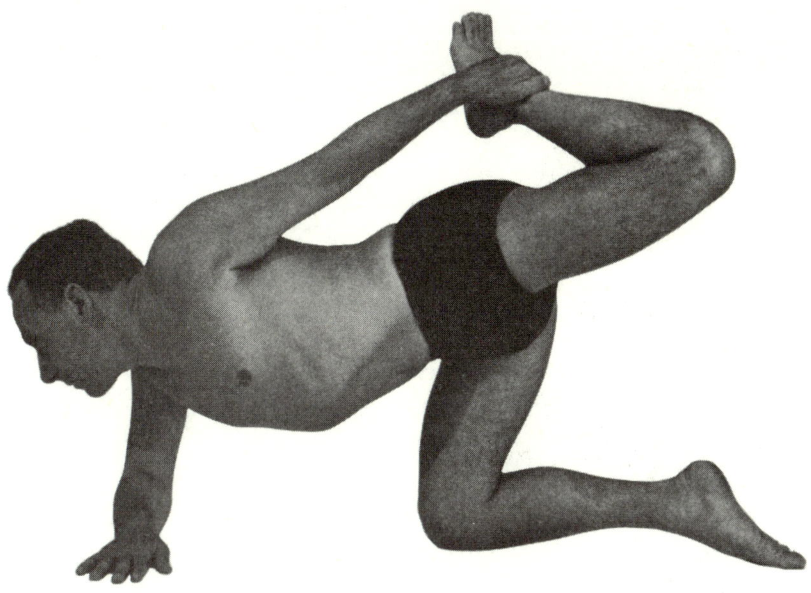

Fig. 62

Error

El brazo izquierdo coge el tobillo izquierdo en vez del derecho.

Dhrityasana

La Firmeza

Mientras que la denominación de muchas posturas es uniforme en toda la India, otras se conocen por diversos nombres distintos, como es el caso especialmente de la que estudiaremos en este capítulo.

Además del nombre que encabeza este capítulo, se la conoce también como la postura de la Rueda (Chakrasana), de la que se la considera una de sus formas. Preferimos reservar el nombre de asana de la Rueda a una de sus variantes que estudiaremos en otro lugar.

En el sur de la India se la denomina Ushtrasana, la postura del Camello. No he querido utilizar este nombre porque designa también un asana preparatoria a la postura del Arco y podría crear confusión. Además, la técnica en el sur de la India es diferente de la que describimos aquí.

Adoptaremos, pues, el nombre de asana de la Firmeza, porque efectivamente es firme. Sin embargo, esta asana podría muy bien ser bautizada como el «Arco de rodillas».

TÉCNICA

Posición de partida

Se parte de rodillas en el tapiz sin sentarse en los talones. Sin embargo, debemos detenernos un poco en esta posición de partida, porque de su corrección depende la ejecución correcta de la postura completa.

Primero hay que inmovilizarse en esta posición y desplazar de tal modo el centro de gravedad que sea posible relajar los músculos de las pantorrillas, muslos, nalgas y espalda. Esto se obtiene haciendo recaer el peso del cuerpo sobre las rótulas y llevando muy ligeramente el abdomen hacia delante. Hay que buscar pues el punto «cero», en el que se encuentre uno perfectamente en equilibrio y relajado. Durante toda la duración del asana, desde la partida hasta la postura final, el peso deberá permanecer en el mismo lugar y las pantorrillas estarán relajadas. Las rodillas pueden separarse, pero los dedos de los pies deben tocarse.

Primer tiempo

Colocar las manos en la parte baja de la espalda, con los pulgares orientados hacia el interior y oprimiendo las pequeñas «fosas» del sacro. Palpando la región del nacimiento de las nalgas a partir del medio sacro, descubrirá a ambos lados un lugar más sensible a la presión: allí es donde hay que colocar los pulgares.

También se pueden colocar las manos en los riñones, siempre con los pulgares orientados hacia la columna vertebral.

Segundo tiempo

Relajar los músculos de la nuca y del cuello y dejar que la cabeza caiga por su propio peso hacia atrás. Imaginar después que la cabeza pesa mucho y que es atraída hacia el suelo. Dejar que la flexión hacia atrás gane todas las vértebras dorsales, una a una. A medida que la flexión se propaga así a lo largo de la columna vertebral, el peso de los hombros y de la parte alta del tronco contribuye a acentuar poco a poco la flexión de la columna vertebral, que debe permanecer lo más inactiva y relajada posible. Procure mantener relajadas las pantorrillas y los muslos. Para mantener el centro de gravedad en la vertical de las rótulas, habrá que echar el pubis hacia delante.

Durante todo este tiempo respirar con la mayor normalidad posible.

Tercer tiempo (posición final)

Liberar ahora las manos y colocarlas sobre los talones. Aquí conviene estar muy atento y seguir exactamente las indicaciones, o de otro modo la postura perderá casi todo su valor y eficacia, por no ser efectuada correctamente. No hay que considerar los brazos como pilares destinados a sostener el cuerpo, sino, por el contrario, mirarlos como tirantes que impiden al tronco oscilar hacia delante y se contentan con afirmar la posición, justificando así el nombre del asana. Al relajar la musculatura de la espalda —lo que es esencial—, el peso del tronco es quien asegura la flexión de la columna vertebral y por consiguiente el estiramiento de los músculos y ligamentos de la misma.

Esta asana carece de fase dinámica. Se mantiene la postura el mayor tiempo posible. A causa de la dificultad para respirar, no será posible mantenerla más de algunos segundos.

Regreso a la posición de partida

La vuelta a la posición de partida se efectúa enderezando lentamente la columna vertebral, desde el sacro hasta las cervicales. Durante esta fase, el peso permanece siempre sobre las rótulas y las pantorrillas continúan relajadas.

No hay que realizar la postura intermedia con las manos en los riñones.

REPETICIÓN

Según el tiempo disponible, puede uno contentarse con una sola ejecución o repetirla dos o tres veces. En este último caso proceda paulatinamente, es decir esboce la postura en la primera ejecución sin llevar la curvatura demasiado lejos y manteniéndola poco tiempo. Sólo a la tercera ejecución se irá al máximo que sea posible, sin forzar, y se mantendrá así el mayor tiempo posible sin experimentar dolor.

CONCENTRACIÓN

Debe dirigirse especialmente a la columna vertebral, sin omitir controlar la relajación de las pantorrillas y el mantenimiento del centro de gravedad en la perpendicular de la rótula.

ERRORES QUE HAY QUE EVITAR

El principal error (por lo demás muy frecuente, porque los tratados no entran, por lo general, en los detalles de la ejecución) consiste en repartir el peso del cuerpo tanto sobre los pies como sobre las rótulas. De este modo (haga la prueba) las pantorrillas y los muslos se contraen inmediatamente, y es casi inevitable que suceda lo mismo con la espalda. En todo caso, es inevitable que la cintura abdominal (que normalmente debe permanecer relajada, a fin de experimentar pasivamente el estiramiento provocado por la ejecución correcta) permanezca contraída y resista así el estiramiento.

Otro error muy corriente consiste en apoyarse en los brazos: en este caso, la postura pierde mucho en intensidad y, por consiguiente, en eficacia. Este último error es admisible, sin embargo, en los principiantes, cuya espalda es incapaz aún de soportar la prueba de esta asana efectuada clásicamente. Esta forma de proceder será tolerada, a título transitorio, pero deberá prohibirse en cuanto lo permita la mayor flexibilidad de la columna vertebral.

CONTRAINDICACIONES

Esta postura está prohibida a las personas que sufren de marcado hipertiroidismo. Las personas cuya columna presente una lordosis lumbar no irán más allá del segundo tiempo de ejecución. Este segundo tiempo les será muy favorable, porque sólo actúa sobre la región dorsal de la columna vertebral y, lejos de acentuar su lordosis, contribuye a liberarlos de su defecto eliminando la cifosis compensatoria: todos saben que ninguna deformación de la columna vertebral está aislada, sino que se encuentra compensada por una deformación en sentido inverso, en el nivel inmediatamente superior o inferior según los casos. Por el contrario, la postura completa acentuaría su defecto, por lo que deberán renunciar a ella.

EFECTOS BENÉFICOS

Terminé mi introducción remarcando que esta asana merecería llamarse el Arco de rodillas. Ofrece todas las ventajas de la postura del Arco en el suelo. En esta última asana, sólo el esfuerzo de las piernas produce la curvatura hacia atrás de la columna vertebral. Ahora bien, una buena parte del esfuerzo se pierde al levantar el tronco, o mejor dicho, el tórax. En el asana de la Firmeza, por el contrario, la gravedad se convierte en nuestro aliado, y lo que dobla la columna vertebral hacia atrás es el peso de la cabeza, después el del tórax, y por fin, el del cuerpo entero. Cuando se piensa que el tronco pesa varias decenas de kilos, se entiende qué tracción sufren los músculos y ligamentos de la zona lumbar. Sin embargo, este estiramiento permanece siempre en los límite fisiológicos normales y no se corre el riesgo, por consiguiente, de crear una anomalía, como una hiperlasitud ligamentaria, por ejemplo. Esta postura es ideal para restituir la flexibilidad de la columna hacia atrás, que normalmente están rígidas a consecuencia de la vida sedentaria que nos impone la «civilización de la silla». También facilita la realización del Arco en el suelo.

EFECTOS PARTICULARES

Para conocer sus efectos generales, remitimos al lector a nuestro libro *Aprendo yoga*, (p. 211 y siguientes).

El asana de la Firmeza vuelve más flexible especialmente la región lumbar de la columna vertebral. Actúa de forma muy poderosa sobre el sistema nervioso parasimpático pélvico que controla los órganos de excreción (colon, vejiga) y los órganos genitales. Por lo tanto, combate también el estreñimiento, estimulando el peristaltismo por vía refleja medular, y regulariza el ciclo menstrual de la mujer. El nervio ciático, que tanto hace sufrir a algunas personas, permanece bien liberado cuando aflora de la columna vertebral, lo que puede aliviar algunos casos de ciática. Si la práctica de la postura acentuara los dolores de manera permanente, habría que renunciar a ella. Sucede frecuentemente que la postura provoca un tirón en el nervio ciático, pero en la mayoría de los casos estos dolores desaparecen después de pocos días y la postura elimina los efectos de este doloroso mal. En ningún caso hay que sufrir un martirio durante esta asana. Si el sufrimiento es demasiado fuerte, hay que renunciar a la postura o, por lo menos, contentarse con su fase intermedia.

Destacaremos especialmente sus efectos en las suprarrenales, esta postura actúa mecánicamente y por vía releja sobre los nervios nefríticos, lo que se traduce en aumento de la diuresis por un parte, y estimulación de las cápsulas suprarrenales por otra. Es una postura dinamizadora, por lo tanto, porque estimula la producción de adrenalina. En caso de falta de dinamismo, de falta de «arranque», la práctica de esta asana durante algunos segundos le restituirá todo su vigor. Las personas con estrés o aquellas cuyo sistema ortosimpático esté en permanente estado de sobreexcitación, es decir, las que tomen tranquilizantes bajo prescripción médica, estarán atentas a sus reacciones. Si esta postura aumentara su nerviosismo, deberán renunciar a ella. A veces esta postura, cuando se practica por la tarde, impide quedarse dormido fácilmente; en este caso hay que ubicarla en la sesión matinal o renunciar a ella.

Posición de partida

Esta posición es muy sencilla, pero hay que situar el peso del cuerpo únicamente sobre las rótulas, a fin de poder relajar no sólo las pantorrillas, muslos y nalgas, sino también el vientre y los músculos de la espalda. Obsérvese la posición de las manos.

Sin embargo, sin que esto sea incorrecto, las manos podrían colocarse en las lumbares, con los pulgares situados hacia la columna vertebral, pero sin tocarse.

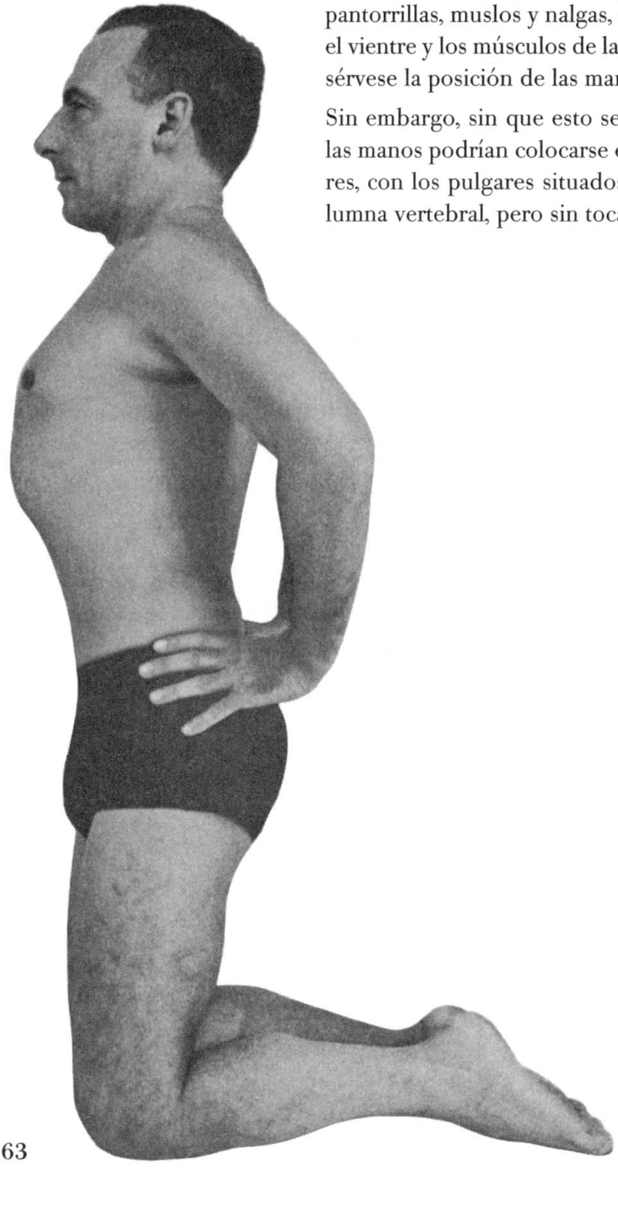

Fig. 63

Mantener los músculos de las piernas (pantorrillas, muslos, nalgas) completamente relajados, lo
que implica que el peso del cuerpo continúa apoyado sobre la rótula y, por consiguiente, que el
vientre se echa hacia delante.

Dejar que la cabeza caiga por su propio peso,
relajando progresivamente toda la musculatura
de la columna vertebral.

La columna debe desenrollarse progresivamente desde las vértebras cervicales hasta las lumbares, sin omitir ni una sola parte de ella.

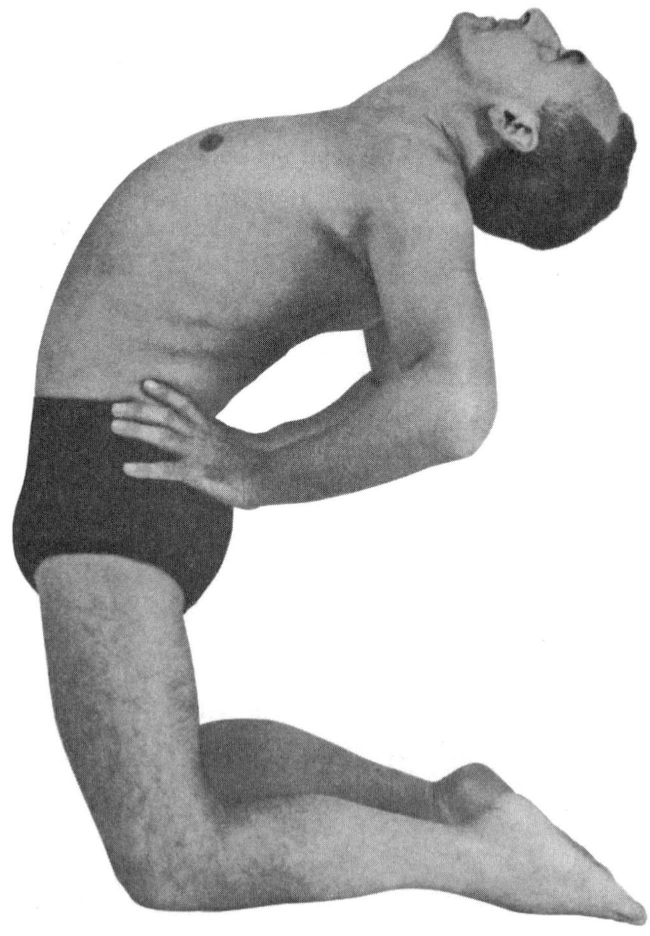

Fig. 64

Para tomar la posición final, soltar las manos de las lumbares o del sacro y apoyarlas en los tobillos.

Los brazos no sirven de soporte del cuerpo. Sólo impiden que oscile hacia delante. Actúan como tirantes, no como pilares. El peso descansa siempre en las rótulas.

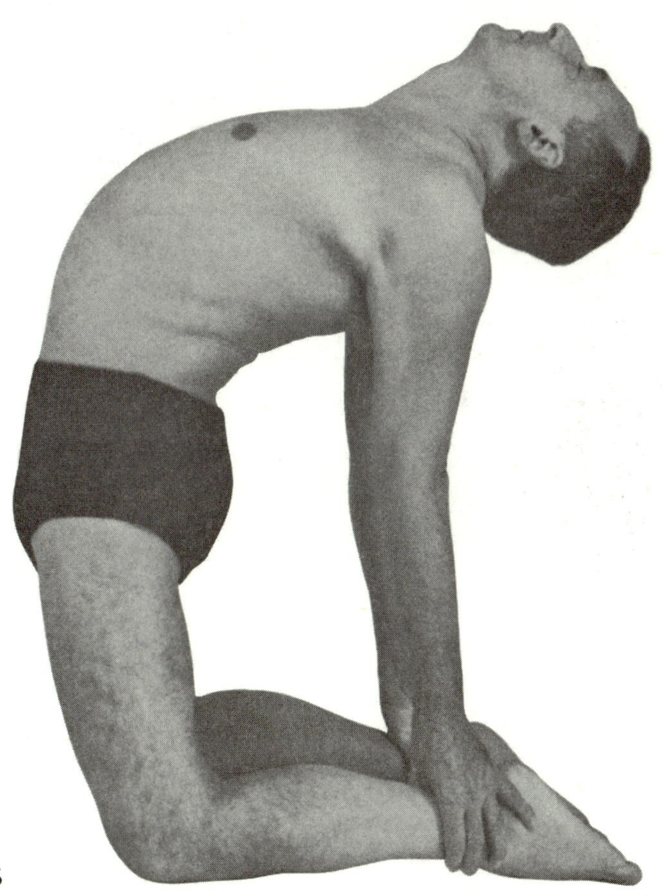

Fig. 65

Error

Los brazos sirven de apoyo al tronco. Sin embargo, se tolera esta fórmula en los principiantes.

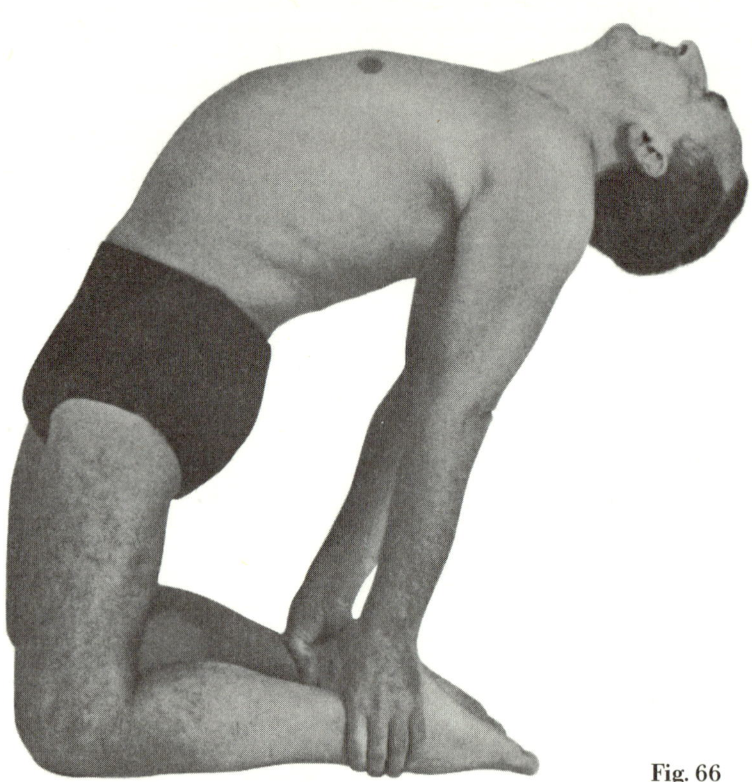

Fig. 66

Mareechyasana I

Parece que esta asana debería su nombre al sabio Mareechy, el primero que lo habría enseñado. De hecho, bien podría ser la contracción de Maha Rishi; *maha* significa «grande» y *rishi* «sabio, eremita».

Esta asana incluye diversos grados: aprenderemos primero Mareechyasana I, la forma más sencilla.

TÉCNICA

Posición de partida

La posición de partida es sencilla: basta con sentarse en el suelo con las piernas extendidas hacia delante.

Primer tiempo

Doblar primero la pierna derecha (hay que comenzar por esta pierna), después apoyar el talón derecho contra el perineo. En esta posición, la tibia está prácticamente perpendicular al suelo, la pantorrilla toca el muslo. El pie se coloca contra el muslo izquierdo.

Segundo tiempo

Inclinar ligeramente el tronco hacia delante y hacerlo girar para colocar el brazo derecho contra la pierna doblada.

Tercer tiempo

Disponiendo así de un sólido apoyo, ayudándose del brazo como palanca, iniciar una torsión de la columna vertebral hacia la izquierda, mientras que la mano izquierda enlaza el talle. Mientras que el brazo derecho se dobla, las dos manos se acercan como en la variante de Ardha Matsyendrasana; después de encontrarse, crispar los dedos para obtener la torsión máxima.

Observación: la tibia debería permanecer perpendicular al suelo.

Posición final. Fase A (torsión)

Mirar lo más lejos posible por detrás de sí, respirando profundamente. Mantenerse por lo menos durante cinco respiraciones profundas. Es la fase de la torsión.

Posición final. Fase B (flexión)

Mirar derecho al frente, es decir, en dirección a la pierna extendida. Inspirar profundamente, enderezar la espalda, después, espirando a fondo, acercar la frente a la rodilla, sin inclinar la pierna doblada. El primer objetivo será llegar a colocar la frente sobre la rodilla. Posteriormente, cuando la práctica lo permita, avanzar el mentón hacia delante y apoyarlo sobre la rótula. Hay que enroscarse alrededor de la tibia. Respirar dos o tres veces en la postura final; luego, después de una última espiración profunda, enderezar el tronco inspirando profundamente; por último, deshacer el asana y comenzar por el otro lado.

CONCENTRACIÓN

En la fase final A, concentrarse en la columna vertebral. En la fase final B, en la espiración forzada y en la contracción de los abdominales.

REPETICIÓN

Basta con una sola ejecución en el curso de su sesión.

LUGAR EN LA SERIE

Mareechyasana puede, a gusto del alumno o según el tiempo del que se disponga, reemplazar o completar Ardha Matsyendrasana: en este caso se sitúa indiferentemente antes o después de ésta. En cuanto posición de torsión, su lugar lógico está al término de la serie de flexiones hacia delante o hacia atrás.

ERRORES QUE HAY QUE EVITAR

No hay ninguna posibilidad de equivocarse en la ejecución de esta asana. Los únicos errores posibles consistirían en no llevar el pie suficientemente lejos, o en colocar mal el brazo. Durante la ejecución, el ángulo de la tibia en relación al suelo no puede variar; por lo tanto, no debe inclinarse la pierna.

EFECTOS BENÉFICOS

Mareechyasana estira y tonifica todos los músculos y ligamentos oblicuos de la columna vertebral y la torna más flexible, además de corregir su estática.

Órganos abdominales

Mientras que Ardha Matsyendrasana comprime alternativamente toda una mitad del abdomen, aquí la compresión se limita al bajo vientre. Sobre todo, la parte inferior del colon (ascendente o descendente según los casos) es la que se estimula por la presión del muslo en esta zona.

Esta postura combate el estreñimiento. El hígado y el riñón derecho reciben un masaje y se tonifican al ejecutar la postura por la derecha; el bazo, el páncreas y el riñón izquierdo, cuando se ejecuta por la izquierda

La realización de la fase B (flexión hacia delante) exige una poderosa contracción de la cintura abdominal, fortificándola, además de comprimir y masajear las vísceras. Influye favorablemente en todas las funciones orgánicas.

Columna vertebral

La torsión es, tal vez, menos poderosa que en Ardha Matsyendrasana; pero esto no es negativo, de hecho puede servir como sustituto para los que no pueden realizarla. Además, la torsión es más selectiva que la realizada por Ardha Matsyendrasana, que hace trabajar sobre todo las vértebras lumbares. La torsión de Mareechyasana se localiza en una zona más alta de la espalda. Estimula en particular los nervios espinales de la parte torácica de la columna vertebral, especialmente los que están a cargo de los mecanismos musculares de la respiración. La musculatura profunda y los ligamentos oblicuos de la columna vertebral son estirados y reforzados. La fase B (flexión hacia delante) procura, grosso modo, las mismas ventajas que Paschimottanasana, la Pinza en posición sentado.

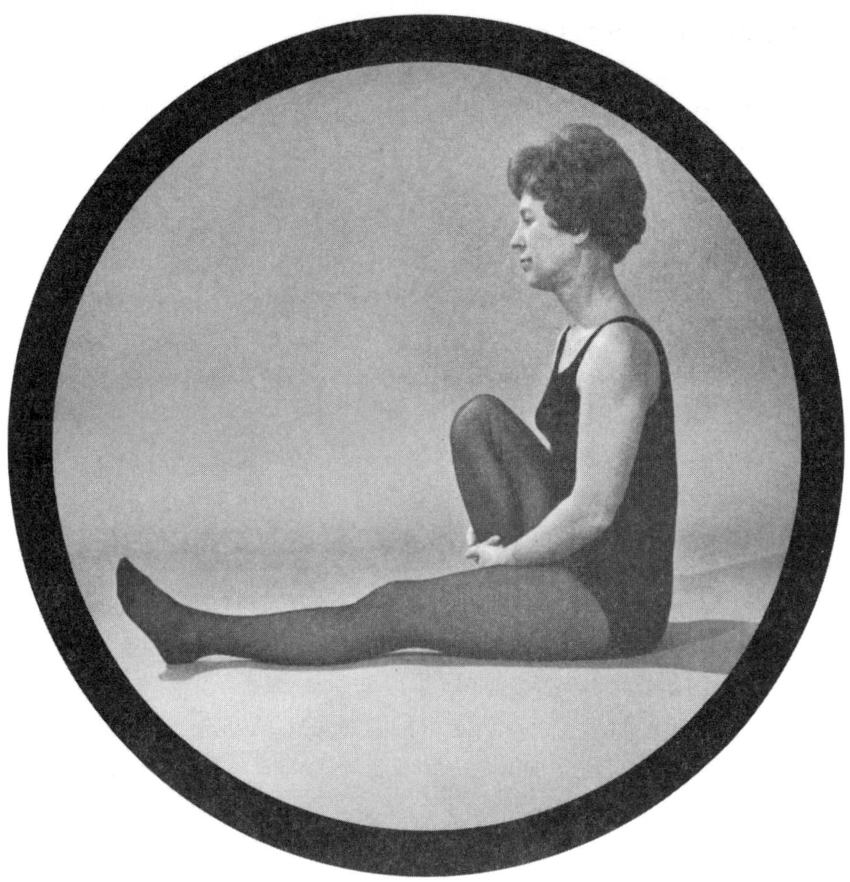

Fig. 67

Para tomar esta primera posición, basta con doblar la pierna derecha y colocar el talón contra el perineo. Respirar calmadamente.

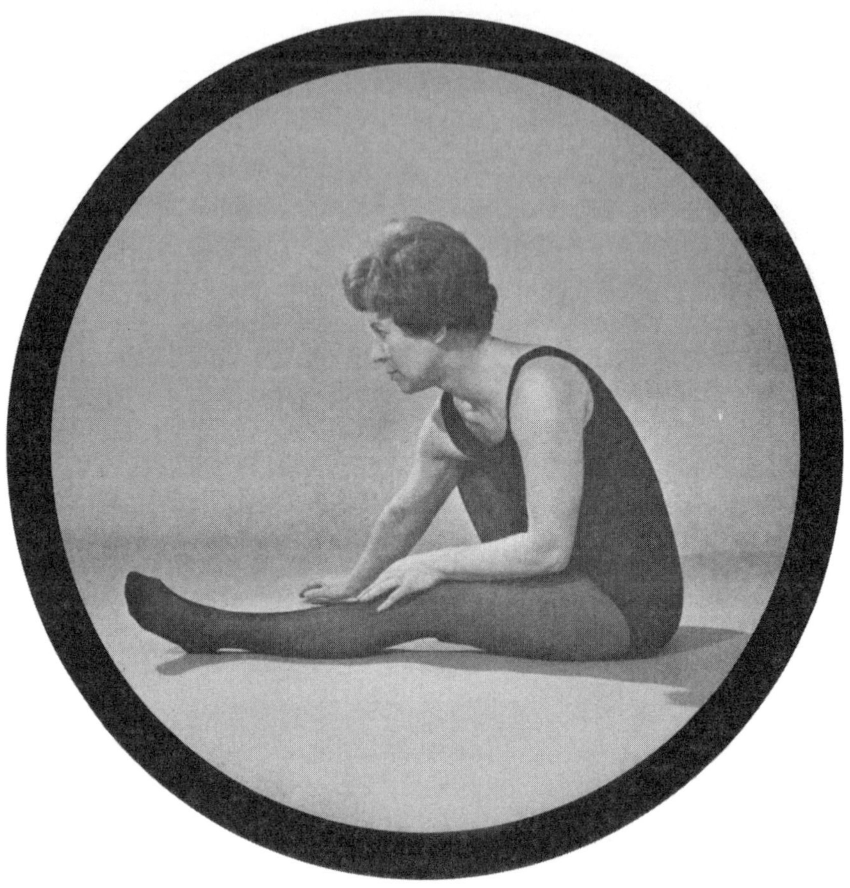

Fig. 68

Inclinarse hacia delante, deslizar el brazo derecho por delante de la rodilla derecha, lo más lejos posible, de manera que la axila se acerque a ésta lo más que se pueda, con el fin de disponer de un apoyo sólido.

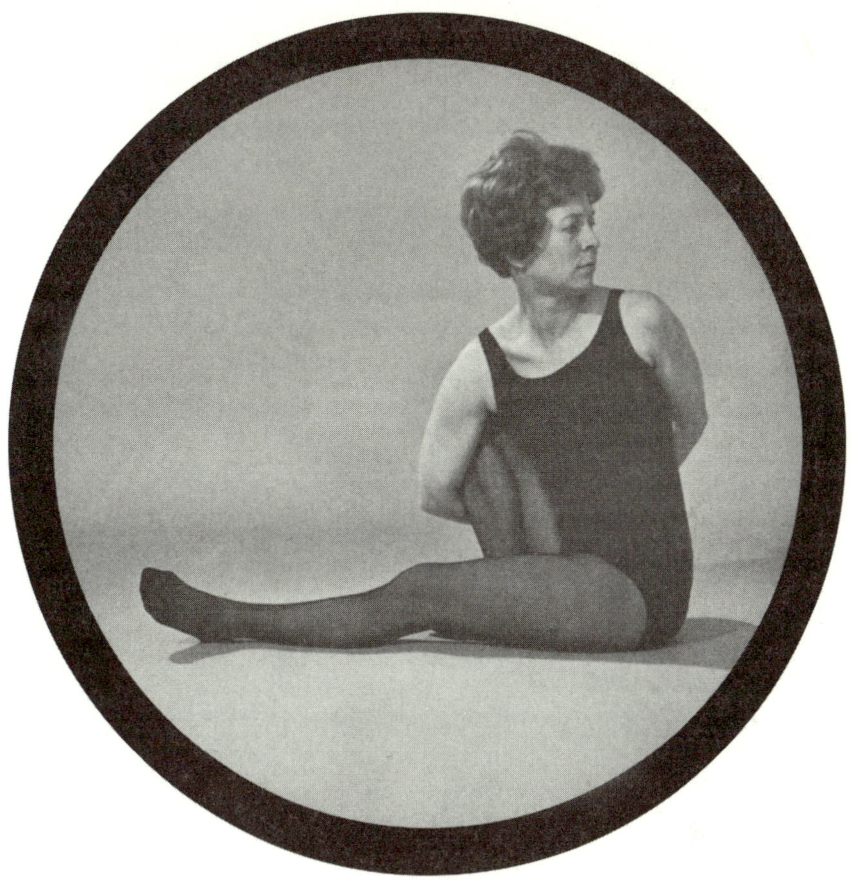

Fig. 69

MAREECHYASANA. FASE A

El brazo izquierdo enlaza el talle; la mano izquierda coge el puño derecho. La mirada se dirige lo más lejos posible hacia atrás. La rotación de la cabeza lleva al máximo la torsión de la columna. Respirar por lo menos cinco veces profundamente.

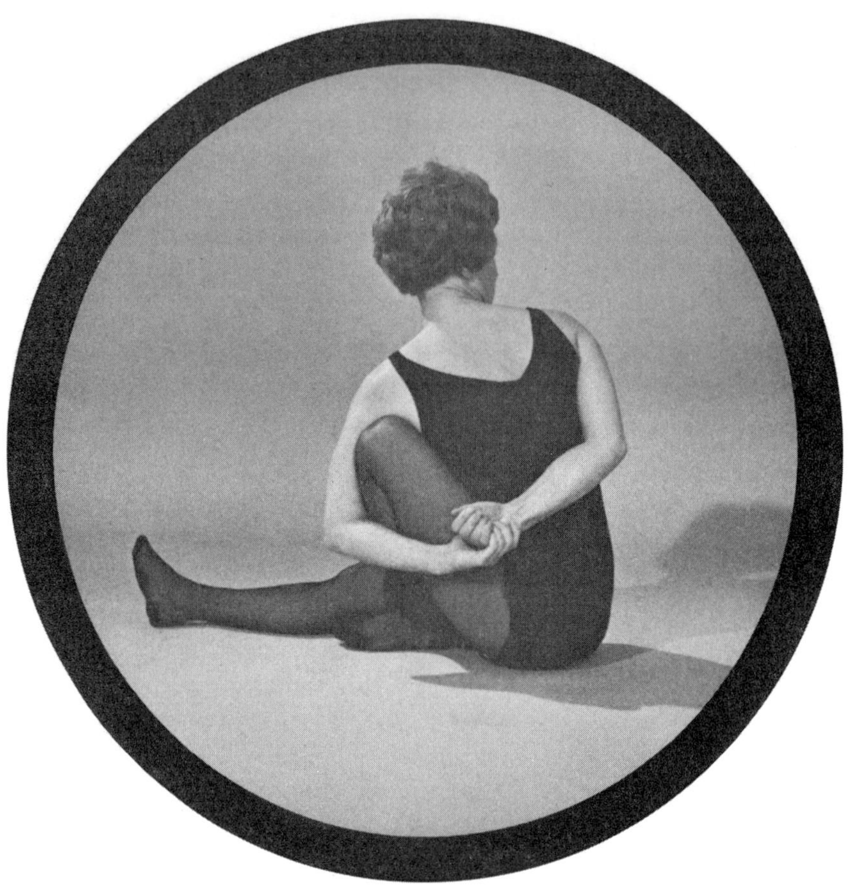

Fig. 70

MAREECHYASANA. FASE A

Ejecute el asana por el otro lado. Observe la posición de los brazos y de las manos por detrás de la espalda.

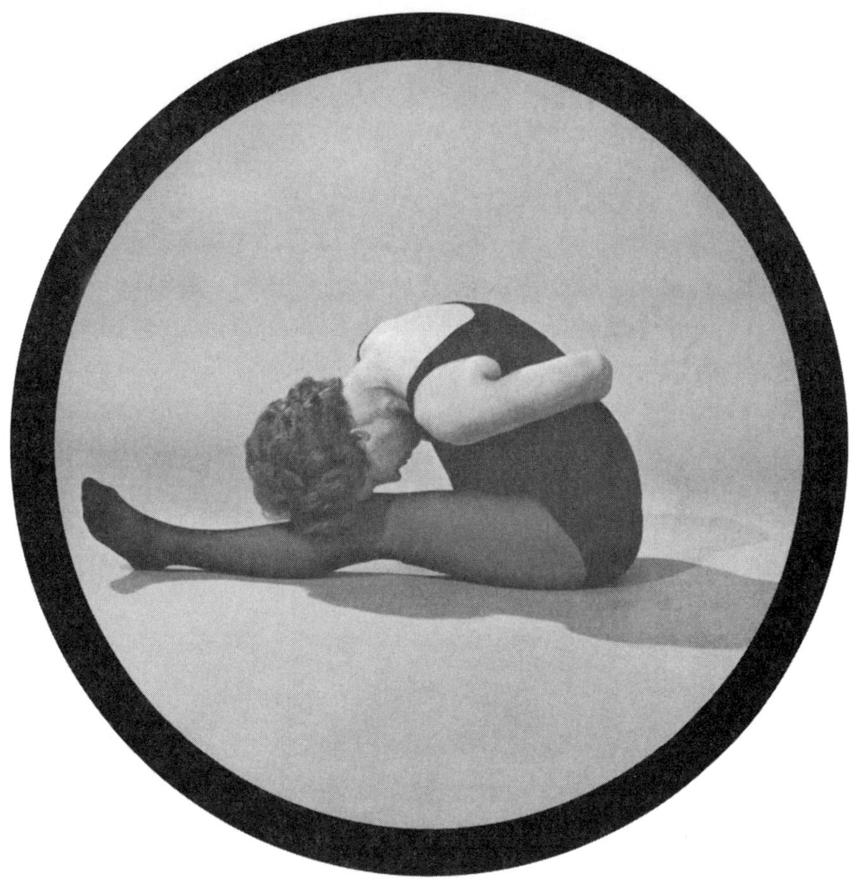

Fig. 71

MAREECHYASANA. FASE B

Espirar inclinándose hacia delante. Trate de tocar la rodilla, primero con la frente, después con el mentón. Contraer fuertemente los abdominales y respirar profundamente.

Mareechyasana II

Mareechyasana II es, simplemente, Mareechyasana I ejecutado en medio Loto, no para buscar una dificultad gratuita, sino para hacerlo más eficaz y obtener beneficios más importantes aún que los de la primera modalidad.

TÉCNICA

Posición de partida

Sentado sobre el tapiz, doblar la pierna derecha y apoyar el pie derecho sobre el muslo izquierdo (medio Loto).

Primer tiempo

Acercar el talón izquierdo a la nalga, con la planta apoyada enteramente sobre el suelo. El talón derecho toca el bajo vientre por encima del pubis.

Segundo tiempo

Enderezar el tronco, orientarlo en dirección de la rodilla derecha y colocar el brazo izquierdo contra la tibia.

Tercer tiempo y toma de la posición final. Fase A

Enlazar el talle con el brazo que ha quedado libre, mientras que las dos manos se enganchan una con otra. Mirar hacia atrás. Una tracción de los brazos provoca una torsión eficaz de la columna vertebral.

Final de la postura. Fase B

Mirar al frente; después, vaciando los pulmones, inclinarse hacia delante y apoyar la frente sobre la rodilla derecha. Respirar profundamente en esta posición.

DURACIÓN Y RESPIRACIÓN

Mantener la posición final durante 5 a 10 respiraciones.

REPETICIÓN

Volver a la posición de partida en sentido inverso a la toma de la posición y ejecutar después el asana por el otro lado.

CONCENTRACIÓN

La musculatura dorsal debe sufrir la torsión lo más pasivamente posible. Por eso hay que concentrarse en la relajación de esta musculatura, especialmente en la torsión de la región lumbar de la columna vertebral.

EFECTOS BENÉFICOS

Los efectos benéficos propios de esta variante se extienden a dos dominios particulares: la cintura abdominal y la parte lumbar de la columna vertebral (especialmente la quinta vértebra lumbar).

Cintura abdominal

El yoga no tiende a desarrollar de manera excesiva la musculatura somática; el cuerpo de los yoguis no presenta nunca esos amontonamientos de músculos que exhiben con orgullo los atletas de las revistas de *muscle building*. Sin embargo, el yoga trata de fortificar la cintura abdominal, la musculatura de la parte central del dorso y la del aparato respiratorio, en razón de su enorme importancia para el funcionamiento correcto de los órganos vitales. La variante propuesta es de una eficacia incontestable para reforzar la cintura abdominal (especialmente los músculos rectos mayores). Es posible que estos músculos estén un poco cansados al comienzo. Continúe practicando, después de algunos días de ejercicio no protestarán más.

Región lumbar

En esta postura, la región lumbar se beneficia con una torsión bastante acentuada que la vuelve más flexible y la tonifica. Ahora bien, esta región, base del edificio vertebral y esquelético, constituye a menudo uno de los puntos débiles del ser humano, bípedo provisto de una columna vertebral de cuadrúpedo. En éste, la última vértebra lumbar se contenta con ser una bisagra entre el sacro y la parte móvil de la columna vertebral: no está comprimida; en cambio en el hombre, soporta todo el peso del cuerpo (sin contar las piernas, por supuesto). Adquiere así una importancia «estratégica» excepcional. El desplazamiento de esta vértebra o el aplastamiento de su disco están en el origen de muchos dolores de espalda, sin hablar de las crisis de ciática, debidas al pellizco del nervio a esta altura. Las asanas de torsión son pues particularmente importantes.

ERRORES QUE HAY QUE EVITAR

Es imposible cometer una torpeza en la ejecución de esta asana, porque cualquier error (posición incorrecta del pie, del brazo, etc.,) la hace irrealizable.

CONTRAINDICACIONES

No hay ninguna contraindicación indicada, porque la postura es inaccesible a quienes, eventualmente, podría serle contraindicada.

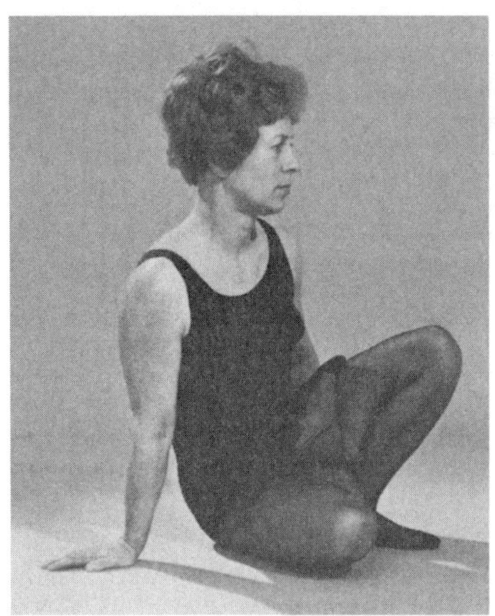

Fig. 72

Después de sentarse sobre la alfombra, el alumno dobla primero la pierna derecha, coloca el pie derecho sobre el muslo izquierdo, después dobla la pierna izquierda y acerca el talón al cuerpo (sin que tenga obligatoriamente que tocar el perineo).

Enderezar el busto antes de hacerlo girar en el movimiento siguiente.

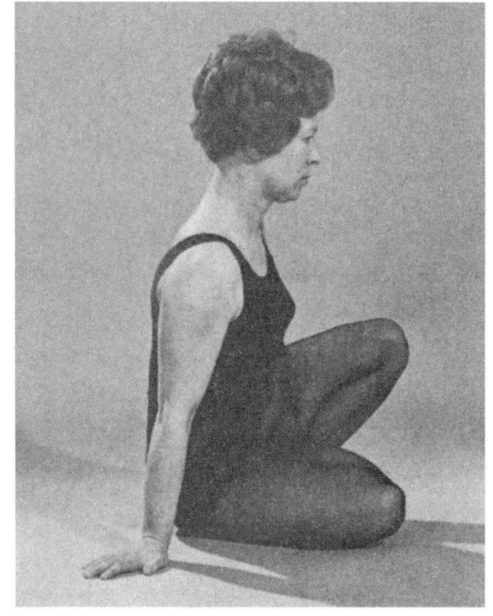

Fig. 73

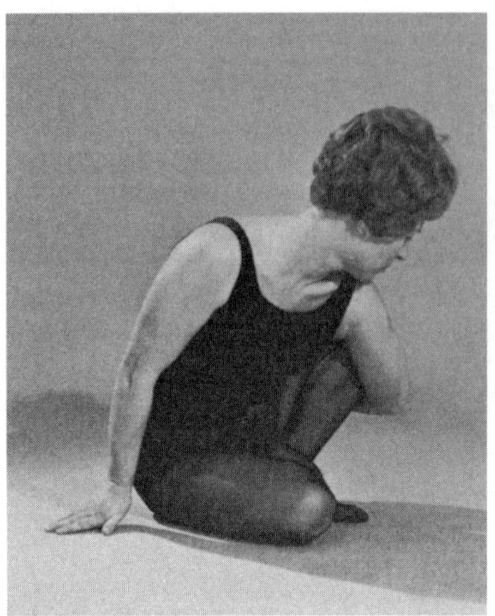

Fig. 74

El brazo izquierdo rodea la pierna izquierda. Espirando a fondo e inclinándose hacia delante, deslizar la mano izquierda lo más atrás que se pueda.

El brazo derecho enlaza el talle; la mano derecha coge la izquierda (o viceversa). Mirar lo más lejos posible hacia atrás.

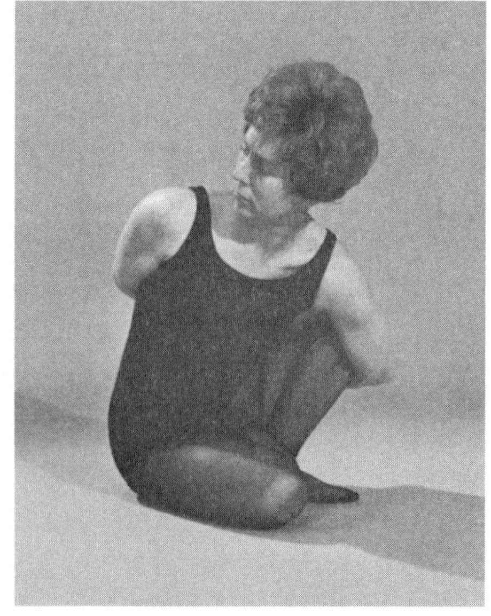

Fig. 75

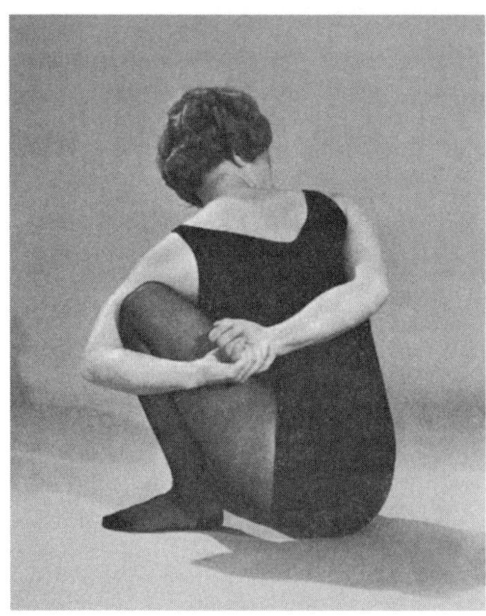

Fig. 76

Esta vista de espaldas muestra dos detalles importantes: la forma correcta de colocar el brazo izquierdo y de cogerse las manos. Las personas de constitución larga se cogerán fácilmente la muñeca izquierda (inútil precisar que es correcto).

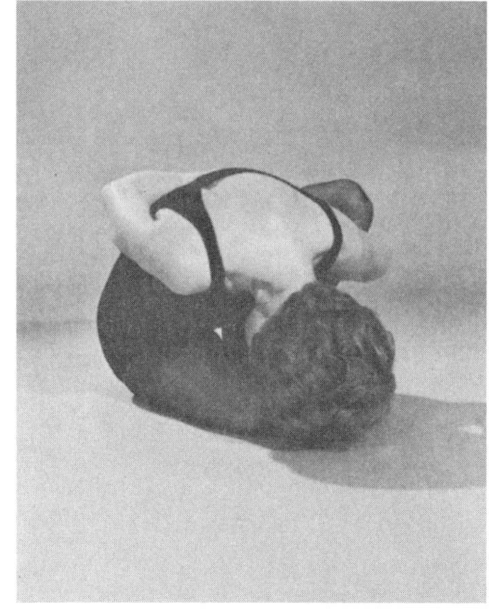

Inclinarse hacia delante espirando. Después, en esta posición, respirar lo más profundamente posible. Tratar de apoyar el mentón (y no la nariz) sobre la rodilla.

Fig. 77

Perfeccionamiento de Ardha Matsyendrasana

En mi libro anterior *Aprendo Yoga*, en la página 223 y siguientes, se describe la postura Ardha Matsyendrasana.

Modificando su posición final, es posible acrecentar notablemente la eficacia de la torsión.

TÉCNICA

Tome la postura Ardha Matsyendrasana, cuidando de repartir el peso del cuerpo sobre las dos nalgas. Si fuese necesario, inclínese ligeramente hacia delante, lo que aumenta la presión intraabdominal.

Primer tiempo

Doble el brazo izquierdo y deslícelo en el espacio libre que queda bajo la rodilla, de manera que el dorso de la mano se coloque contra la cara exterior del muslo izquierdo. La figura 78 muestra este primer tiempo. Podrá observar que este movimiento se realiza mucho más fácilmente si presta atención a repartir el peso sobre ambas nalgas, como se dijo anteriormente.

Segundo tiempo

Doble el brazo derecho y enlace el talle, acercando la mano derecha a la mano izquierda. Entrelace los dedos en un comienzo, y después, poco a poco, trate de cogerse la muñeca.

Posición final

Ya está en la posición final. La unión de ambos brazos le proporciona un aumento de potencia, que permite acentuar la torsión y hacerla más eficaz. En cada espiración, tuerza la columna un poco más, partiendo del sacro hacia arriba.

Al inspirar, permanezca inmóvil en la posición en que esté, y así sucesivamente. Cuando alcance la torsión máxima, inmovilícese y realice 10 respiraciones profundas; relaje después progresivamente el asana.

Vuelva a comenzar el mismo movimiento invirtiendo el asana.

Esta variante llega a ser incluso más confortable que la posición habitual. El alumno se siente bien en ella y permanece con gusto más tiempo que en la postura clásica. Para juzgar la diferencia de «rendimiento» haga el siguiente test: ejecute el asana por un lado según el modo ordinario, y relaje después la espalda, en espera de los acontecimientos. Percibirá muy pronto que una mitad de la espalda se calienta mucho más que la otra, lo que revela una mejor vascularización, no sólo de los tejidos que rodean la columna vertebral, sino también de los costados.

EFECTOS BENÉFICOS

Esta variante intensifica la acción de Ardha Matsyendrasana clásica, cuyos efectos resumimos a continuación.

Columna vertebral

La Torsión estira y alarga los músculos y ligamentos de la columna vertebral; se produce allí una afluencia de sangre: la espalda enrojece.

Ardha Matsyendrasana deja en buen estado la musculatura de la columna vertebral, previene las curvaturas o las hace desaparecer y genera una sensación inmediata de bienestar.

Por otro lado, por su acción sobre la columna vertebral, receptáculo de la médula espinal, flanqueada por la cadena de ganglios simpáticos, esta asana tonifica todo el organismo. Por eso los yoguis la consideran un poderoso rejuvenecedor.

A continuación se cita a Kerneiz:

«El objeto principal de esta asana es evitar la sacralización de la quinta vértebra lumbar, es decir, su soldadura con el sacro, o poner remedio a ella en cuanto comienza a instalarse. Esta inmovilización es tan frecuente que los que la padecen la consideran, por lo general, como perfectamente normal y dejan que se desarrolle sin preocuparse especialmente, hasta que adquiere la gravedad de una enfermedad característica de la vejez. Es raro en la actualidad conservar en buen estado la facultad ambulatoria pasada la cincuentena, como consecuencia de no haber mantenido flexible la columna. La hipercontracción que resulta de esta anquilosis gana insidiosamente el dominio psíquico y determina ese humor murrio y áspero tan característico de los ancianos.»

Órganos abdominales

Ardha Matsyendrasana tonifica las vísceras, comprimiendo alternativamente cada mitad del vientre. El asana actúa en primer lugar sobre el colon: su peristaltismo se acentúa. Recordemos que es preciso comprimir primero el lado derecho del vientre, a fin de actuar en el sentido del peristaltismo. Esta asana combate, por lo tanto, el estreñimiento. El colon ascendente, el hígado y el riñón derecho se estimulan en la primera mitad del ejercicio, y el colon descendente, el páncreas y el riñón izquierdo en su segunda mitad.

Glándulas endocrinas

Ardha Matsyendrasana actúa principalmente sobre las suprarrenales.

Efectos higiénicos

Los efectos higiénicos derivan de lo que precede. Ardha Matsyendrasana:

a) Tonifica el sistema nervioso simpático y revitaliza el organismo;

b) corrige las desviaciones de la columna vertebral;

c) previene los lumbagos, las contracturas lumbares e incluso ciertas formas de ciática;

d) favorece la diuresis al estimular los riñones y actúa también sobre las suprarrenales;

e) combate el estreñimiento, descongestiona el hígado y todo el tubo digestivo;

f) lucha contra la obesidad y la celulitis.

SI NO PUEDE REALIZARSE

El éxito de este ejercicio depende en gran medida de la morfología de cada uno. Las personas que tienen piernas cortas o los músculos de los muslos o del vientre voluminosos y duros, tendrán mucha dificultad para realizar con éxito este ejercicio. Si realmente está fuera de su alcance, continúe con el asana clásico.

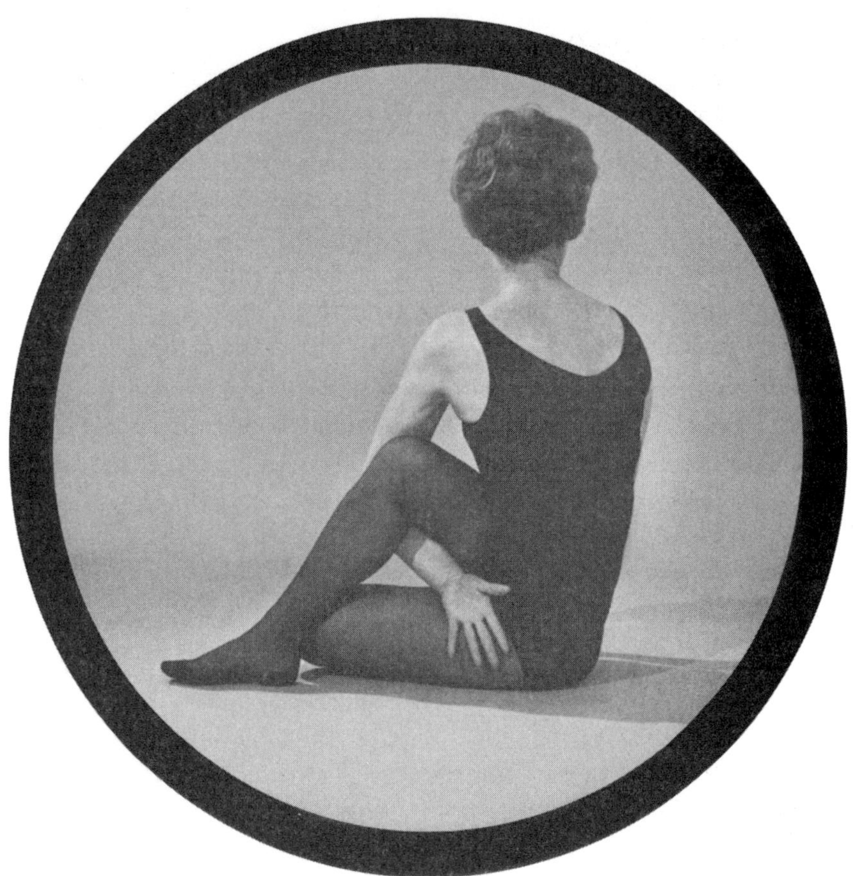

Fig. 78

Partir de la posición clásica de Ardha Matsyendrasana, deslizar después el antebrazo izquierdo bajo la rodilla derecha que está doblada. El dorso de la mano izquierda se coloca contra la cara exterior del muslo.

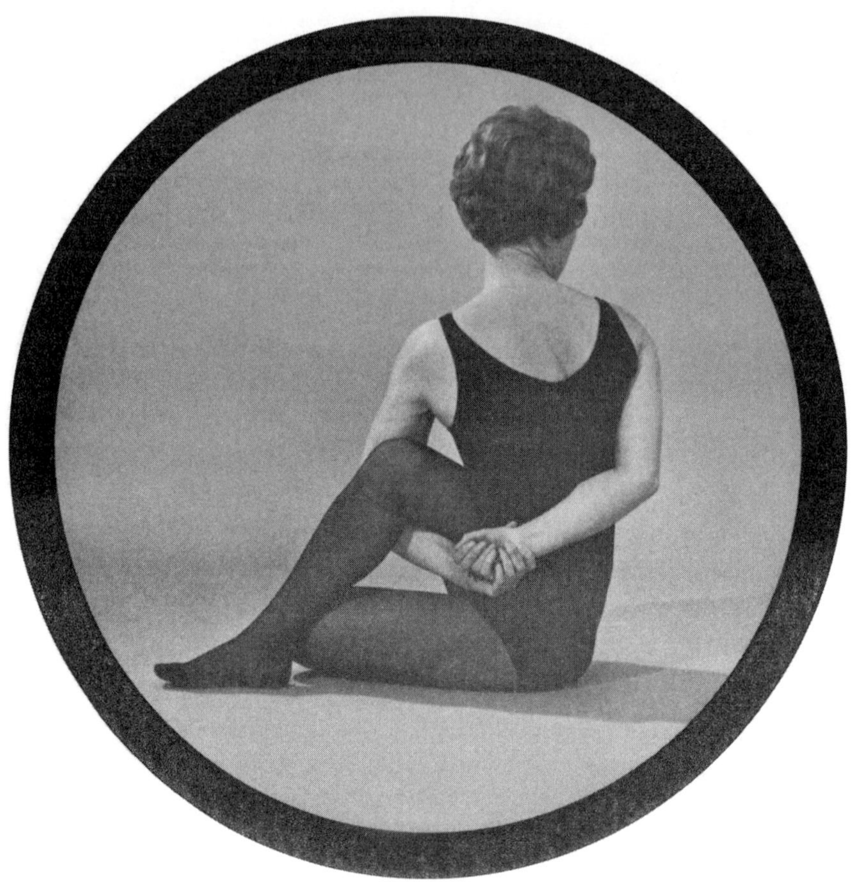

Fig. 79

El brazo derecho enlaza el talle y la mano derecha se desliza hacia la izquierda
que la está esperando. Trate de coger la muñeca. Bien «instalado» en el asana,
respirar profundamente de 5 a 10 veces. En cada espiración acentuar la torsión.
Al inspirar, por el contrario, hay que inmovilizarse.

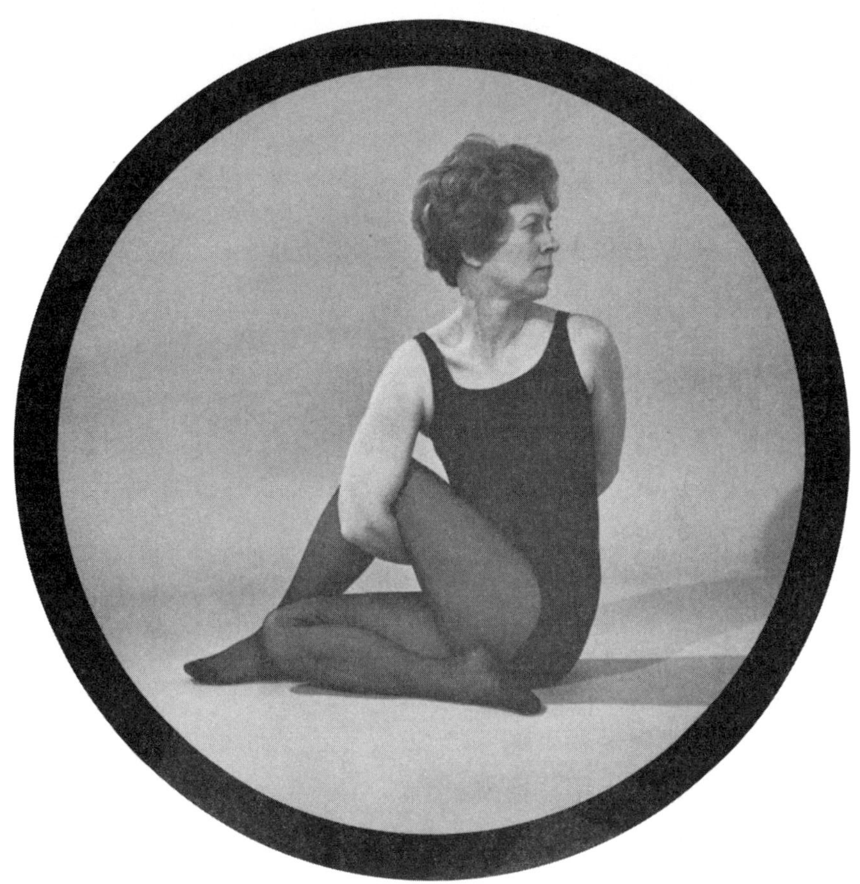

Fig. 80

Vista de la postura de frente.

Kakasana

El Cuervo

La serie Rishikesh completa incluye también un asana muy importante que, respecto a las otras, es mucho más difícil de realizar. Exige fuerza, equilibrio y, además, una musculatura dorsal muy desarrollada; se trata de la postura del Pavo Real, descrita en el capítulo siguiente. Para aprenderla sin demasiada dificultad, es conveniente practicar primero Kakasana, la postura del Cuervo, que es su mejor preparación. El Pavo Real tiene la reputación de ser inaccesible a las mujeres, lo que es falso, porque son muchas las que lo practican. Sin embargo, de un 60 a un 70% de los principiantes renuncian a ella, por lo menos temporalmente, y en esta eventualidad Kakasana puede substituirlo.

Kakasana deriva del sánscrito *kakha*, que significa «cuervo». Sin duda, los yoguis la han bautizado de este modo porque, vista la postura final de perfil, recuerda a este pájaro.

TÉCNICA

Posición de partida

Colocarse en cuclillas y poner las manos en la alfombra a unos 50 cm de distancia; las rodillas entre los codos y los pies separados unos 30 cm aproximadamente[1]. Para la posición exacta de las

---

1. Para el yoga sería tal vez muy juicioso reintroducir las antiguas medidas, el codo y el pie, lo que correspondería a la morfología de cada alumno.

manos, ver la figura 81; los brazos están ligeramente doblados. La mirada se dirige al frente.

Primer tiempo

Levantarse lo más alto posible sobre la punta de los pies, manteniendo los brazos ligeramente doblados, pues de lo contrario el equilibrio sería precario. Las rodillas están muy cerca de las axilas y las rótulas tocan los húmeros.

Durante todo el ejercicio (excepto en la fase dinámica) mirar fijamente un punto del suelo situado a unos 50 cm hacia delante. Respirar calmadamente.

Toma de posición y fase estática

Desplazar la cabeza y los hombros hacia delante para dejar en primer lugar el cuerpo en posición de equilibrio.

Al abandonar el suelo los dedos de los pies, el peso del cuerpo debe descansar sobre la base de la muñeca y sobre los dedos (la palma está ligeramente levantada y los dedos un poco doblados). En la actitud final, acercar las pantorrillas lo más que se pueda a las nalgas mediante una poderosa contracción de la cintura abdominal. Continuar respirando con normalidad, con la mirada fija en el punto escogido. Acercar los pies de manera que se toquen los dedos.

RESPIRACIÓN

Continuar respirando normalmente durante todo el ejercicio.

CONCENTRACIÓN

Debe dirigirse en mantener el equilibrio; hay que mantener el peso no sobre la palma, sino sobre la base de la muñeca.

MANTENIMIENTO DE LA POSTURA Y REPETICIÓN

Mantenerse el mayor tiempo posible y repetir el ejercicio dos o tres veces. De hecho, este «mayor tiempo posible» raras veces sobrepasará algunos segundos, como mucho algunas decenas de segundos.

Procure relajar el mayor número posible de músculos.

REGRESO AL SUELO

La vuela al suelo se efectúa en sentido inverso al de la toma de posición.

FASE DINÁMICA

En cuanto le sea familiar este ejercicio, agréguele la fase dinámica siguiente, que nunca ha sido descrita. Aunque no sea indispensable, y aunque sea bastante ardua de realizar, sin embargo es muy importante.

La indicamos para respetar nuestro principio, consistente en procurar a nuestros lectores una documentación completa, recogida de primera mano y a menudo inédita.

Es cierto que esta fase dinámica es delicada de realizar, pero esto no justifica omitir su descripción, ni menos aún no darle opción de aprenderla.

TÉCNICA

Partiendo de la posición estática final, la fase dinámica consiste en doblar los codos y acercar lentamente la nariz al suelo, a fin de recoger con los dientes un pequeño objeto puesto en el suelo, volver después lentamente a la postura estática. Esto supone un excelente control del equilibrio del cuerpo. Hay que realizar este movimiento no mediante la fuerza, sino por el desplazamiento controlado del centro de gravedad. Durante la fase dinámica, el rostro queda paralelo a la esterilla. Por esta razón, evite dirigir el cráneo hacia el suelo, porque sería imposible regresar a la postura alta (fase estática). La fase dinámica se aprende gradualmente bajando la cabeza, algunos centímetros al comienzo, y cada día un poco más. Trabajar muy lentamente y evitar los movimientos bruscos, que hacen perder el control del movimiento. Las personas que usan gafas tomarán la precaución de quitárselas antes. En previsión de un encuentro un poco rudo con el tapiz, se aconseja colocar un cojín delante.

RESPIRACIÓN

La respiración será normal e ininterrumpida.

RELAJACIÓN DE LAS MUÑECAS

Después de Kakasana, relajar las muñecas sacudiéndolas de adelante hacia atrás. El impulso proviene de los antebrazos; las muñecas se dejan muertas y descontraídas.

ENCADENAMIENTO DE KAKASANA Y DE KAPALASANA

Cuando la frente ha tocado el suelo, inclinando el tronco, el cráneo entra en contacto con el tapiz y se encuentra uno en la posición del «trípode», punto de partida para la postura sobre la cabeza (Kapalasana; cf. *Aprendo yoga*, p. 235 y siguientes).

Para el hombre occidental, siempre muy ocupado, el problema consiste no en aprender un gran número de asanas que nunca tendrá tiempo de practicar, sino en disponer de ejercicios que no alarguen demasiado la serie cotidiana. Kakasana, muy útil para preparar el Pavo Real, no merece formar parte de la sesión diaria sino en caso que sea inaccesible este último. Sin embargo, muchos alumnos occidentales lo practican diariamente como fase inicial de Kapalasana. De este modo, no le consagran más que unos segundos.

CONTRAINDICACIONES

No vemos ninguna contraindicación particular a esta asana.

EFECTOS BENÉFICOS

Articulaciones de las muñecas

Kakasana es incomparable para devolver la flexibilidad a las muñecas que se han vuelto rígidas.

Órganos abdominales

Por el hecho de llevar los pies lo más cerca posible de las nalgas, la cintura abdominal se contrae fuertemente, lo que la fortifica y, además, tonifica los órganos abdominales.

Circulación sanguínea

La sangre afluye abundantemente hacia la cabeza. La irrigación del cerebro es, sin embargo, mucho menos importante que en la postura sobre la cabeza o en Sarvangasana, lo que puede ser buscado en ciertos casos.

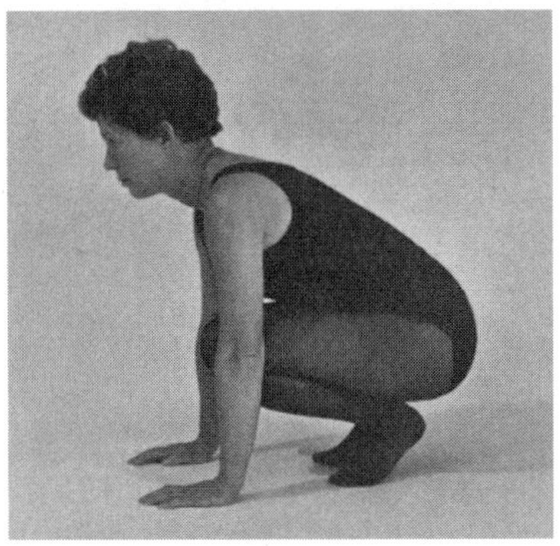

Fig. 81

Posición de partida

Los brazos están ligeramente doblados y las manos colocadas sobre el suelo en la perpendicular de las rodillas.

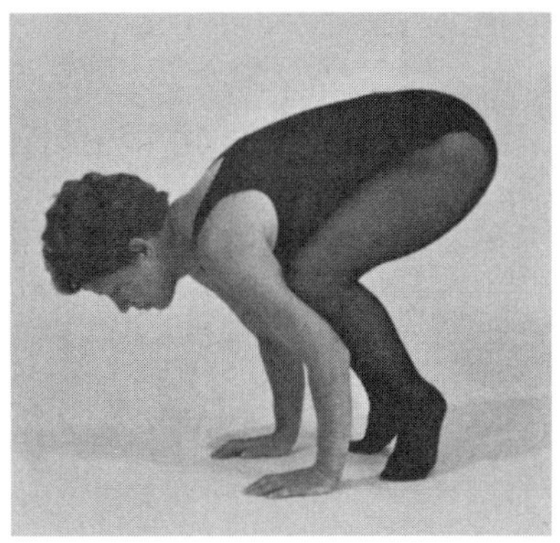

Fig. 82

Las rodillas se elevan lo más alto que se pueda, casi bajo las axilas.

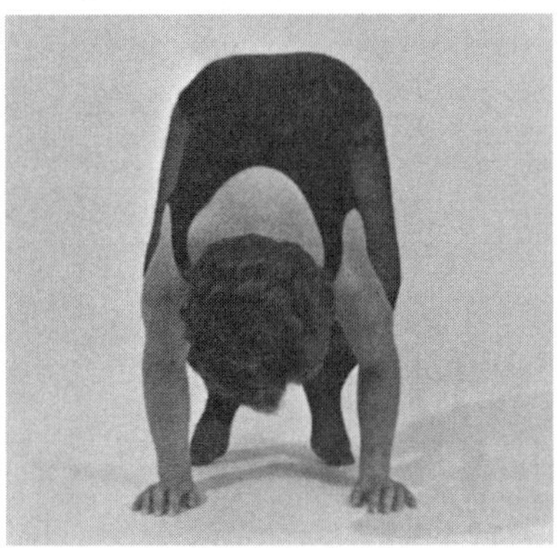

Fig. 83

Posición de partida vista de frente.

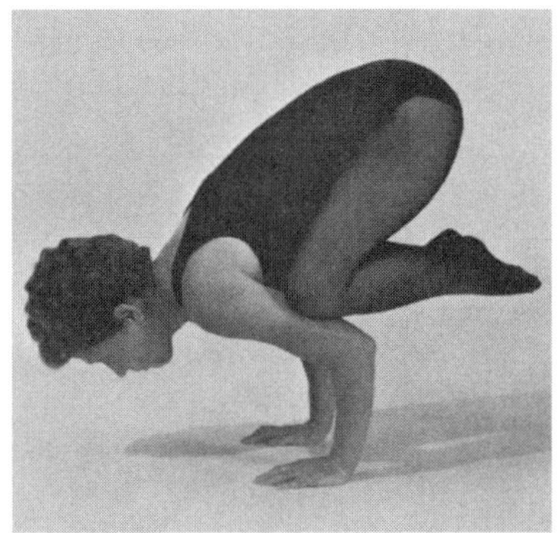

Fig. 84

Postura estática. Los dedos de los pies están unidos y los pies se han acercado a los muslos. El peso del cuerpo descansa exactamente en el nacimiento de la muñeca y no en medio de la palma o sobre los dedos, lo que exigiría un esfuerzo muy grande. Obsérvese que los bíceps están descontraídos: hay que mantenerse por el equilibrio y no por la fuerza.

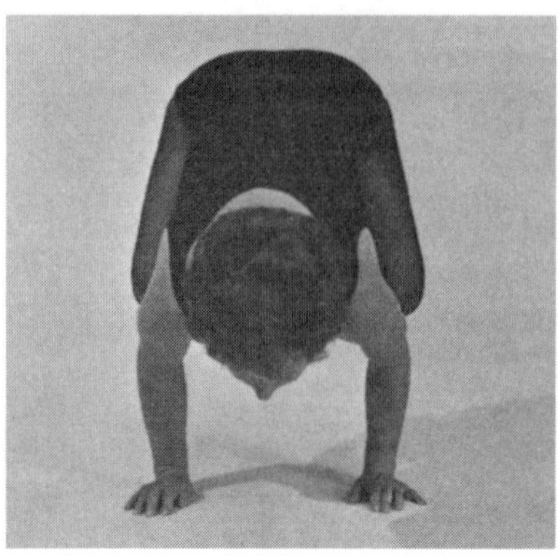

Fig. 85

La misma posición vista de frente.

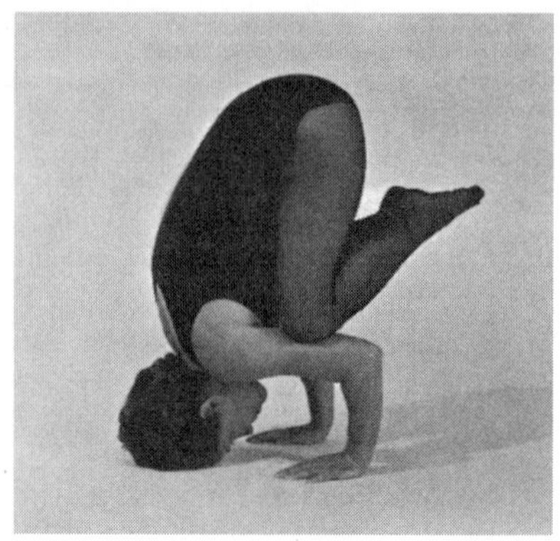

Fig. 86

Fin de la fase dinámica. La frente ha descendido lentamente hacia el suelo y el alumno se dispone a recoger con los dientes un lapicero colocado sobre el suelo. Volver lentamente en sentido inverso a la postura estática.

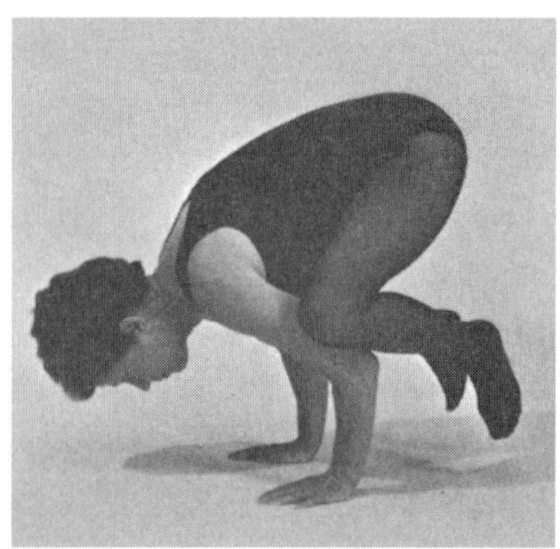

Fig. 87

Esta foto ilustra dos errores frecuentes, que reducen en mucho la eficacia del ejercicio: a) los dedos de los pies están separados; b) las rodillas están mal colocadas: la rótula no esta suficientemente elevada en dirección a la axila. La cara interior de la rodilla, en lugar de la rótula, es la que está en contacto con el brazo.

Como consecuencia, el peso del cuerpo descansa en los dedos, los abdominales no están contraídos y, finalmente, la fase dinámica es así muy difícil, si no imposible, de realizar.

Mayurasana

El Pavo Real

Mayur significa «pavo real» en sánscrito. Mayurasana debe su nombre al hecho de que el cuerpo, visto de perfil en esta posición, recuerda a un pavo real arrastrando su larga cola. Tal vez haya una razón suplementaria para llamarla así: si se tiene éxito, es el Pavo Real (*paon*, en francés); si se fracasa, es el catapum (*pan*, en francés). Los yoguis no habían previsto esto, pero seamos serios y conozcamos su técnica.

¿QUÉ DICEN LOS ANTIGUOS TEXTOS?

Mayurasana y sus efectos están descritos en el Hatha Yoga Pradipika, I 32/3: «Coloque las palmas sobre el suelo y el ombligo sobre los codos; ponga enseguida el cuerpo en equilibrio. El cuerpo debe extenderse como un bastón. Esto se llama Mayurasana, que destruye las enfermedades y todos los desórdenes abdominales, así como los que provienen de irregularidades de secreción, de mucosidades, de la bilis y de aires. Mayurasana hace digerir los alimentos (aún tomados en exceso), aumenta el apetito y destruye los venenos mortales».

Gheranda Asmita II, 29-30, da una descripción similar, pero precisa que las piernas deben permanecer cruzadas en la posición del Loto, lo que los yoguis modernos llaman «Lolasana», la postura del Cangrejo.

El carácter sumario de estas descripciones indica que estos tratados deben considerarse como compendios; sin embargo, son muy valiosos. Como de costumbre, vamos a detallar a fondo su técnica.

TÉCNICA

Mayurasana requiere muñecas elásticas, sentido del equilibrio y también fuerza.

Posición de partida

Arrodillarse y colocar las manos en el suelo, con los «talones» de las palmas (es decir, los huesos del carpo) en la misma línea de las rodillas, que están separadas. Las manos se dirigen hacia atrás.

Los meñiques y los bordes de las manos se tocan, a fin de poner en contacto las muñecas.

Importante: hay que subir los hombros para facilitar el acercamiento posterior de los codos.

Primer tiempo

Inclinar el busto hacia delante, mirando a lo lejos. Acercar los codos al máximo; para que la postura fuese perfecta, deberían tocarse. Al comienzo es casi imposible. Colocar la región del ombligo entre los codos. Durante el aprendizaje puede ser útil servirse de un cinturón (ver fotografías).

Segundo tiempo (sólo durante el aprendizaje)

El segundo tiempo consiste en apoyar la frente en el suelo mirándose las manos (en la postura clásica, los codos soportan el peso del cuerpo desde el comienzo; el cuerpo se despliega progresivamente hasta la posición completa, sin intermediario).

Tercer tiempo

Estirar primero la pierna izquierda y colocar los dedos del pie apoyados en el suelo. Proceder de la misma forma con la otra pierna. Las rodillas y los tobillos se tocan, mientras que la frente permanece en el suelo. De este modo el cuerpo forma un puente con los antebrazos como apoyo central y dos puntos de contacto en las extremidades: la frente y los pies.

Posición final

La posición final se toma suprimiendo estos dos puntos de contacto. Para ello es preciso:

a) Levantar la cabeza del suelo y mirar un punto fijo enfrente. Respirar con normalidad;
b) levantar enseguida los pies y las piernas del suelo para «hacer la plancha» sobre los codos, pero sin impulsarse.

Si teme una caída, coloque un cojín frente a usted: es menos peligroso y más sabio.

Si está desaconsejado recurrir al impulso o a la fuerza, ¿cómo hay que proceder para tomar la postura final sin impulso ni esfuerzo?

De la siguiente manera: los dedos de los pies empujan ligeramente el cuerpo hacia delante para situar el centro de gravedad en la vertical de las palmas de las manos. Hay que apoyarse en los «talones» de las palmas y no en la mano entera. Los antebrazos, que estaban perpendiculares al suelo, se colocan entonces en un ángulo de aproximadamente 70° en relación a la alfombra; de este modo las dos mitades del cuerpo se equilibran sobre los codos. Una vez que se alcanza este equilibrio, basta un ligero empuje de la punta de los dedos para levantar los pies del suelo. Al comienzo será necesario un cinturón para evitar que los codos resbalen, al no estar suficientemente cerca del centro del cuerpo, produciéndose así la caída.

Una vez que los dedos de los pies han abandonado la alfombra, el cuerpo debe formar una línea recta paralela al suelo. Para obtener este resultado hay que levantar la frente, a fin de que los pies no suban demasiado arriba. Tense la espalda, junte las rodillas, no doble las piernas: ¡Mayurasana no es una posición de reposo!

RESPIRACIÓN

En principio, habría que respirar con normalidad durante el asana: Shundar Goswami lo indica expresamente. En la práctica, es imposible al comienzo, y no es un drama si usted retiene el aliento. Más tarde, cuando haya adquirido suficiente equilibrio y soltura, podrá respirar con toda normalidad durante el ejercicio.

CONCENTRACIÓN

Debe dirigirse al movimiento mismo.

DURACIÓN Y REPETICIÓN

Mantenerse durante el mayor tiempo posible, lo que no representa, en ningún caso, sino algunos segundos. Los alumnos bien ejercitados se mantienen durante un minuto. Alain Daniélou, en *Yoga, méthode de réintégration*, indica una duración de ocho minutos antes del acto de purificación de los intestinos (Basti). Semejante ejercicio parece fuera de las posibilidades del hombre occidental.

Después de haber mantenido la posición durante algunos segundos y haber descansado algunos instantes, rehacer el ejercicio por segunda vez, e incluso una tercera.

Nota: Mayurasana produce sus efectos más intensos durante el reposo que le sigue. Durante el asana, el bloqueo de la aorta abdominal interrumpe prácticamente la afluencia de sangre hacia el bajo vientre y las piernas. En cuanto termina la postura, la sangre afluye abundantemente a estas zonas.

ERRORES QUE HAY QUE EVITAR

Los más habituales son:

a) Al comenzar, colocar las palmas delante de la línea de las rodillas;
b) no dirigir los dedos de las manos hacia atrás o no mantener las muñecas suficientemente separadas;
c) colocar los codos hacia los costados y no en el centro del abdomen;
d) tratar de ejecutar el asana sin desplazar el centro de gravedad hacia delante;
e) no colocar el cuerpo paralelo al suelo;
f) no juntar las rodillas (puesto que el cuerpo debe formar una sola línea recta).
g) doblar las piernas;
h) mirar al suelo.

LUGAR EN LA SERIE

En la serie Rishikesh, Mayurasana se ejecuta inmediatamente después de la Torsión.

EFECTOS BENÉFICOS

Generalidades

Los efectos de Mayurasana nacen principalmente de la compresión de la aorta abdominal, a consecuencia de la penetración de los codos en la región umbilical. Esto modifica profundamente la circulación sanguínea, a lo que se agrega el aumento de la presión intraabdominal en la zona del plexo solar. Analicemos ahora estos efectos.

Estómago, hígado, bazo

La compresión de la aorta abdominal hace derivar la circulación sanguínea hacia el estómago, el hígado y el bazo. Swami Sivananda le atribuye efectos favorables sobre la digestión. Si a consecuencia de una comida demasiado copiosa, la digestión no ha terminado después de cuatro o cinco horas, Mayurasana arregla la cuestión en algunos instantes. Swami Sivananda asegura que Mayurasana combate la dispepsia. En cuanto a la estancaciones sanguíneas en el bazo y en el hígado, Mayurasana las disipa en un abrir y cerrar de ojos. El asana suprime la pereza hepática y desobstruye la vesícula biliar. También combate la aerofagia.

Intestinos delgado y grueso

La actividad de estos órganos se estimula, aunque de manera menos directa. Mayurasana lucha así contra el estreñimiento.

Región renal

El aumento de la presión intraabdominal se transmite hasta los riñones, estimulándolos. Mayurasana actúa también sobre las suprarrenales; el aumento de producción de adrenalina la convierte en un ejercicio dinamizador de primer orden.

Según Swami Sivananda, Mayurasana actuaría incluso sobre la diabetes, tonificando el páncreas y activando la producción de insulina a través de los islotes de Langerhans. Sin duda, habría que hacer una restricción: los diabéticos son, por lo general, obesos e incapaces de realizar esta postura.

Mayurasana también reduce las hemorroides.

Plexo solar

Los codos comprimen y estiran toda la región solar y, por el estímulo del plexo solar que resulta de esto, Mayurasana influye indirectamente en algunos órganos que no se ven afectados por la postura. De hecho, toda la actividad orgánica se estimula.

Pulmones y corazón

Los beneficios del asana no se limitan al abdomen. La presión del aire aumenta en los pulmones, desplegando los alvéolos. El corazón se fortifica por la compresión de la aorta abdominal y por la resistencia así creada a los impulsos cardíacos.

Anotemos también una importante afluencia de sangre hacia el cerebro.

Musculatura

Mayurasana fortifica la musculatura de la espalda, a la que afluye sangre nueva, especialmente durante la relajación que sigue obligatoriamente a esta asana. Se manifiesta allí una agradable sensación de calor. La columna vertebral y todos los filamentos nerviosos que emergen de ella se benefician también con la práctica de esta postura.

CONTRAINDICACIONES

Es evidente que los trastornos graves del aparato digestivo (úlcera de estómago, gastritis pronunciada, etc.) constituyen contraindicaciones. Ante la duda, consulte a su médico. Por lo demás, el sentido común impide practicar este ejercicio a quienes les sería nefasto hacerlo. Creemos también en la «selección natural»: este ejercicio requiere fuerza, y aquellos a quienes la postura podría serles desfavorable están imposibilitados físicamente de realizarlo. Los cardíacos deberán ser muy prudentes.

RELAJACIÓN

Después de Mayurasana, hay que relajarse durante un minuto aproximadamente en la postura de Sarvangasana y hacer respiraciones yóguicas profundas.

PARA APRENDER

Un último «truco» para aprender la postura: muchas personas lograrán realizar Mayurasana más fácilmente si practican con las manos puestas en el borde de una silla o de una mesa baja, antes de trabajar en el tapiz.

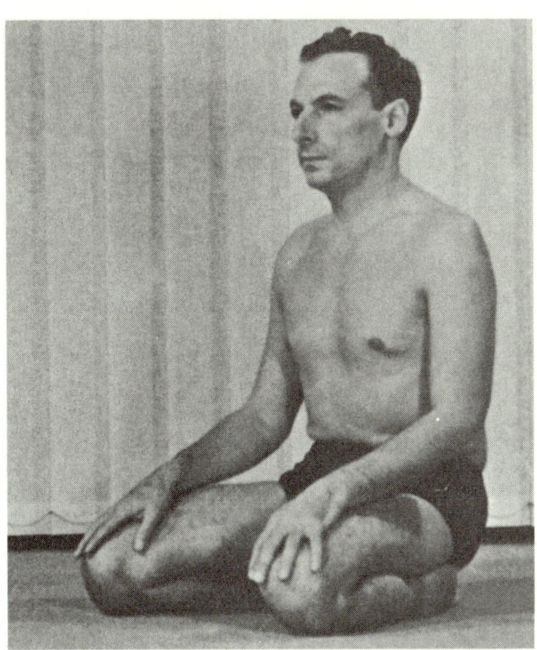

Fig. 88

Posición de partida

En Vajrasana, con las
rodillas separadas.

Apoyar el carpo —el
«talón» de la palma de
la mano— en la línea
de las rodillas, los pul-
gares hacia fuera y las
muñecas en contacto.

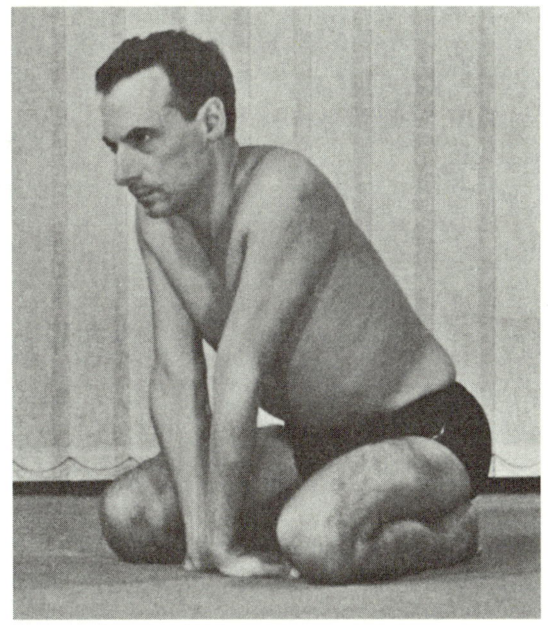

Fig. 89

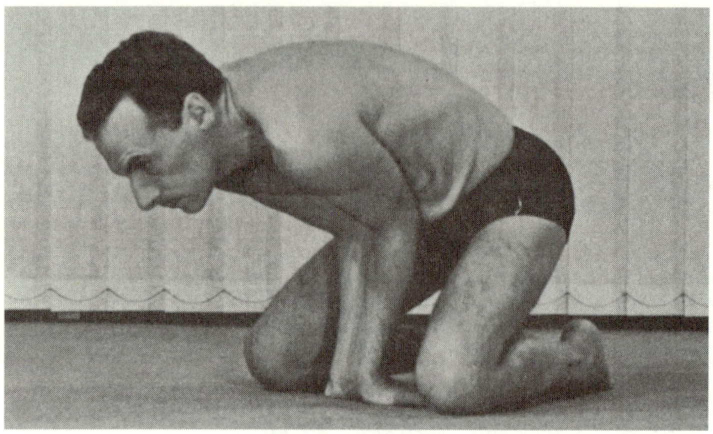

Fig. 90

Inclinarse hacia delante; colocar el epigastro contra los codos (muy juntos). Los antebrazos deben estar en contacto a todo lo largo. Mirar hacia el frente. Respirar con normalidad.

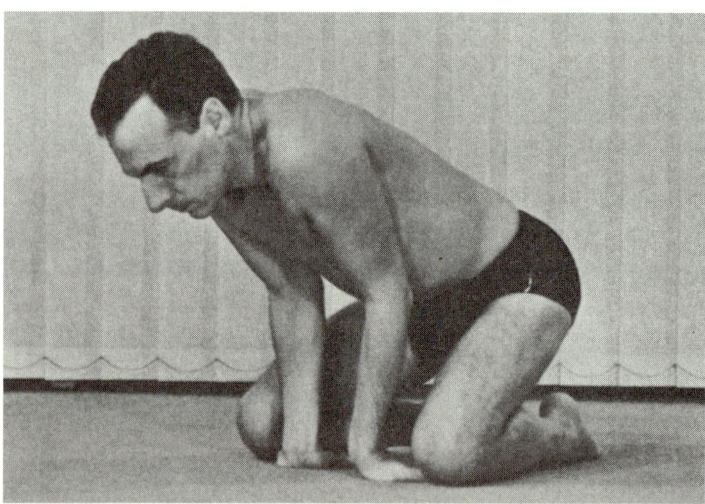

Fig. 91

Error

Por estar las manos muy separadas, los codos si sitúan hacia los costados y no en la boca del estómago. Es fácil caerse de este modo, porque los codos van a deslizarse hacia el exterior en el momento de tomar la posición.

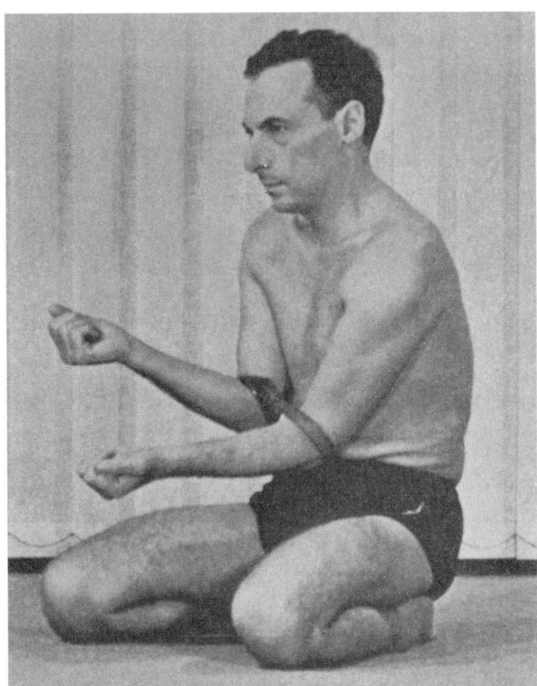

Fig. 92

Es más cómodo, al comienzo, ayudarse con un cinturón para impedir que los codos se separen. En esta fase pueden estar éstos un poco separados. A medida que se progrese, apretar el cinturón un punto hasta que se toquen los codos.

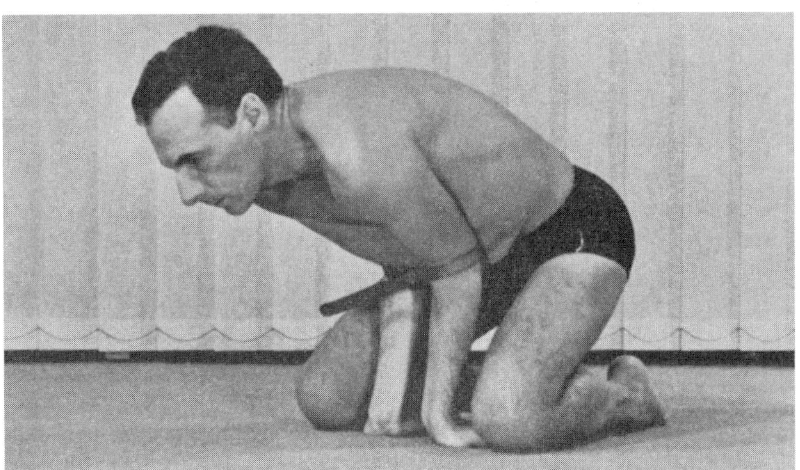

Fig. 93

La partida es la misma que sin el cinturón; se tolera que las palmas estén un poco separadas para facilitar el equilibrio.

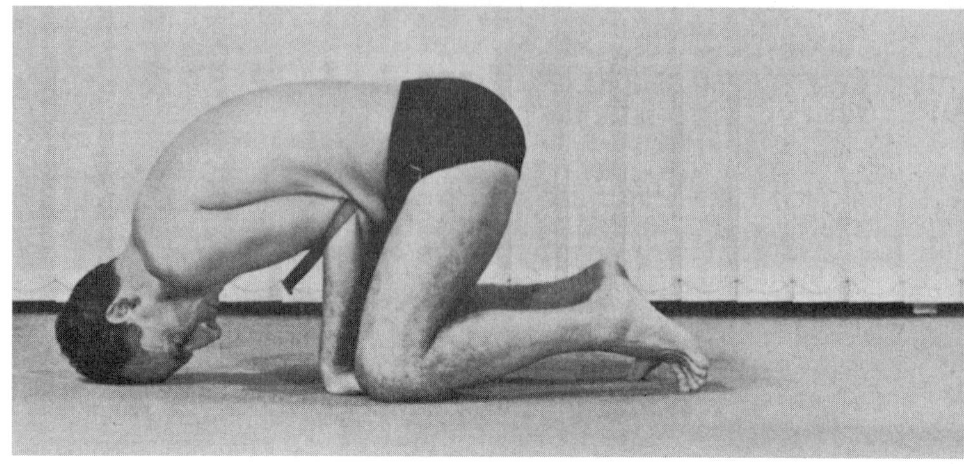

Fig. 94

Primera fase del asana: las manos pueden colocarse un poco más adelante de la línea de las rodillas sin inconveniente notable.

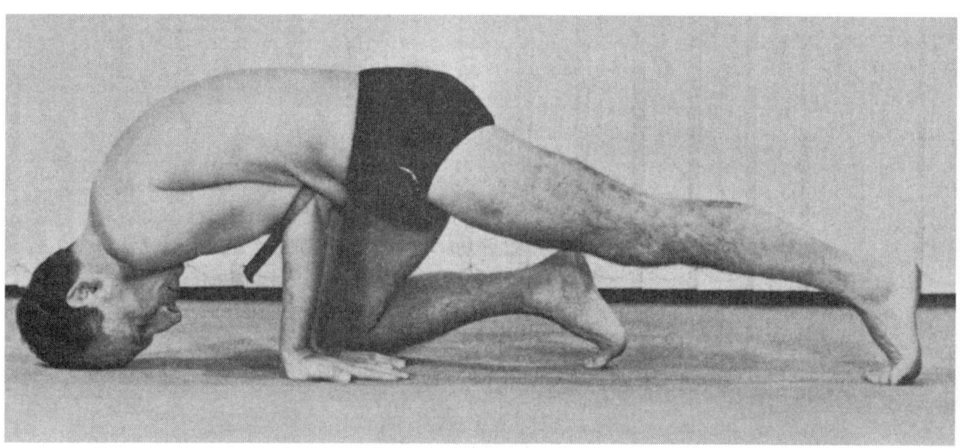

Fig. 95

Dejar la frente en el suelo y estirar una pierna hacia atrás, de manera que el pie toque el suelo con la parte blanda de los dedos.

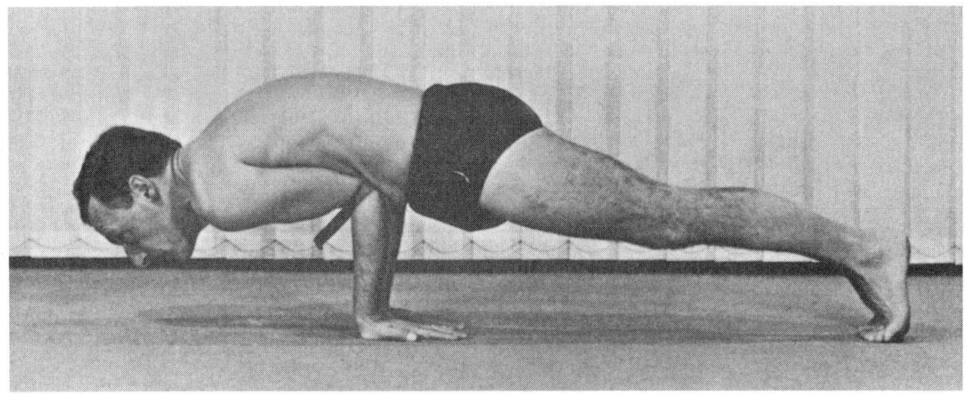

Fig. 96

Estirar la otra pierna con las rodillas juntas, y levantar la cabeza mirando hacia el frente. En este momento los antebrazos están perpendiculares al suelo. En esta posición, la balanza se inclina hacia el lado de las piernas; sería imposible levantarlas, por lo tanto, sin desplazar el centro de gravedad hacia delante.

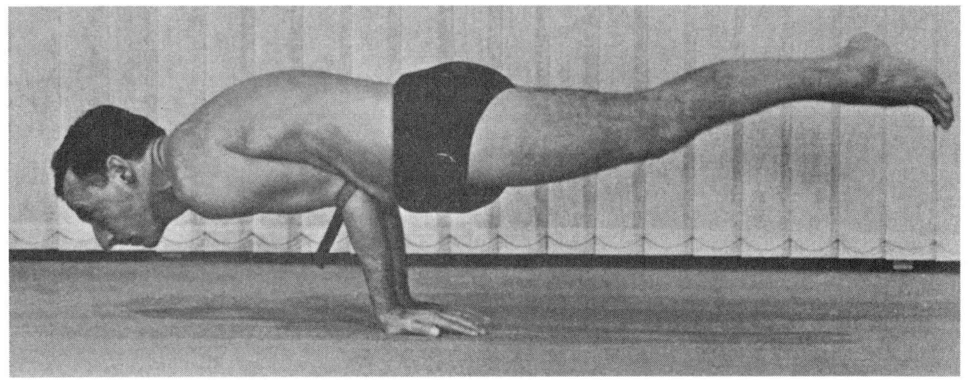

Fig. 97

Por haber sido desplazado el centro de gravedad hacia delante, los antebrazos están inclinados en relación al suelo. Cuando esté el cuerpo en equilibrio, basta un ligero empujón con la punta de los dedos para levantar los pies del suelo. Mantener las rodillas juntas; no doblar las piernas. Poner tensos los músculos de la espalda y mirar hacia el frente, a fin de que el cuerpo permanezca paralelo al suelo formando una línea lo más recta posible. La presión intraabdominal aumenta. Continuar respirando con normalidad en la medida de lo posible.

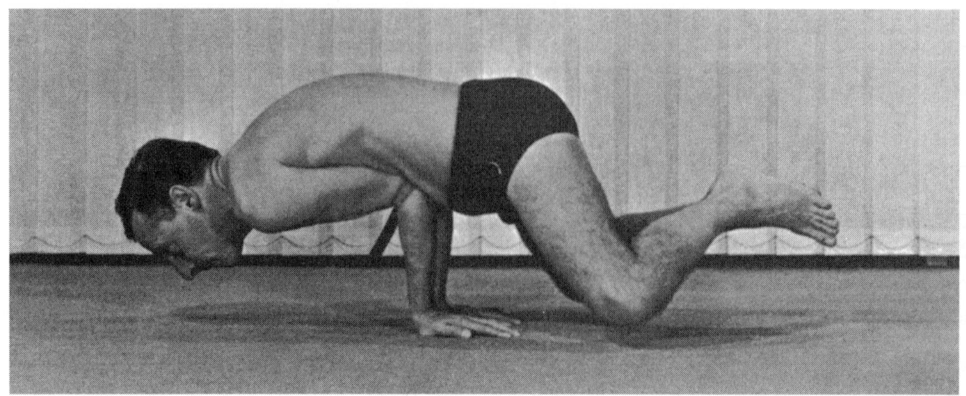

Fig. 98

Al deshacer la postura, doblar las piernas y separar las rodillas. Los antebrazos vuelven a la perpendicular; colocar las rodillas en el suelo y relajarse.

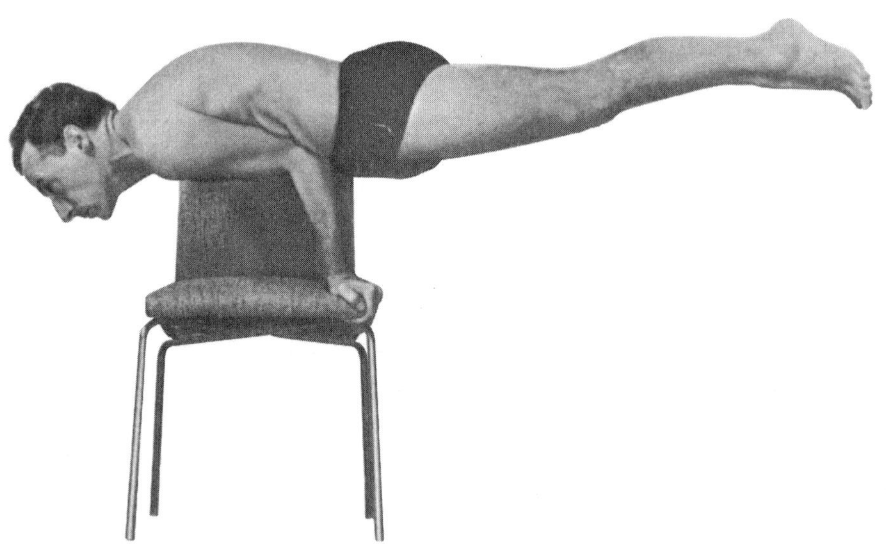

Fig. 99

A menudo resulta más fácil aprender Mayurasana sobre el borde de una silla o de una mesa baja que sobre el suelo mismo.

Cuando pueda ejecutar Mayurasana sin ayuda del cinturón, le será fácil aprender la técnica. En efecto, la posición del asana debe tomarse, en correcto yoga, sin pasar por las posiciones intermedias (apoyo de los pies o de la frente en el suelo) como durante el aprendizaje.

En la práctica clásica, desde la partida el cuerpo se encuentra en equilibrio sobre los antebrazos; progresivamente el tronco se desplaza hacia delante, mientras que las piernas, simétricamente, se estiran hacia atrás.

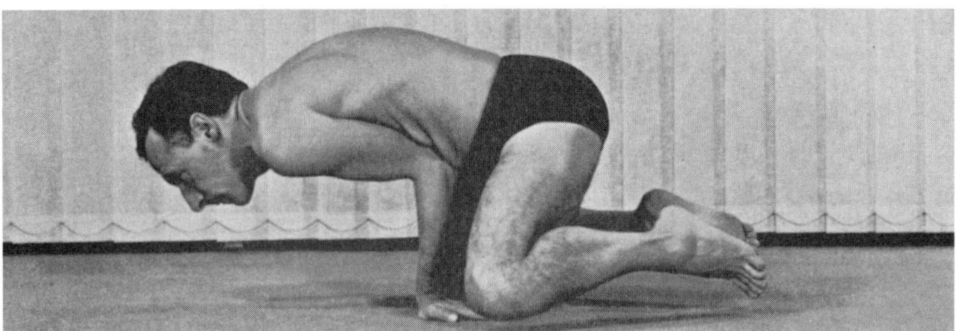

Fig. 100

Desde la partida, el peso del cuerpo descansa enteramente en los antebrazos, con las palmas como único punto de contacto con el suelo. Los pies se encuentran separados unos 20 cm entre sí, y las rodillas están mucho más separadas.

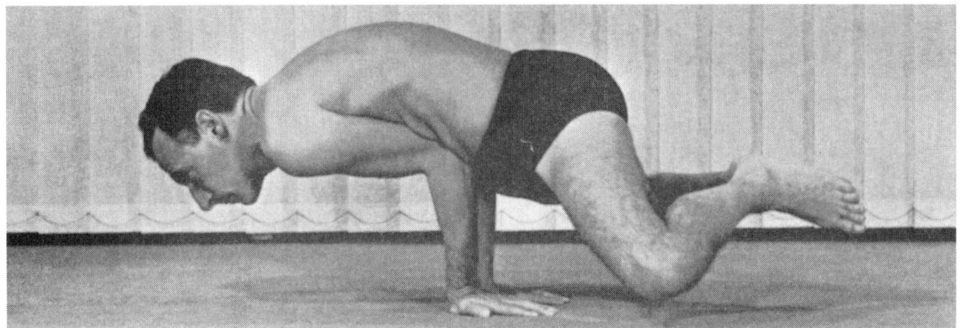

Fig. 101

Continuar el mismo movimiento para acercarse progresivamente a la posición final.

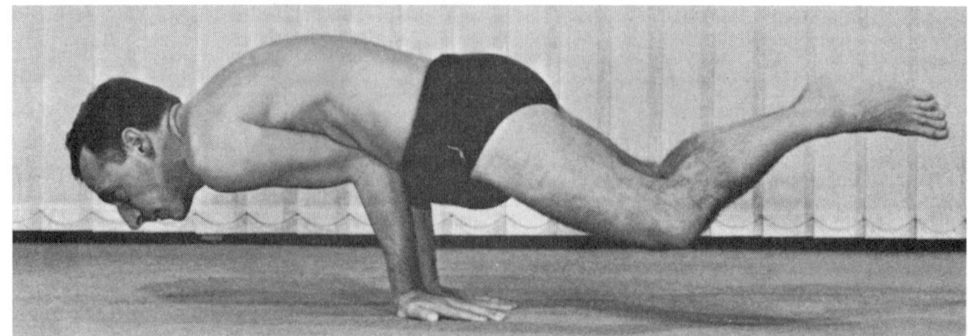

Fig. 102

Juntar los pies y estirar lentamente las piernas al mismo tiempo que se desplaza el tronco hacia delante para mantener el equilibrio.

COMBINACIÓN DEL PAVO REAL Y DEL SALTAMONTES

El tronco puede estar paralelo al suelo (lo que constituye el Pavo Real clásico), pero también se puede, mediante una poderosa contracción de los músculos de la región lumbar, levantar las piernas lo más alto posible, lo que combina los efectos propios del Pavo Real con la postura del Saltamontes. Observe que las pantorrillas están distendidas y que también los muslos están relajados.

Observe que los antebrazos están en contacto uno con otro, de tal modo que los codos se hunden en el abdomen, exactamente en la región de la aorta abdominal.

Fig. 103

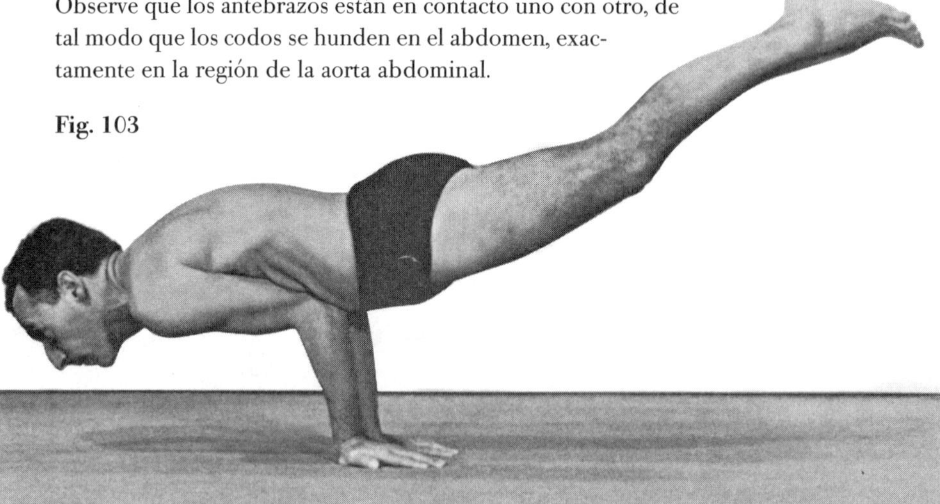

Fig. 104

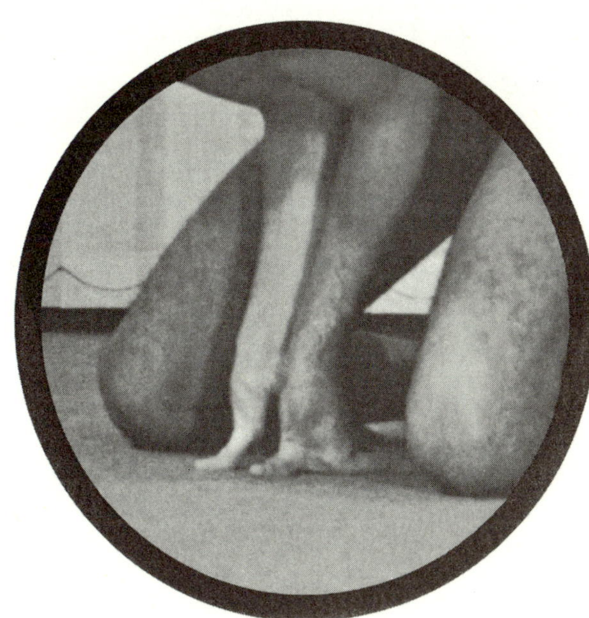

A fin de ser completos, debemos señalar que, si se quiere, se pueden utilizar otras posiciones de las manos. Esta foto indica una primera variante, en la que los pulgares están dirigidos hacia delante y el resto de los dedos hacia atrás.

En esta nueva variante, los pulgares también están dirigidos hacia delante, pero los puños están cerrados. Soportarán el peso del cuerpo en la postura final.

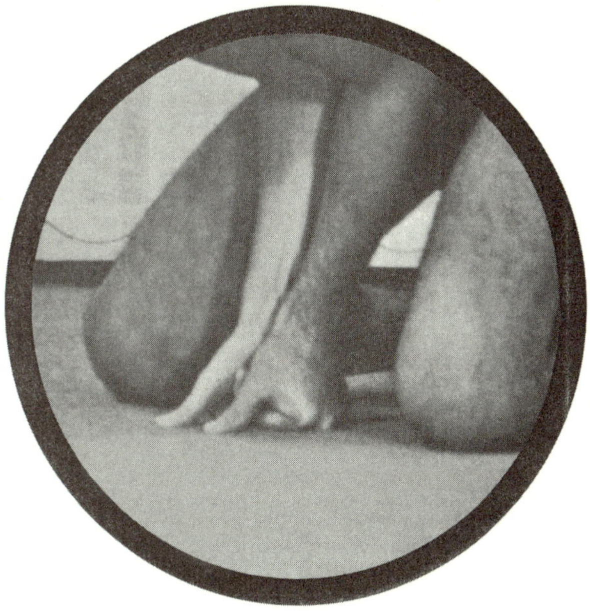

Fig. 105

Lolasana

El Cangrejo

Lolasana, la postura del Cangrejo, consiste sencillamente en ejecutar el Pavo Real en Loto.

Esta postura es bastante espectacular, pero no es, de hecho, más difícil que la postura clásica. En Lolasana el centro de gravedad se encuentra colocado más cerca del centro del tronco, lo que facilita incluso la toma de la posición.

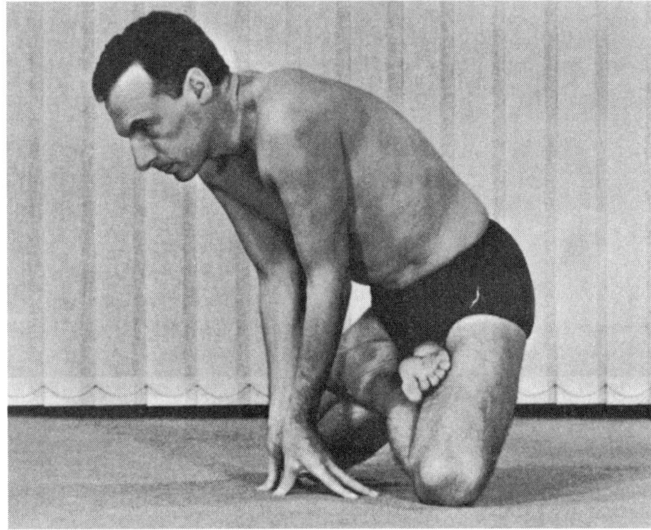

Fig. 106

Posición de partida

La posición de las manos se deja a elección entre las que se indicaron anteriormente. Como muestra la fotografía, es posible practicar Lolasana en equilibrio entre los pulgares, que tendrán que soportar prácticamente todo el peso del cuerpo, sirviendo los otros dedos sobre todo para mantener el equilibrio. La posición de partida no necesita ser descrita, pues basta con examinar la foto.

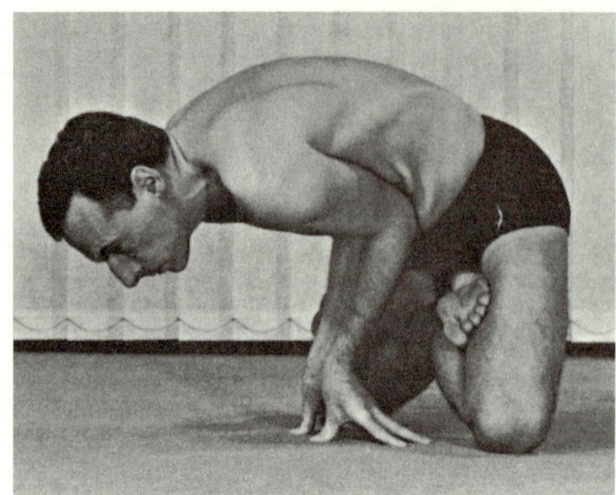

Fig. 107

**Primer tiempo
de ejecución**

Inclinar el tronco hacia delante, juntar los codos y colocarlos en el centro del abdomen, como en la forma
habitual de proceder.

Fig. 108

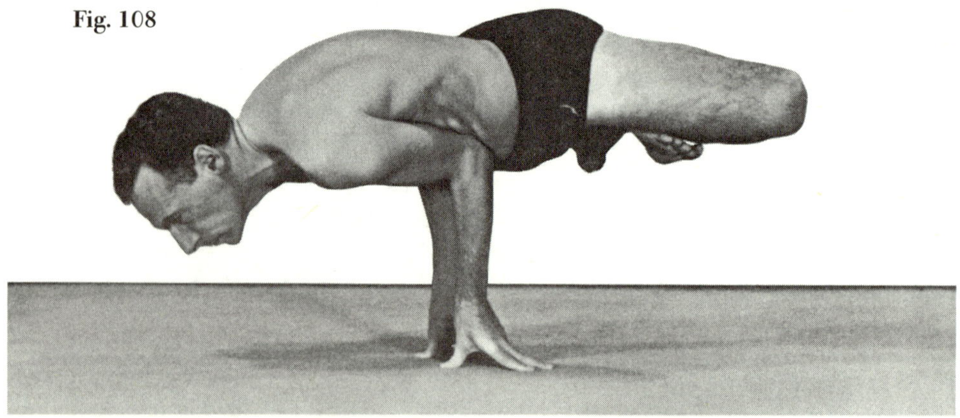

Sin apoyar la frente en el suelo, llevar el tronco hacia delante y equilibrarlo sobre los codos; poner el tronco paralelo al suelo y contraer después los músculos
de la región inferior de la espalda, a fin de colocar las piernas (dobladas) para-
lelas al suelo.

Hay que esforzarse por respirar normalmente y no ponerse demasiado rígido
mientras se mantiene la postura.

Esta postura, aunque destinada a los alumnos entrenados, es menos difícil de lo
que las fotografías podrían hacer suponer.

Vajrasana

El Diamante

Vajrasana es una postura que se practica sentado, cuyo nombre, en su sentido literal, sorprende; significa el asana del Trueno o del Rayo.

FINALIDAD DEL ASANA

Esta asana podrá reemplazar la postura del Loto o la Postura Perfecta, si estas posturas no estuvieran (o no estuvieran aún) completamente dominadas y no fuesen confortables para el alumno.

Por lo tanto, servirá para lo mismo que estas dos posturas, es decir, para los ejercicios de concentración, para la meditación y para el pranayama. Sin embargo, sus efectos propios no son despreciables.

Este preámbulo es tal vez demasiado pesimista: no se excluye que la postura le sea accesible y agradable desde el primer ensayo, incluso que pueda ejecutar desde el comienzo la forma avanzada. Las mujeres están, a menudo, más favorecidas al respecto, porque generalmente sus ligamentos tienen mayor flexibilidad que los de los hombres.

TÉCNICA

Esta asana, muy sencilla, ofrece dos grados de dificultad creciente.

Sin embargo, aún el más fácil será a menudo inconfortable para muchos occidentales. ¡Ay!, mis rodillas. ¡Ay!, mis muslos. Por desgracia, a fuerza de sentarnos en sillas, nuestros ligamentos se han vuelto rígidos y se han acortado. Las primeras veces que se practica el asana, nos hace sufrir, pero muy pronto se logra tomar la posición sin sufrir demasiado, y al cabo de dos o tres semanas se puede estar confortablemente en ella. Sea amable consigo mismo. ¡No se martirice; manténgase siempre en los límites de lo que es soportable sin llegar a sufrir!

Al comienzo, pueden reducirse los dolores colocando un pequeño cojín en el suelo, justo debajo del «cuello» de los pies. Después de algún tiempo, al alargarse los ligamentos, podrá prescindir del cojín.

Posición de partida

Se comienza de rodillas, antes de sentarse, aparte los talones, dejando los dedos gordos en contacto. Las figuras 109 y 110 ilustran este detalle: se forma así una cavidad lista para acoger las nalgas.

Toma de posición

Ir bajando lentamente hasta el suelo, hasta llegar a sentarse en la cavidad preparada, no sobre los talones.

Posición final

Colocar las manos sobre los muslos con las palmas hacia abajo. Relajar los brazos y las manos: deje que tomen su posición por sí mismos. En realidad, hay que relajar progresivamente todos los músculos, comenzando por la cintura abdominal.

En el caso ideal, ningún músculo permanece contraído, permitiendo esta asana conservar indefinidamente una inmovilidad de estatua (supuesto el entrenamiento bien entendido).

Vajrasana coloca automáticamente la pelvis en el ángulo ideal para la columna vertebral. Cierre los ojos, coloque la cabeza en equilibrio en el extremo de la columna vertebral, elimine las tensiones en la nuca y relaje después con cuidado la musculatura de la espalda. Así, desde el cráneo hasta el sacro, la columna vertebral se sitúa correctamente. No olvide relajar los muslos, en un comienzo se tiende a contraerlos a causa del dolor. A medida que los ligamentos vuelven a encontrar su longitud natural y normal, se logra relajar los muslos, las nalgas y las pantorrillas (cf. más adelante «Para los principiantes»). Relaje cuidadosamente el rostro.

RESPIRACIÓN Y CONCENTRACIÓN

Cuando se ha adquirido la posición —es decir, cuando se está de manera estable, confortable y relajada—, sirve de base a alguno de los ejercicios de concentración o de pranayama, que acaparará toda su atención. Si se trata de un ejercicio de concentración, puede hacerlo preceder por algunas respiraciones lentas y profundas, para armonizar la circulación pránica en todo el cuerpo.

PARA LOS PRINCIPIANTES

Fácilmente superará el final de las semanas «dolorosas» si concentra su atención precisamente en los puntos sensibles y relaja los músculos de las piernas. Imagínese que se hunde blandamente en el suelo. El dolor, lejos de intensificarse, se desvanece al concentrarse en él, con tal de que no sea demasiado vivo al comienzo.

ERRORES QUE HAY QUE EVITAR

No hay ninguna posibilidad de error en esta asana. Sin embargo, hay que estar atento a no sentarse sobre los talones.

POSICIÓN YÓGUICA COMPLETA

La técnica descrita le procura desde ya todas las ventajas de la postura; pero en realidad, en la posición yóguica completa, uno se sienta no en la cavidad formada por los talones y el tendón de Aquiles, sino en el suelo, entre las pantorrillas. No es necesario añadir que la tracción sobre los músculos y ligamentos es mucho más intensa aún. No es indispensable llegar hasta ahí, pero si siente que la postura completa está a su alcance, haga el esfuerzo suplementario. Permite una inmovilización mucho más larga que en la forma atenuada que hemos descrito anteriormente, en la que el peso del cuerpo sobre las pantorrillas y ligamentos de los pies puede hacer inconfortable la posición después de algunos minutos. En la postura yóguica completa, la circulación en las piernas está menos dificultada.

EFECTOS BENÉFICOS

Al precisar las finalidades del asana, hemos descrito al mismo tiempo sus efectos benéficos.

Sin embargo, algunas aplicaciones prácticas importantes están fuera del cuadro de sus finalidades generales. Importa conocer especialmente sus efectos circulatorios para utilizarla juiciosamente.

Circulación sanguínea

En la postura atenuada, la compresión de los músculos de las piernas frena la circulación en ellas. Por lo tanto, la sangre que el corazón normalmente destinaba a las extremidades inferiores se ve desviada en parte hacia los órganos abdominales. De aquí su influencia sobre el tubo digestivo.

Tubo digestivo

Swami Sivananda recomendaba esta postura a los dispépticos, a los hepáticos y, en general, a todos los que sufren de atonía del tubo digestivo o de sus glándulas anexas. Realizada durante algunos minutos inmediatamente después de la comida principal y acompañada de respiraciones profundas, asegura una digestión fácil y agradable. Pero esto no debe, de ningún modo, dispensar a los dispépticos de cuidar la masticación de los alimentos durante las comidas.

Columna vertebral

Vajrasana reequilibra la estática vertebral. Alivia muchos riñones fatigados (en referencia a esta zona de la espalda, no a los órganos en sí). Es muy útil a las persona sedentarias y a todas aquellas a quienes su oficio les obliga a estar largo tiempo de pie (peluqueros, dependientes, dentistas, etc.).

Órganos genitales

En la mujer, la posición particular de la pelvis, de la región lumbar y sacra, así como la activación de la circulación en el bajo vientre, contribuyen a eliminar ciertos trastornos del ciclo menstrual o de la menopausia.

En el hombre, el aumento de la irrigación de las gónadas normaliza la producción de hormonas y mantiene una actividad sexual normal, sin sobreexcitación ni disminución.

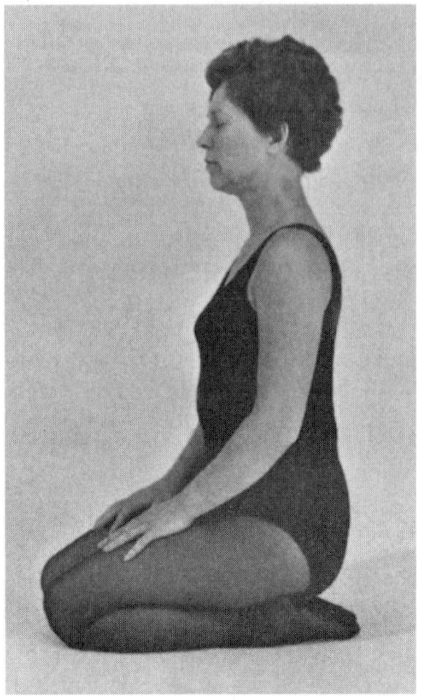

1

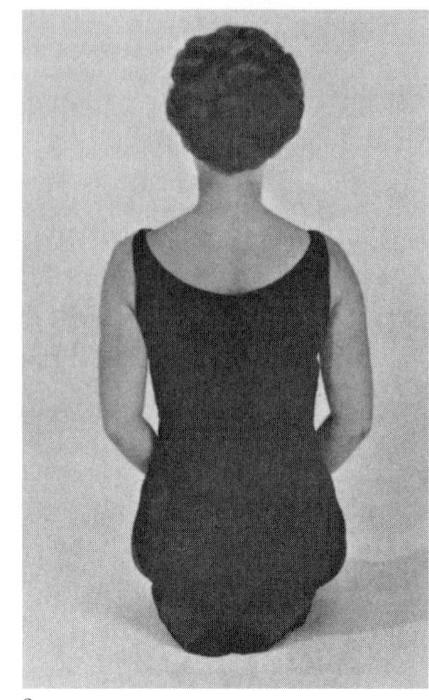

2

Figs. 109-111

1. Esta foto de perfil muestra la posición correcta de los pies.

2. La postura vista de espaldas permite ver la posición respectiva de los talones y de los dedos de los pies.

3. De frente, puede observarse que las rodillas no están apretadas una contra otra. Las manos están colocadas —distendidas— sobre los muslos; todo el cuerpo está cuidadosamente relajado.

3

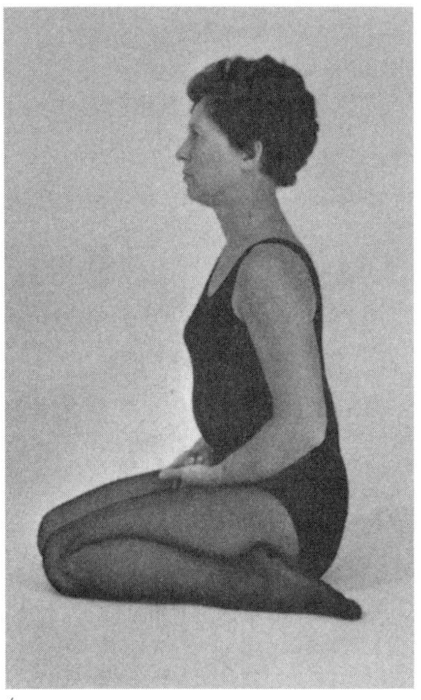

4

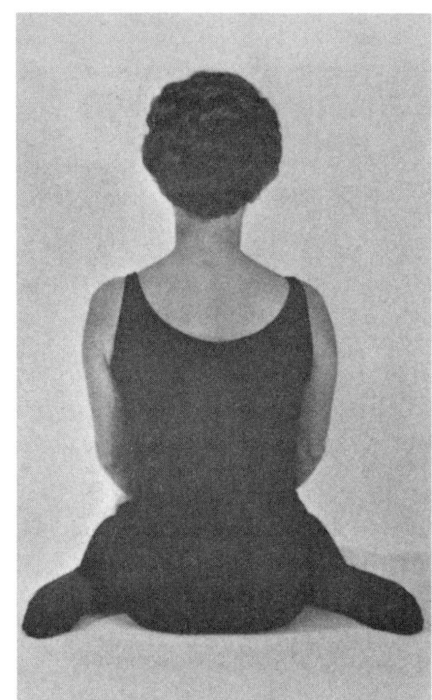

5

Figs. 112-114

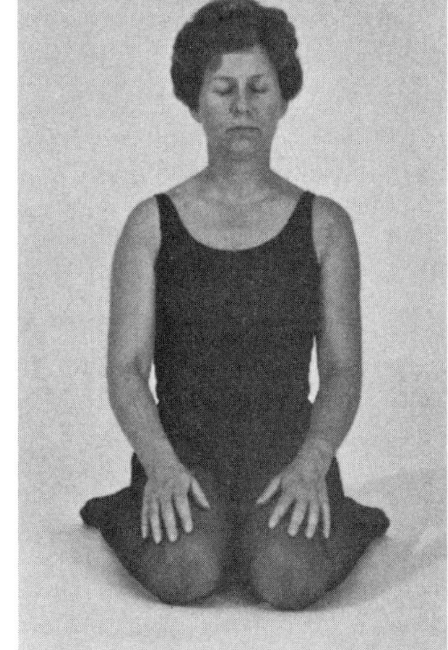

6

4. Postura yóguica completa: la parte posterior toca el suelo entre los pies.

5. De espaldas puede verse la posición de los pies.

6. Vista de frente.

Siddhasana

La Postura Perfecta

Entre las posturas destinadas al pranayama, a la concentración y a la meditación, sin duda el Loto es la más apreciada; pero esta asana presenta el inconveniente de ser a menudo inaccesible para el occidental. Los ejercicios indicados en el capítulo consagrado a la postura del Loto permiten hacer progresivamente más flexible los ligamentos y las articulaciones de las rodillas y de los pies; pero, a pesar de todo, muchas personas no pueden realizar el Loto. Y aún cuando está adquirida la posición, transcurre a menudo mucho tiempo antes de poder mantenerse confortablemente en ella durante algunos minutos, lo que es indispensable para los ejercicios de concentración, de meditación, y para los respiratorios. Ahora bien, por definición, durante esta práctica es necesario que el cuerpo esté en una posición muy estable y muy confortable con el fin de olvidarse de él. El dolor, las molestias, constituyen fuentes de distracción que ponen en peligro el éxito.

La postura que sigue al Loto en la jerarquía yóguica es Siddhasana, la Postura Perfecta (Siddha significa «perfecto»), que vamos a estudiar a continuación.

Mientras espera que el Loto se vuelva confortable, aprenda la Postura Perfecta y practique sus ejercicios de concentración y de respiración en esta posición.

TÉCNICA

Posición de partida

Sentado en el suelo, separar las rodillas de manera que las piernas formen entre ellas aproximadamente un ángulo recto.

Primer tiempo

Doblando la pierna izquierda, colocar el talón contra el perineo. La planta del pie toca el muslo derecho.

Segundo tiempo

Atraer la pierna derecha hacia el cuerpo, de forma que el talón del pie derecho esté frente al ombligo y levantado hacia arriba.

La posición del pie derecho tiene gran importancia: ayudándose con las manos, apartar los músculos del muslo izquierdo e insertar todos los dedos de los pies entre la pantorrilla y el muslo. De este modo, el pie permanece en su lugar sin esfuerzo. Preste atención también de colocar el tobillo de tal forma que no sienta ningún dolor ni molestia; ensayando encontrará el lugar más confortable.

Posición completa

Extender los brazos, con los bíceps hacia delante y las muñecas apoyadas en las rodillas. Formar el Gnana Mudra —el Sello del Conocimiento— uniendo el pulgar con el índice.

Algunos yoguis colocan la uña del índice en el pliegue medio del pulgar, formando así un círculo.

Los tres dedos restantes están unidos sin rigidez; incluso pueden estar un poco doblados. Ninguna rigidez tampoco debe haber en los brazos, cuyos músculos están relajados. La columna vertebral está perfectamente derecha y vertical.

Hay que vigilar que la cabeza esté en equilibrio en el extremo de la columna vertebral. Así ya no se percibe su peso y es posible relajar los músculos de la nuca y del cuello. También hay que relajar el rostro y las mandíbulas.

VARIANTE PARA LOS OCCIDENTALES

Felizmente para nosotros, es posible realizar Siddhasana de manera correcta y muy confortable, levantado el asiento mediante una manta doblada o una pequeña alfombra arrollada en forma de un cojín cilíndrico. No hay que sentarse enteramente sobre este cojín, sino más bien hacia el borde, porque hay que repartir el peso del cuerpo tanto sobre las rodillas como sobre las nalgas. Si el cuerpo se inclina un poco hacia delante, el peso recae en las rodillas solamente y no se comparte con las nalgas.

VENTAJAS DE ESTA ASANA

Esta asana estabiliza el cuerpo y tranquiliza la mente. La unión de los pies y la posición de las manos procuran un gran reposo a la mente. La orientación de las palmas hacia delante y hacia arriba tiene un efecto sedativo bastante inexplicable, pero tan real que se utiliza en algunos centros psiquiátricos para calmar a los «agitados». La orientación de los bíceps hacia el frente libera los hombros y la parte alta del tórax y facilita el enderezamiento de la columna vertebral. El tórax se expande, lo que favorece una respiración amplia y cómoda.

La columna vertebral se sitúa en la posición ideal, gracias a la colocación correcta de la pelvis y de las piernas, permitiendo una larga inmovilidad sin fatiga.

Swami Satchidananda proclama: «Solamente aquellos que carecen de columna vertebral tienen derecho a apoyarse».

Durante la inspiración, el vientre se hincha un poco y el centro de gravedad del cuerpo se encuentra en medio del abdomen. Es la postura del Hara, practicada en Japón y popularizada en Occidente por el Conde Dürckheim en el libro que lleva este título. Proporciona seguridad, serenidad, y disipa las angustias. Gracias a ella, la respiración se sitúa automáticamente en el lugar correcto. Favorece la concentración mental.

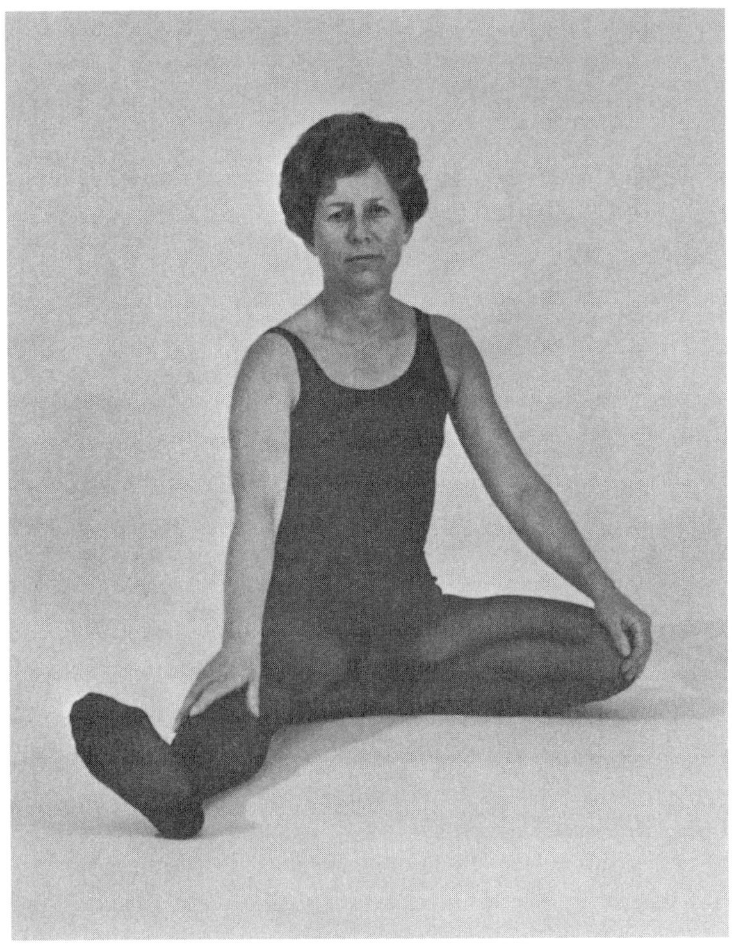

Fig. 115

Posición de partida

Esta foto muestra la posición exacta del talón del pie izquierdo situado contra el perineo. La rodilla y la tibia izquierdas tocan el suelo; el empeine del pie está en contacto con la alfombra.

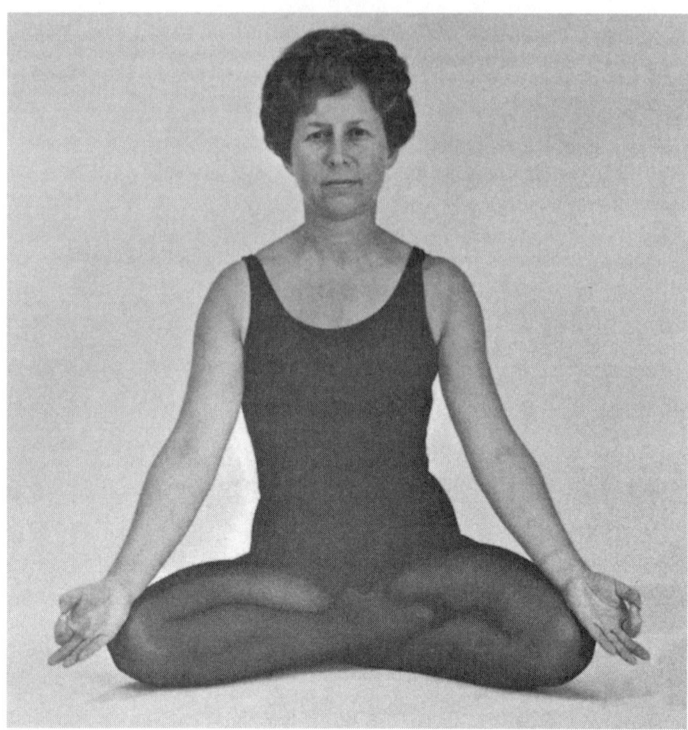

Fig. 116

Postura final

La posición del pie derecho es muy importante. El talón, dirigido hacia arriba, se sitúa justo frente al ombligo, en tanto que los dedos, incluido el gordo, se insertan entre la pantorrilla y el muslo izquierdos. De frente no debe verse ningún dedo.

Durante los ejercicios de concentración o de respiración, la mirada se dirige hacia un punto imaginario situado entre las cejas.

El pulgar y el índice se unen, formando así Gnana Mudra.

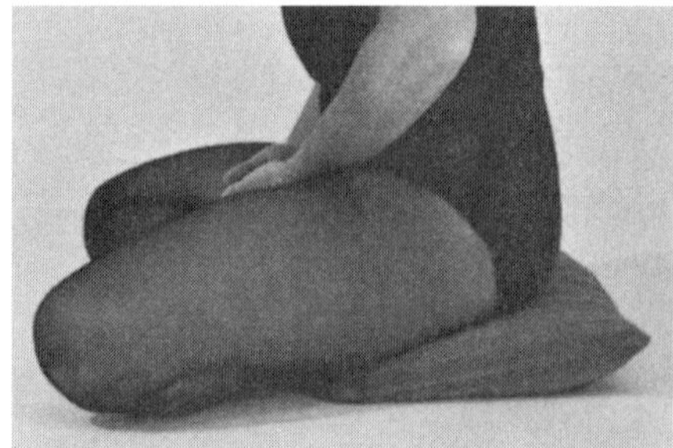

Fig. 117

Variante para los principiantes

Si la posición final no es muy confortable para el occidental, se puede colocar bajo las nalgas una alfombra enrollada para levantar el asiento.

Disminuyendo progresivamente la altura del apoyo, se termina por encontrase cómodo sentado directamente en el suelo.

Padmasana

El Loto

La postura del Loto y la postura sobre la cabeza comparten el privilegio de ser las más célebres entre el gran público, para quien simbolizan, en cierta forma, todo el yoga. El alumno capaz de mantenerse sobre la cabeza durante más de un minuto y mantenerse otro tanto en la postura del Loto, se asemeja a un yogui perfecto. En cuanto a los alumnos del yoga, la postura del Loto ejerce sobre ellos una seducción especial, muy justificada por lo demás. Pero de hecho, ¿por qué motivos exactamente? Vamos a tratar de aclararlos, para lo cual la estudiaremos en detalle en sus diversos aspectos, porque modificando algunas modalidades de ejecución, produce efectos totalmente diferentes. Estos objetivos y estos efectos varían también notablemente cuando el Loto forma la base de las prácticas del pranayama, considerado en el sentido integral del término, es decir, como técnica del control de las energías sutiles que recorren y vitalizan nuestro cuerpo basto, visible, y no en el sentido restringido de simples ejercicios respiratorios.

En sánscrito esta asana se denomina Padmasana. *Padma* significa sencillamente «loto». ¿Por qué este nombre? Porque en esta posición las manos y los pies recuerdan, en cierta forma, a los pétalos del loto, flor sagrada de la India.

TÉCNICA

Si la técnica de la postura en sí misma es muy sencilla y se describe con facilidad, no sucede lo mismo con los ejercicios destinados a aprenderla.

En el fondo, ¿es tan útil describirla? Todos saben que la postura se realiza apoyando el pie derecho en el muslo izquierdo y después el pie izquierdo en el muslo derecho, cruzando de esta forma las piernas. Eso es todo. Agregue algunos detalles relativos a la posición de los brazos y de las manos, incluso de los dedos, y parece que ha dicho todo lo referente al Loto.

Está muy lejos de ser así.

LOTO Y HATHA YOGA

Iniciaremos nuestro estudio examinando primero las particularidades del Loto y las repercusiones que se estima produce esta postura en el organismo de quien lo practica, desde el punto de vista del hatha yoga. Por lo tanto, vamos a considerar el Loto, antes que nada, como un asana en sí misma y no como una postura para la práctica del pranayama, siendo de hecho esta rama inseparable del hatha yoga.

Tratemos primero de captar el mecanismo de las repercusiones psicológicas que entraña Padmasana para el organismo del hatha yogui.

Padmasana ocasiona una compresión de los muslos, que produce una disminución de la velocidad de la circulación sanguínea en las piernas. Este freno que se aplica al flujo sanguíneo se produce especialmente en la arteria femoral, encargada de conducir la sangre arterial hacia los músculos de los muslos, pantorrillas y pies, los que se cuentan entre los más poderosos del cuerpo humano. Los efectos del Loto, pues, nacen principalmente de las importantes modificaciones producidas en la circulación de la sangre.

Después de haber mantenido la posición durante algún tiempo, se observa que las piernas toman un color ligeramente violáceo, lo que indica que la sangre se estanca y se vuelve cada vez más venosa. Digamos inmediatamente, a propósito de este aumento de «venosidad» en las piernas, que no entraña ningún inconveniente, porque a pesar del «nudo», la circulación en las piernas es lo suficientemente normal como para asegurar la nutrición normal de su musculatura, especialmente si se considera que su consumo de oxígeno está muy reducido, ya que no realiza ningún trabajo. La experiencia prueba que el Loto, aun mantenido durante largo tiempo, no produce cosquilleos en las piernas, lo que indicaría una pronunciada falta de oxigenación.

No hay peligro de que agrave o cause várices porque, si bien es cierto que la circulación está frenada, también es cierto que no aumenta la tensión, de modo que las venas pueden distenderse más que de costumbre. Tranquilizados al respecto, dirijamos nuestra atención a las repercusiones generales de la postura.

El corazón continúa impulsando, en la aorta abdominal y en sus ramificaciones en dirección de la piernas, el flujo normal e importante de sangre arterial destinada a las piernas. El frenado a nivel de las piernas va a repercutir, primero y principalmente, en el abdomen. Así como un «taponamiento» en una vía de gran circulación de una capital en horas punta se compensa mediante un desvío de la circulación por las calles adyacentes, del mismo modo la barrera que provoca la postura del Loto en los muslos desvía una parte de la sangre destinada a las piernas hacia el abdomen, especialmente hacia los órganos de la pelvis. Los órganos que se benefician con este flujo suplementario de sangre arterial serán, principalmente, los órganos genitales y los sistemas de excreción (sistema urinario, riñones, suprarrenales, colon). El alumno se beneficia con los efectos de estimulación fisiológica semejantes a los de la ducha escrotal (cf. «Rejuvenecer», p. 57 y siguientes), cuyos efectos benéficos son completados y amplificados por la postura del Loto.

EL LOTO COMBINADO CON OTRAS POSTURAS

Sin embargo, Padmasana no es un asana puramente estática. Muchas posturas yóguicas tienen una variante en Loto, comenzando por la postura sobre la cabeza. El alumno puede elegir entre dos soluciones:

a) Aprender el Loto como punto de partida y elevarse así hasta quedar sobre la cabeza;

b) ponerse normalmente sobre la cabeza y después, permaneciendo en esta posición, cruzar las piernas en Loto. No es necesario decir que es preciso que la postura haya llegado a ser tan familiar y fácil de realizar como cruzarse de brazos, porque el alumno no puede —obviamente— ayudarse con sus manos para poner las piernas en Loto. La postura sobre la cabeza combinada con el Loto se denomina entonces Oordhva Padmasana, es decir, el Loto invertido.

Padmasana sirve también como punto de partida a una forma particular del asana del Pavo Real, que cambia de nombre entonces y se llama Lolasana. Para el espectador, esta postura parece mucho más difícil que el Pavo Real habitual. En realidad, como el centro de gravedad del organismo se encuentra desplazado hacia delante por la posición de las piernas en Loto, favorece, al contrario, el comienzo y el mantenimiento de la posición.

Aludamos rápidamente a Parvatanasana, la postura de la Montaña, en la que el alumno se equilibra sobre la rodillas y levanta las manos hacia el cielo, un asana muy difícil. No olvidemos Kukutasana, la postura del Gallo, en la que primero se introducen los antebrazos entre los muslos y las pantorrillas (muy difícil de realizar, especialmente si los muslos son muy musculosos), después de lo cual se yergue uno sobre los antebrazos. En este caso, se agrega al frenado que se había dado en las piernas otro en los brazos.

Padmasana sirve de posición clásica de partida a Matsyasana, el Pez.

Cuando Padmasana se une a un ejercicio que requiere el empleo de la fuerza, como es el caso de Lolasana, por ejemplo, para responder a la llamada de los músculos solicitados por el esfuerzo, el corazón late más deprisa y la intensificación general de la circulación aumenta los efectos benéficos de la postura del Loto. Por lo tanto, las posturas a las que se suma el Loto, conservan la totalidad de sus efectos benéficos unidos a los del propio Loto

EL LOTO EN ELEVACIÓN

Uno de los ejercicios «de fuerza» del hatha yoga, es el Loto en elevación y de repetición. Partiendo de la postura del Loto, el alumno se levanta sobre el suelo contrayendo la cintura abdominal y levantándose sobre los brazos, pero sin haber introducido los antebrazos entre las pantorrillas y los muslos como en Kukutasana.

A veces esta postura se sostiene durante un tiempo bastante largo, exige entonces mucho aguante y fuerza. Habitualmente se ejecuta en repetición: después de haberse levantado, el practicante se deja caer sobre sus nalgas, que golpean el suelo, provocando así un choque (voluntario) en la base de la columna vertebral, y se levanta inmediatamente para volver a comenzar, y así sucesivamente. Esta modalidad de la postura del Loto se utiliza sobre todo en la técnicas del yoga tántrico y tibetano. Los lectores que hayan visto por televisión *Mensaje de los tibetanos*, de Arnaud Desjardins, habrán quedado impresionados por el virtuosismo de los yoguis tibetanos. Algunos estando de pie se dejan caer sobre el suelo, durante la caída, en pleno vuelo, cruzan las piernas y, al llegar al suelo, se encuentran sentados en Loto. Todo esto forma parte de un conjunto de ejercicios particulares, muy secretos, del kundalini yoga. No se los revelaré por dos motivos:

a) No se debe revelar estos ejercicios, pues la mayoría de ellos son muy peligrosos;
b) ¡tampoco yo los conozco!

Esta segunda razón es, evidentemente, decisiva.

Si hemos hablado por encima de todas estas posibilidades, es para demostrar el lugar que tiene el Loto en este tipo de yoga particularmente activo y dinámico; al mismo tiempo probamos que no debe ser considerado únicamente como postura estática pura.

DETALLE TÉCNICO IMPORTANTE

Cuando el alumno utiliza la postura del Loto en el marco del hatha yoga puro, hay que tomar la postura de forma muy precisa, lo que significa que los talones deben estar apoyados contra el abdomen, por encima del pubis. Lo cierto es que la postura es menos confortable de este modo, y no es posible mantenerla indefinidamente; pero el bloqueo de la circulación es mucho más eficaz y sus efectos circulatorios proporcionalmente mucho más importantes.

En nuestra próxima obra continuaremos el estudio del Loto desde el punto de vista del pranayama y del raja yoga (yoga mental).

CONSEJOS

Como sucede siempre en yoga, la paciencia y la regularidad son mejores que la fuerza y la rabia. Nunca emplee la fuerza, especialmente durante los ejercicios en que los codos hacen de palanca sobre las rodillas, a fin de no producir un traumatismo en los ligamentos.

El momento ideal para practicar el yoga es después de un baño caliente.

UNA RECETA

Untar las articulaciones que se vean afectadas por los tirones con un poco con esencia de trementina. Esta esencia entra en la composición de numerosas fórmulas de pomadas para deportistas; favorece la irrigación sanguínea y vuelve más flexible los ligamentos. Utilice preferentemente trementina comprada en farmacias mejor que en droguerías, pues esta última es posible que tenga en su composición algún disolvente de hidrocarburo nada recomendado. Antes o después de la aplicación de trementina, puede darse un masaje en las zonas dolorosas con aceite de oliva o de cacahuete.

¿CÓMO APRENDER EL LOTO?

El aprendizaje de la postura del Loto toma de tres segundos a ¡tres años! En efecto, hay personas que sin haber hecho nunca yoga la realizan a la primera. Por lo general, cuando el hombre occidental con sus articulaciones enmohecidas trata de ejecutarla, parece absolutamente irrealizable sin dislocarse las rodillas. De hecho, gracias a los ejercicios progresivos que se describen a continuación en las imágenes, todo el mundo, salvo raras excepciones, puede optar a llegar a realizarla algún día, con la condición de que no tenga prisa por conseguirlo.

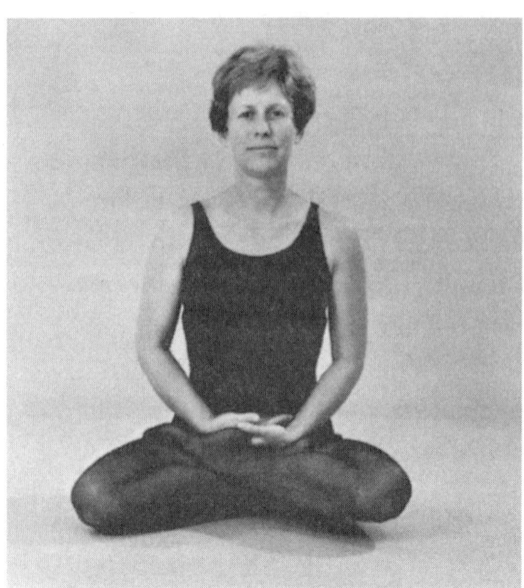

Fig. 118

Muy estable. En esta posición los brazos y las manos están colocados de otro modo. Se recomienda especialmente para los ejercicios respiratorios. También se pueden colocar las palmas sobre las rodillas.

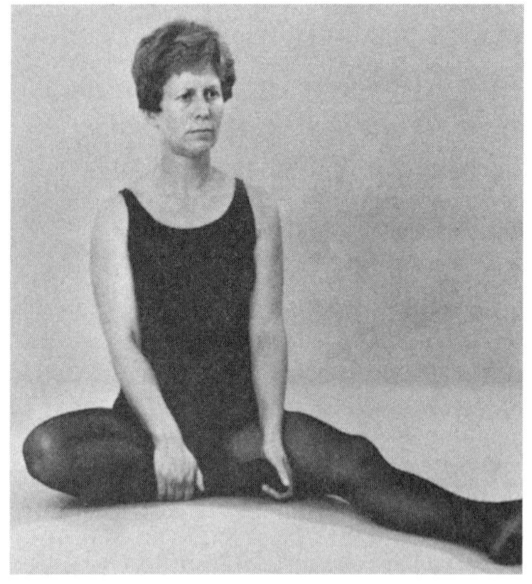

Fig. 119

La foto muestra la forma correcta de articular el tobillo. La planta del pie derecho está claramente dirigida hacia arriba. De este modo, el tobillo adquiere una forma curva particular a fin de dejarle lugar al tobillo izquierdo.

Para hacer más flexible el tobillo, observe cómo debe sujetarse el pie. La mano izquierda sostiene el pie y el pulgar presiona la base del dedo gordo a fin de orientar mejor la planta del pie hacia arriba, mientras que la mano derecha coge el tobillo y efectúa un movimiento de torsión que tiene como finalidad orientar la planta del pie hacia arriba.

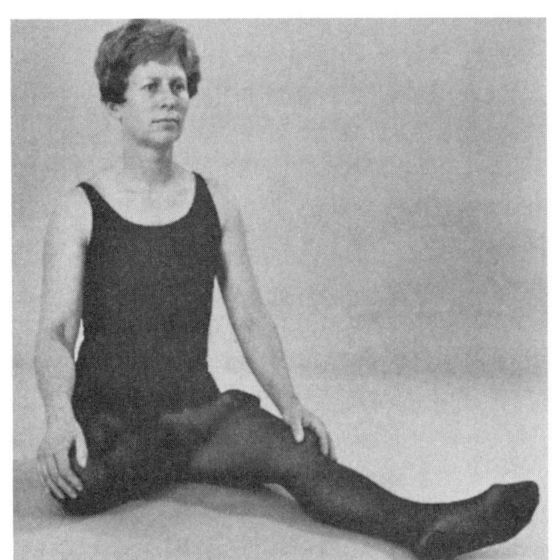

Fig. 120

Correcto. El pie está colocado sobre la cara interna del muslo izquierdo y la curvatura del tobillo es correcta.

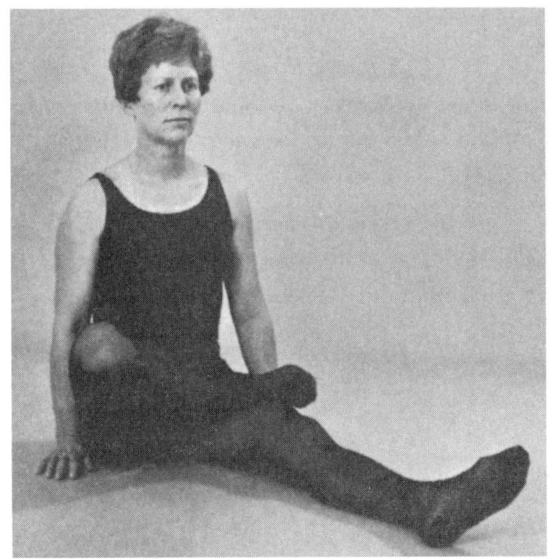

Fig. 121

Incorrecto. El pie está demasiado elevado sobre el muslo y la planta no está dirigida hacia arriba. Por lo tanto, la rodilla está demasiado elevada y es imposible hacer que toque el suelo.

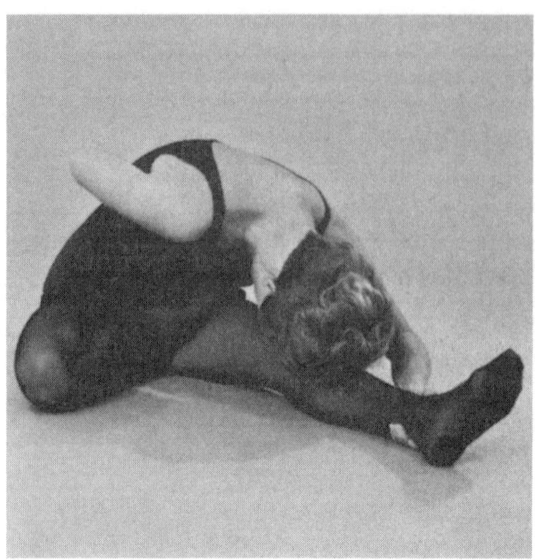

Fig. 122

Esta asana produce una presión muy fuerte sobre las articulaciones implicadas en la postura del Loto, especialmente sobre los tobillos.

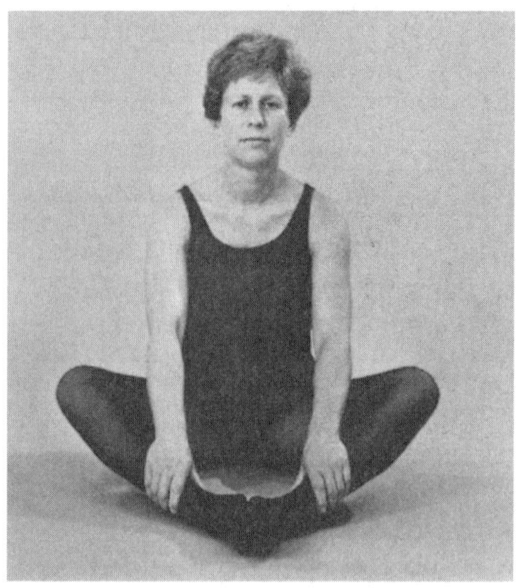

Fig. 123

Para desentumecer las articulaciones de las rodillas, colocar los pies de manera que las plantas se toquen y las piernas formen un rombo. La distancia entre los talones y el cuerpo debe ser de 50 a 70 cm aproximadamente. Después sigue el primer tiempo: cogerse los tobillos.

Fig. 124

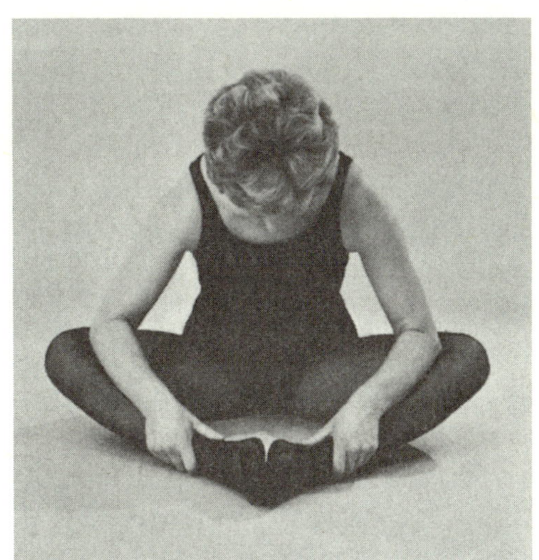

Apoyar ligeramente los codos sobre las rodillas en la cara interna de los muslos, y gracias a la palanca que se forma de este modo, ejercer un movimiento de arriba abajo acercando las rodillas al suelo. Aumentar progresivamente la presión.

Fig. 125

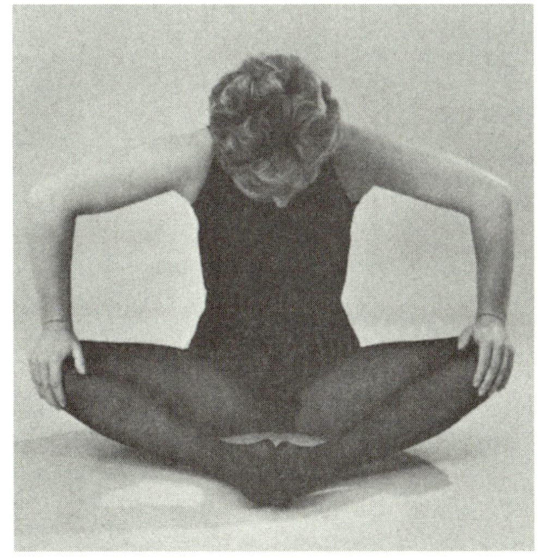

Enseguida, para hacer más flexibles aún las articulaciones de las rodillas, y también las de las caderas, acercar los pies (sin despegar las plantas) al cuerpo hasta que las tibias están en línea una con otra. También se pueden llevar los talones hasta el mismo cuerpo.

Colocar las manos sobre las rodillas y presionar repetidamente, pero sin brusquedad.

Yoga Mudra

Yoga Mudra significa «el símbolo del yoga» o «el sello del yoga». Este ejercicio no es difícil si se sabe realizar la postura del Loto.

Hay dos fórmulas que difieren por la posición de las manos y de los brazos.

TÉCNICA

Posición de partida

La partida, común a las dos fórmulas, es Padmasana, la postura del Loto.

FÓRMULA A

Primer tiempo

Cerrar los puños y colocarlos contra los talones, con los pulgares hacia delante y hacia abajo.

Segundo tiempo

Inspirar profundamente y retener el aliento. Inclinarse hacia delante y apoyar en primer lugar la frente en el suelo, después espirar llevando el mentón lo más lejos posible hacia delante (hay que procurar que toque el suelo).

Quedarse inmóvil en esta posición y respirar profundamente.

DURACIÓN Y REPETICIÓN

Mantener el asana durante 10 a 20 respiraciones; incorporarse después lentamente inspirando.

Eventualmente, volver a comenzar dos o tres veces, según el tiempo del que se disponga.

CONCENTRACIÓN

Cuando la frente toque el suelo hay que concentrarse en la presión intraabdominal.

Cuando el mentón se apoye en la alfombra hay que hacerlo en el estiramiento de la parte inferior de la espalda.

FÓRMULA B

Posición de partida

Posición del Loto, como en el caso anterior; la mano derecha coge la muñeca izquierda por detrás de la espalda (o viceversa, según se prefiera).

Ejecución

Idéntica a la precedente.

EFECTOS BENÉFICOS

Yoga Mudra favorece el despertar de la kundalini, este misterioso poder que «duerme» —es decir, que permanece latente e inactivo— en la parte baja de la columna vertebral. Su despertar —es decir, su paso del estado latente al estado manifiesto y activo— es una de las metas del yoga; pero es inútil profundizar en esta cuestión por ahora. La estudiaremos en una obra futura.

No es indispensable saber qué es la kundalini (¡ni siquiera creer en ella!) para efectuar el ejercicio y beneficiarse de sus efectos, localizados en dos zonas muy definidas: el bajo vientre y la columna vertebral.

Órganos abdominales

Yoga Mudra actúa especialmente en el bajo vientre, y más particularmente sobre el colon ascendente y descendente. Los puños se hunden en la masa visceral de esta región, es decir, en el intestino grueso. La compresión estimula el peristaltismo y combate el estreñimiento. El aumento de la presión intraabdominal no se limita al colon, aunque alcance su máximo en esta parte del tracto digestivo. Durante las respiraciones profundas, el diafragma desciende y desplaza las vísceras hacia abajo; de esto resulta una estimulación general de todas las funciones vitales que tienen su base en el abdomen. Particularmente ejerce una poderosa acción sobre la vesícula y también sobre los riñones.

Columna vertebral

En el curso de la primera fase (la frente en el suelo) se produce una curvatura de la espalda que la hace más flexible; cuando la barbilla toca la alfombra, el estiramiento de la parte baja de la espalda (especialmente de la región del sacro) libera de una manera especial las vértebras lumbares, actúa sobre la región pélvica del parasimpático y contribuye a estimular todos los órganos excretores así como las glándulas sexuales, masculinas o femeninas.

La acción de esta postura no se limita, sin embargo, a la región inferior de la columna vertebral, el estiramiento se extiende al conjunto de ésta, lo que tonifica la médula espinal, a las raíces nerviosas que afloran de los huecos de unión de las vértebras, y al parasimpático, cuya cadena de ganglios corre a lo largo de la columna vertebral. Yoga Mudra ejerce así efectos sobre el conjunto del organismo por vía del sistema nervioso orto y parasimpático.

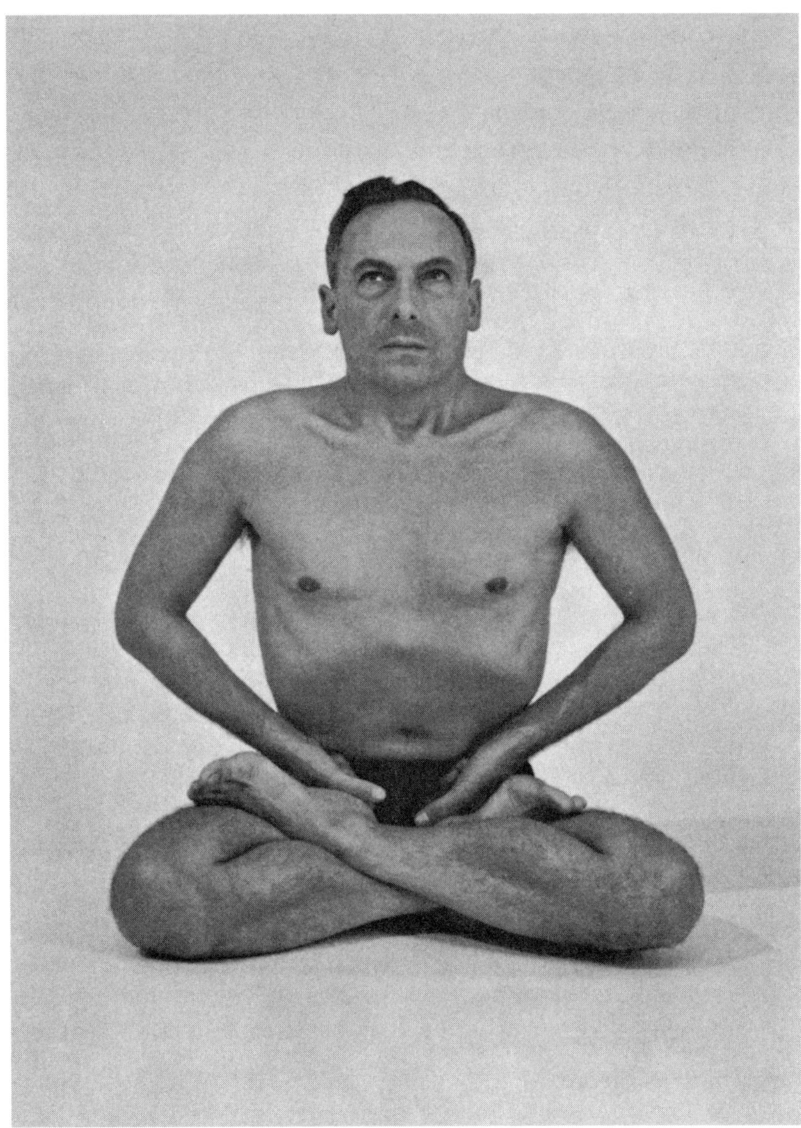

Fig. 126

Inspirar profundamente, retener el aliento con los pulmones llenos y colocar después los puños cerrados sobre los talones. Observar con cuidado la posición de los pulgares, que no están escondidos entre los puños cerrados, sino que rodean el talón a fin de inmovilizar los puños en la posición correcta.

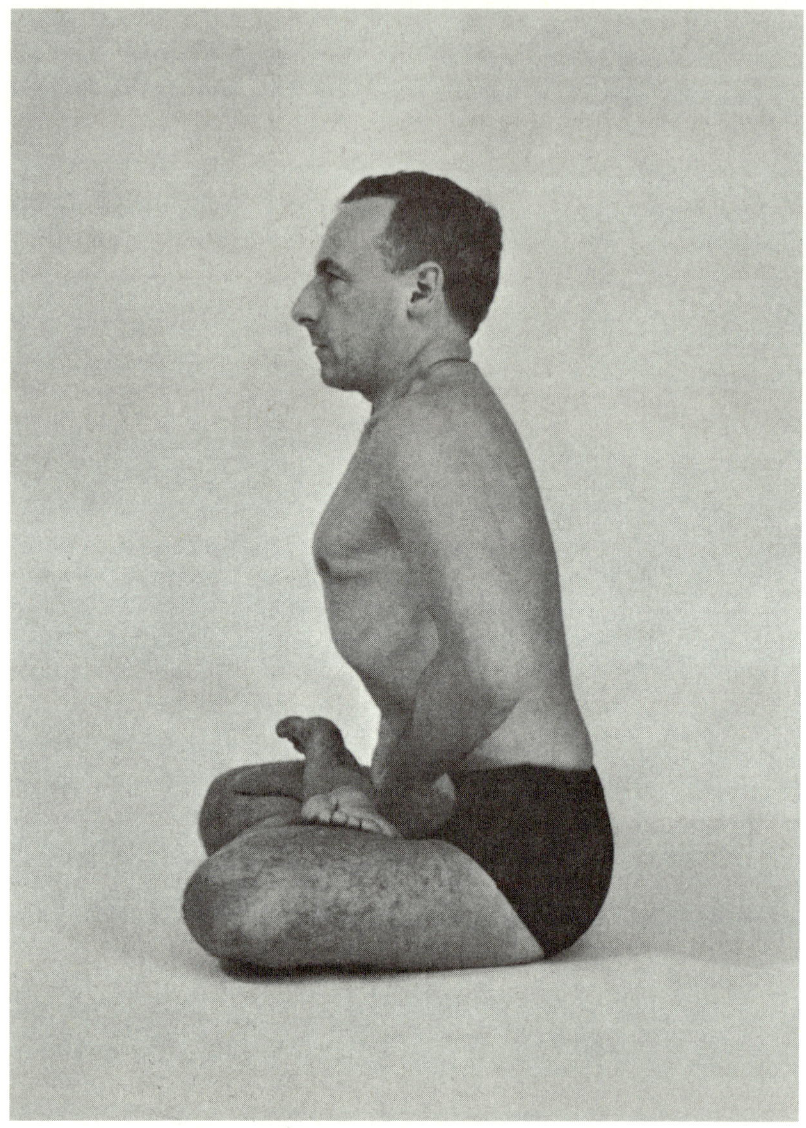

Fig. 127

Posición de partida vista de perfil

Obsérvese que el tórax está hinchado por la profunda inspiración diafragmática.

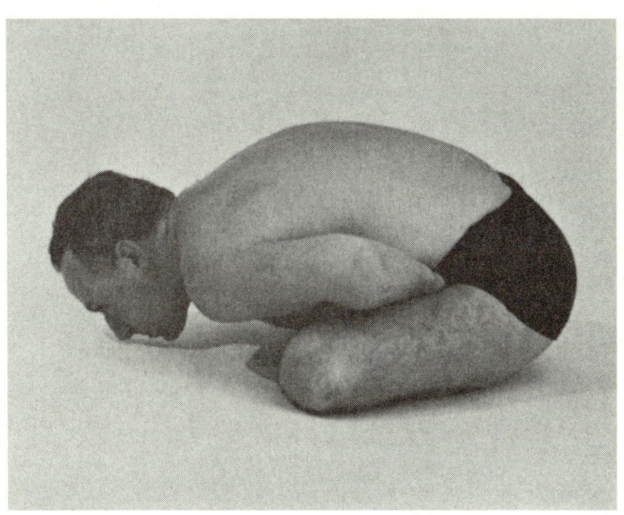

Fig. 128

Fase final

Primero se ha tocado el suelo con la frente, ahora se hace con
el mentón.

Fig. 129

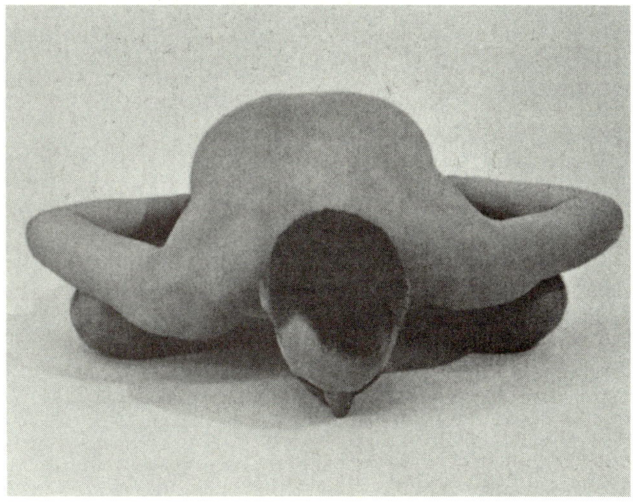

Esta foto muestra hasta qué punto se ha estirado y aplastado la
espalda durante la fase final.

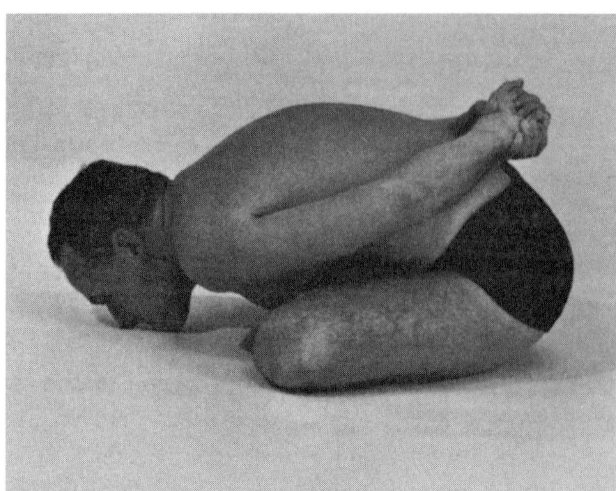

Fig. 130

La postura vista de perfil.

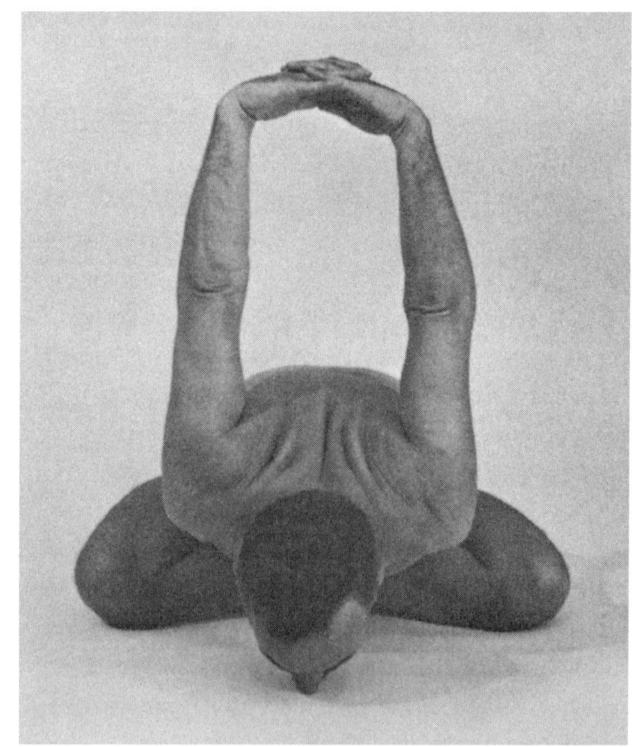

Una variante de Yoga Mudra.

Fig. 131

Concentración

> «La mente del hombre está llena de pensamientos que
> no controla y que, por esta causa, no tienen ningún po-
> der. Si en vez de esta multitud de ideas sólo hubiese una
> que ocupase todo el campo de atención, llegaría a ser un
> poder en sí misma y podría ejercer una influencia muy
> grande.»
>
> Ramana Maharshi

El pensamiento concentrado es un poder. Para los yoguis llega incluso a ser una fuerza material, como lo atestiguan las siguientes
palabras de Swami Sivananda:

«Los pensamientos son cosas vivas. Un pensamiento es tan material como un guijarro. El pensamiento es dinámico. Es una fuerza
como la gravitación, la cohesión, el magnetismo. De hecho, el pensamiento es la mayor fuerza del mundo. El pensamiento es el arma
más poderosa en la panoplia del yogui. Las posibilidades últimas
de esta fuerza han sido exploradas y desarrolladas de forma perfecta y con precisión por los antiguos sabios.

»El pensamiento es el dinamismo primario que está en el origen y detrás de todo el universo manifestado. Usted puede realizar
maravillas mediante el pensamiento. Aprenda la técnica correcta de
manipular el pensamiento: nunca antes habrá contado con tanto
poder para realizar su destino y tener éxito en su vida.»

Los ejercicios de concentración que se indican en las páginas
siguientes se cuentan entre los más eficaces. Ofrecen la ventaja de

permitirle medir, de cronometrar, sus progresos. Las condiciones exteriores que favorecen la concentración son idénticas a las de la meditación (cf. *Introduction au Raja Yoga*).

CONCENTRACIÓN SOBRE EL RELOJ

Para este ejercicio, coloque frente a usted, a unos 30 cm del sus ojos, un reloj con segundero. Fije después su atención en el extremo del segundero, con la misma intensidad que un niño que observara por primera vez un reloj. No piense en ninguna otra cosa. La mirada debe seguir cómo avanza la aguja, sin preocuparse de los números. El extremo de la aguja y solamente ella es lo que debe captar su mirada y su atención.

Comience el ejercicio cuando la aguja pase frente al número 12, por ejemplo, a fin de tener una referencia para controlar la duración de su concentración y de sus progresos. Excluya todo pensamiento extraño, aun relativo al reloj (su historia, lugar en que lo compró o persona que tal vez se lo regaló). No, nada de esto debe turbar su mente, ni siquiera una sola palabra. En cuanto se produce una distracción —lo que es inevitable—, anote el tiempo transcurrido. Al comienzo, su mente se evadirá transcurridos muy pocos segundos. No esté ni decepcionado ni sorprendido; es normal. Vuelva a comenzar sin cansarse. Swami Sivananda decía: «Aunque la mente se escape durante la concentración, no se preocupe. Déjela que se vaya. Vuelva a traerla gentilmente al objeto de la concentración».

CONCENTRACIÓN SOBRE LA IMAGEN INTERIOR

Después de haber mirado intensamente, con una mirada neutra, la aguja y su movimiento entrecortado pero regular, cierre los ojos y visualice mentalmente la esfera y el segundero. Concéntrese en esta aguja imaginaria. El ejercicio cambia así de naturaleza al realizarse con los ojos cerrados. Cuando los ojos están abiertos, las representaciones que ocupan su mente están condicionadas por el llamado mundo exterior.

Cuando los ojos están cerrados, las imágenes que surgen en su mente son producidas por su actividad psíquica, son asociaciones libres que le presentan las más diversas escenas con mayor o menor nitidez. El ejercicio propuesto apunta a dos objetivos:

a) Crear una imagen mental lo más nítida posible, lo que es muy fácil para algunas personas e inaccesible a otras. Si está en este último caso, no se desanime: la práctica regular repondrá esta facultad natural de la mente;

b) más importante aún: controlar estas representaciones mentales a fin de que adquiera autoridad sobre su mente, y no sea como el hombre corriente que sufre sus propios pensamientos engendrados por el inconsciente.

Se ejercitará usted, por lo tanto, en concentrarse en el segundero real, exterior, siguiéndolo con la mirada durante 15, 30 o más segundos, y después se concentrará con los ojos cerrados sobre un segundero imaginario.

No crea que ya están agotadas las posibilidades del ejercicio. La más eficaz, e incluso la más apasionante, va a comenzar ahora.

Consiste en sincronizar el avance de la aguja imaginaria con el de la aguja real, cierre los ojos cuando el segundero real marque el minuto y ábralos cuando el segundero imaginario haya recorrido medio minuto, y observe la diferencia.

Si la diferencia sólo es de uno o dos segundos respecto al reloj real, indica una buena concentración; de lo contrario, puede haber hasta un 30 o 50% de diferencia. Si abre los ojos en el momento en que la aguja imaginaria llega al número 15, cuando sólo han transcurrido 10 segundos, es indicativo de una pésima concentración.

Comience modestamente con un cuarto de minuto. Cuando consiga con éxito el objetivo, es decir, cuando ambos relojes —el exterior, real, y el interior, imaginario— estén sincronizados con no más de un segundo de diferencia, aumente progresivamente la diferencia a medio minuto, tres cuartos y finalmente un minuto.

Importante: no hay que contar mentalmente mientras mantiene los ojos cerrados y sigue el segundero imaginario. Falsearía así el juego y el ejercicio perdería gran parte de su interés.

ALGUNAS RECOMENDACIONES

Recuerde que la mente se resiste en cuanto uno quiere concentrarse, es decir, controlarla. Trata por todos los medios de sacudir cualquier sujeción. La ausencia de resultado tangible durante un tiempo bastante largo es su arma favorita. A menudo se tiene la impresión de que se retrocede. ¡No se desanime! ¡No abandone sus ejercicios! Igual que el grano germina en el suelo aunque en la superficie esto no se aprecie, cuando llegue el tiempo aparecerán los retoños que anuncian la futura cosecha. Del mismo modo también los resultados germinarán lenta pero seguramente. Persevere. La perseverancia y la regularidad son más importantes que la duración del ejercicio. Es mejor consagrar regularmente tres minutos cada día a la concentración (incluso repartidos en tres sesiones de un minuto cada una) que hacer largas sesiones durante dos o tres semanas para abandonar enseguida.

El camino que lleva a la concentración es largo, pero este viaje comienza con un primer paso, y mientras continúe caminando, la meta se va acercando, aunque los recodos le oculten a veces el horizonte o parezcan apartarlo de la meta. Al llegar al final, adquirirá el dominio completo de su mente y una nueva forma de conciencia que le permitirá realizar cosas que le parecían imposibles; pero lo más importante es que verá la vida con su verdadera luz. Las mejores condiciones de progreso se reúnen cuando practica con calma, casi con indiferencia, sin preocuparse ni de los errores ni de los fracasos.

Raja yoga

«Sin meditación no hay paz, y sin paz no hay felicidad»

Bhagavad Gita

INTRODUCCIÓN AL RAJA YOGA

Por haber perdido el contacto con su ser profundo, el hombre moderno está insatisfecho, deprimido, abatido por la ansiedad. Entregado únicamente a los propios recursos —en el fondo bien limitados— de su intelecto, se debate en un océano de dificultades, se siente como una brizna de paja llevada por el viento.

En esta edad de Kali[1], el hombre se ha convertido en un puro extrovertido: el mundo exterior acapara casi toda su actividad. Se esfuerza por producir y reunir bienes materiales cada vez más abundantes, no por codicia, sino porque es materialista. No atribuimos ningún sentido peyorativo a este término y no hacemos ningún juicio; nos limitamos a constatar el hecho de que la actividad humana se concentra en la conquista y la posesión de la materia.

La ciencia disecciona el universo material, desde el núcleo del átomo hasta el corazón de la estrella, para conocer las leyes físicas y aumentar así su imperio sobre el mundo exterior y dominar la naturaleza. Unilateralmente vueltos hacia el mundo exterior, esta-

1. Según la cronología hindú, la época actual es la edad del Fuego, la edad de Kali, la destructora cósmica.

mos persuadidos de que allí encontraremos la felicidad. Éste es el error inicial: esperar la verdadera felicidad de las circunstancias exteriores, cuando es el fruto de una actitud interior. Estimamos indispensable ganar mucho dinero para adquirir hogares confortables y agradables, un coche, un yate, etc., y creemos que así, automáticamente, creamos las condiciones de la felicidad. Los bienes materiales no son malos en sí mismos: de hecho, nada es ni bueno ni malo en sentido absoluto, no existe verdad absoluta ni error integral.

Sin embargo, la búsqueda exclusiva de los bienes materiales aparta al hombre de la vida interior, lo separa de sus raíces profundas y le impide a la vez el cambio hacia la felicidad y hacia el desarrollo de sus potencias latentes.

Para encontrar la paz y la felicidad, para vivir plenamente, y aun para resolver sus problemas del llamado mundo exterior, el hombre debe previamente restablecer el contacto con el Yo, remontar a la fuente de su ser. Para ello, debe sumergirse en las profundidades de su inconsciente. Para lograrlo, ¿debe entregarse a prácticas misteriosas, someterse a un riguroso ascetismo, abandonar su familia y sus bienes para ir a refugiarse al bosque o a una caverna del Himalaya, a disposición de un sabio?

¿Debe ser un erudito, doctor en filosofía y en ocultismo? De ningún modo. El método es —por desgracia— tan sencillo, que es accesible a todos.

«Por desgracia» porque esta sencillez perjudica su popularidad, ya que el público gusta de lo que es misterioso, extraño, exótico. Todos quisiéramos ser felices, dinámicos, desarrollar nuestros potenciales, ser optimistas, alegres, y resolver nuestras dificultades con facilidad. Este capítulo abre una vía de acceso a nuestro mundo interior, con sus infinitas riquezas y todos los poderes que duermen en él; nos introduce al raja yoga. Es bastante divertido constatar que el hombre occidental es extrovertido hasta tal punto que, incluso cuando quiere cultivar su vida interior, espera su salvación del exterior y la subordina a la ayuda de un maestro. Está convencido de que, si encontrara a su maestro, todos sus problemas quedarían inmediatamente resueltos. Si el maestro nos puede indicar el camino, no puede hacer el trabajo en lugar nuestro: el alumno es quien debe levantarse y caminar. A falta de ayuda exterior, sepa que usted tiene un guía infalible dentro de usted mismo: su propio Yo.

Practique la meditación, remóntese hacia la fuente, hacia el Yo —su verdadero ser— y sus dificultades se desvanecerán en todos los campos.

¿Le asalta una multitud de tareas urgentes? ¿Está sumergido, ahogado en el trabajo y los problemas? Cualquiera que sea la urgencia de la tarea, es indispensable meditar para liberar las fuerzas latentes que le permitirán afrontar la situación. Observe a su alrededor, siempre son las mismas personas las que resuelven sus problemas con elegancia y eficacia. También son las mismas las que patalean en situaciones complicadas y se hunden en ellas cada vez más. En apariencia, la meditación le hace perder una parte de su valioso tiempo, pero ¿es realmente una pérdida de tiempo? Mire a esos dos segadores. Uno trabaja encarnizadamente, sin descanso. Su cuerpo está empapado de sudor, apenas se detiene para comer y si levanta la nariz, es para medir la extensión que le queda aún por segar. Ya a mediodía sus músculos le duelen, una mueca deforma su rostro, no aguantará el esfuerzo y se desplomará antes de que caiga la tarde.

Su vecino, por el contrario, siega con comodidad y sin apurarse. Se detiene a menudo, saca su piedra de afilar del bolsillo, después lentamente, con cuidado, afila la hoja de su guadaña. Su experto pulgar palpa el borde y, cuando está bien afilada, con gesto amplio y majestuoso, vuelve al trabajo. Con un ruido semejante a la tela cuando es rozada, la guadaña se franquea un camino y la hierba se acuesta en el suelo. El brazo que la guía ha descansado mientras era afilada y, a pesar se sus frecuentes detenciones, este segador habrá realizado, antes que caiga la tarde, el doble de trabajo que su vecino. Por la noche, después de su jornada de trabajo, le sobrevendrá una sana fatiga y no el agotamiento.

Deje de ser ese segador que no dedica tiempo a afilar su guadaña. Agudice cada día su guadaña mental mediante la meditación. Le aseguro que está al alcance de todos, especialmente de las personas muy ocupadas.

¿Cómo hay que proceder? ¿Dónde? ¿Cuándo? ¿De qué manera?

Cualquier lugar tranquilo es apto, aunque sea un rincón de su habitación. El ideal sería reservar para la meditación una habitación donde entrara usted solo.

En cuanto a la posición, sería de desear que fuera un asana de meditación —Loto o Siddhasana—, pero no es indispensable. En Occidente se puede estar sentado en una silla, porque lo esencial es tener la columna vertebral en posición vertical y bien derecha. Escoja una silla baja, a fin de poder apoyar toda la planta de los pies en el suelo, las rodillas dobladas en ángulo recto, las manos sobre el regazo, la derecha sobre la izquierda, las palmas hacia arriba, o simplemente con las palmas apoyadas en los muslos a la manera de las estatuas egipcias.

Ponga la cabeza recta sobre la columna vertebral, a fin de poder relajar los músculos del cuello.

Antes de iniciar la meditación piense que en este momento nada importa, excepto la propia meditación: mientras afila su guadaña, olvídese del prado, de sus problemas, de sus preocupaciones. Ya se los encontrará muy pronto. Al mundo interior se accede por la relajación. Dirija su atención a los pies y relájelos: dedos, arcos de las plantas, talones, tobillos. Relaje después las pantorrillas, los muslos y las nalgas. En el recorrido no olvide las corvas. Relaje la cintura abdominal y el pecho. Piense después en su columna vertebral, ese pilar de su cuerpo, y deje que su atención recorra la columna de abajo arriba. Perciba todas las sensaciones que le sea posible sentir allí. Con el pensamiento, recorra así muchas veces del sacro a la base del cráneo y relaje los músculos de la espalda. Busque una postura estable que le permita permanecer inmóvil y relajado durante toda la meditación. Así podrá medir la importancia del yoga físico que le ha enseñado el arte de la relajación, pues sólo una espalda flexible es capaz de permanecer inmóvil y recta. Relaje con cuidado los hombros y el rostro (mejillas, labios, ojos y frente).

Relaje también el cerebro[1]. Concéntrese en el interior de su cráneo. Sienta allí la presencia de una masa que palpita: es su encéfalo. Tenemos numerosas contracturas intracerebrales, especialmente espasmos vasculares, que impiden la buena irrigación del cerebro, principal instrumento de su yoga mental. Hay que eliminarlos. Piense: «Mi cerebro se relaja, la sangre lo irriga en abundancia... Estoy en calma y distendido...». Relaje la región de las sienes; el resto se hace solo.

Otra condición previa para tener éxito es la inmovilidad absoluta. Después de relajar sus músculos y de encontrar la posición estable en torno a su centro de gravedad situado en el centro del abdomen —en el lugar en que se sitúa espontáneamente su respiración—, conviértase en una estatua viviente, no se mueva, ni siquiera mueva el dedo meñique. No arrugue la frente. Es esencial. Por lo demás, basta que uno decida permanecer inmóvil para sentir picores, en el rostro, por ejemplo. Resista a los deseos de rascarse, permanezca tan inmóvil, tan impasible como un guardia del Palacio de Buckingham; la sensación desaparecerá por sí misma en algunos segundos. La meditación propiamente dicha comienza ahora.

Piense: «Yo vivo...». ¡Maravíllese de vivir! Deténgase en este pensamiento. Bajo la forma de este cuerpo humano, ha recibido usted la vida de sus padres, que la habían heredado de los suyos, y así sucesivamente. La vida ha llegado hasta usted, sin interrupción, desde su origen sobre la tierra, hace millones de años, y a través de toda la evolución. Nunca ha habido solución de continuidad, nunca ha habido un corte; de lo contrario no estaría usted aquí.

Así, en pleno siglo XX, siglo del frenesí y de la agitación, perciba la vida que ha surgido de la lejanía del tiempo y que palpita en usted. Imprégnese de esta verdad.

---

1. Cf. «Relajación rápida con toma de conciencia», apartado «Relajar el cerebro», p. 116.

Ahora imagine su flor preferida.

Visualícela, radiante al salir el sol, ataviada con las gotas del rocío, efímeros diamantes que centellean con los colores del arco iris. Sienta: «La flor vive...». Porque la flor es, al igual que usted, un ser vivo, un universo en miniatura. Sienta cómo el universo está embebido de vida. La vida está por doquier, lo rodea, lo impregna.

Perciba su presencia en usted y en torno a usted: el Cosmos está impregnado de vida y así permanecerá hasta su eventual disolución final.

Piense: «Yo soy energía...»

Poco importan las palabras, lo que cuenta es el sentimiento. Usted es el centro de ese universo material que es su cuerpo.

Ahora, sin esfuerzo, pero con constancia, dirija su atención hacia el Ajna Chakra, el lugar que en su cuerpo material corresponde al espacio que hay entre las cejas. Dirija sus ojos hacia este lugar, en cierto modo debe torcer los ojos, manteniendo cerrados los párpados. Esto debe hacerse suavemente. No experimentará ninguna sensación particular, excepto un ligero malestar al comienzo, que desaparecerá muy pronto. Los ojos del niño dormido se vuelven hacia el Ajna Chakra: al levantar sus párpados, podrá constatar que sus ojos se dirigen hacia arriba.

Mantenga este sentimiento en usted: «Yo soy energía condensada, yo soy vida manifestada...». Respire con calma; inspire lentamente, no demasiado profundamente, y concéntrese en el paso del aire vivificante por sus fosas nasales. No se hinche como un balón de fútbol. Sienta la vitalidad del cosmos que penetra en usted. Cuando estén llenos los pulmones, retenga su aliento con comodidad, sin brusquedad, durante algunos segundos y sólo al comienzo, pensando: «Fijo la energía en mí; la acumulo en el plexo solar, de donde se reparte a todo mi cuerpo.»

Espire lentamente. La espiración deberá durar el doble de tiempo que la inspiración.

Sienta: «Yo soy Eso que observa».

Sienta que usted es, a la vez, el espectador oculto en su cuerpo y el actor, que no está limitado a su pequeña conciencia personal, que es libre e indestructible. Aparte todo sentimiento de posesión hacia lo que lo rodea, aun de sus propias cosas. Ame a su pareja, a sus hijos, pero no posesivamente. Sienta vibrar en ellos, igual que en usted, la misma vida y experimente su unidad con todo lo que vive; sobrepase así los límites de su individualidad limitada en el tiempo. Desee la dicha a todo lo que vive en el cosmos, a todo lo que ha vivido, a todo lo que vivirá.

A escala cósmica sus preocupaciones le parecerán menos amenazadoras que vistas bajo el ángulo estrecho de su personalidad limitada.

Cuando perciba que usted es, en realidad, la manifestación siempre renovada de la vida infinita, nada podrá asustarlo. No hay preocupación que resista a esta verdad, y usted se sentirá un generador inacabable de energía y de dinamismo, capaz de irradiar sobre los demás y ayudarlos. Al tomar contacto con su centro, conocerá la alegría, la dicha, la paz, y esta serenidad que ninguna fortuna del mundo puede procurar ni reemplazar.

Es evidente que no logrará de inmediato que sus meditaciones sean perfectas. Surgirán distracciones en su mente. No se preocupe. En este domino, como en el yoga físico, la perseverancia es lo que asegura el éxito. Si su mente vagabundea durante su meditación, condúzcala gentilmente al lugar donde quiere que se mantenga. No se sorprenda por estas distracciones: sólo los yoguis pueden permanecer concentrados durante largos minutos sin distraerse. Sin embargo, desde los primeros ensayos obtendrá beneficios: experimentará un aumento de calma durante todo el día, de un inicio de sensación de paz. Hay que practicar con indiferencia respecto a los resultados: los cosechará a su tiempo.

La calidad de las meditaciones varía mucho de un día a otro; es normal. La práctica es lo único que cuenta. «Un gramo de práctica vale más que toneladas de teoría». Se sentirá progresivamente impregnado de serenidad y comprenderá las siguientes frases de Nietzsche:

«La serenidad es la base de cualquier acción eficaz, la base de la felicidad».

»Esta serenidad es propia del hombre en quien el "yo" ha cedido su lugar al "Sí". La ansiedad es la suerte de los que no conocen sino su pequeño "yo", débil y limitado, presa del mundo cruel exterior, desarmado ante las catástrofes y las dificultades, presa de las preocupaciones. La serenidad la posee quien ha comprendido que los sentidos y el espíritu no son más que instrumentos y juguetes, tras los cuales se oculta el "Sí"... El "Sí", por su parte, busca con los ojos de los sentidos y escucha con los oídos del espíritu. El "Sí" siempre está escuchando y buscando: compara, somete, conquista y destruye. Reina, y también domina al "yo".

»Tras tus sentimientos y pensamientos, hermano mío, hay un señor más poderoso, un sabio desconocido; se llama "Sí". Habita tu cuerpo, es tu cuerpo.» (*Así habló Zaratustra*, 1.ª parte, «De los despreciadores del cuerpo»).

Antes de separarnos

Este libro, al igual que el primero, le ha trasmitido las técnicas yóguicas necesarias para disponer de un cuerpo rejuvenecido, flexible, resistente.

Gracias a las asanas, una sangre bien oxigenada por la respiración yóguica circula sin impedimentos por su cuerpo liberado de sus toxinas, purificado por los dhautis y por Shank Prakshalana. La aplicación de los grandes principios de dietética le permite alimentarse correctamente, sin caer en los excesos de un fanatismo dietético, sin hacerlo esclavo de ningún sistema. Gracias también a Kaya Kalpa y a los dhautis, ha purificado usted el colon y todo el tubo digestivo, sus células han vuelto a encontrar su vitalidad y usted ha creado las condiciones de un verdadero rejuvenecimiento. El arte de la relajación, sumado al de dormir a voluntad y profundamente, constituye un baño de juventud diario para sus células nerviosas. Su cuerpo ha dejado de ser un impedimento y siente nacer en usted un sentimiento de plenitud, de paz y de serenidad.

Sepa, sin embargo, que un camino apasionante se abre ahora ante usted.

En efecto, las técnicas yóguicas se basan en una ciencia milenaria, corroborada por nuestra propia ciencia a medida que ha hecho sus descubrimientos.

Uno de los pilares de esta ciencia yóguica integral es el conocimiento del prana, la energía cósmica universal que se manifiesta en cada uno de nosotros en forma de energía pránica. El aire que respiramos contiene un elemento no químico, una energía sutil llamada prana, que es la base misma de nuestra vida: es el motor de nuestra actividad vital. Nuestra ciencia comienza a descubrir este factor gracias a la investigación espacial. En efecto, aunque los astronautas son objeto de una selección draconiana, aunque estén en perfectas condiciones físicas y mentales y bien entrenados, se fatigan, sin embargo, anormalmente muy pronto en su cápsula espacial, aún en la Tierra. ¿Por qué? El velo que recubre este misterio (para los sabios occidentales) comienza lentamente a levantarse. Un yogui habría dicho inmediatamente: «Esos hombres tienen que fatigarse muy pronto, porque no hay prana en su cápsula. Al no estar conectados a la dínamo cósmica, vacían sus baterías energéticas de todo el prana y se agotan así muy pronto». Investigaciones muy delicadas han llevado a los biofísicos a descubrir la enorme influencia del campo eléctrico positivo y de los iones negativos libres sobre el ser humano, y les han permitido encontrar remedio a esta situación. En efecto, las cápsulas espaciales son cajas de Faraday ideales en las que el potencial eléctrico es nulo. Por esta razón actualmente se crea, o mejor, se recrea, el campo eléctrico y la corriente iónica que existen espontáneamente en el aire libre, en el que vive el ser humano desde centenares de miles de años. En dos palabras, se instalan en las cápsulas generadores de prana, y desaparece la fatiga física y nerviosa de que eran víctimas los cosmonautas.

Esto lo sabían los yoguis desde hace miles de años. No sólo conocían esta energía (como también otras formas de energías), sino que han descubierto las leyes y las técnicas que permiten utilizarla conscientemente y dirigirla a voluntad. También han determinado los puntos de entrada de estas energías en nuestro organismo, los centros de acumulación, de intercambio y de transformación, las líneas de circulación del prana en nuestro cuerpo, y descubrimos en éstas una extraña semejanza con los meridianos de las acupunturas. Los yoguis han descubierto, sobre todo, los medios prácticos, las técnicas precisas que permiten almacenar una mayor cantidad de esta energía, allí donde sea necesario. Muchas enfermedades se deben a perturbaciones en la repartición del prana por el cuerpo. La principal finalidad de las asanas, por lo demás, no es sólo hacer más flexible el cuerpo, sino también permitir el libre paso y los intercambios de energía pránica.

A través de los milenios, esta ciencia ha evolucionado lentamente, hija de la intuición genial de los grandes Rishis y de la experiencia perseverante de centenares de generaciones de alumnos iluminados. Se llama pranayama, la ciencia del prana y de su control; deslinda con las fronteras mismas de la vida. Gracias al pranayama, centrado principalmente en técnicas precisas de control del aliento, el alumno dirige la energía vital al lugar que desea de su cuerpo. Otras investigaciones recientes han revelado la existencia de un verdadero metabolismo de la electricidad en nuestro organismo y han confirmado que gobierna todos los fenómenos vitales: una célula muerta no tiene actividad eléctrica.

Gracias al pranayama, el alumno dinamiza a voluntad su sistema nervioso y cada una de sus células, aumenta su vitalidad hasta un grado insospechados y dispone de inagotables reservas de energía.

El pranayama forma parte tanto del hatha como del raja yoga, porque no limita su acción al plano físico. Abre el acceso de planos de existencia más sutiles, que permiten al alumno llegar a ser una personalidad magnética, dinámica, sana y feliz.

Sin embargo, más aún que las asanas, estas técnicas del pranayama exigen una comprensión perfecta y un conocimiento exacto de las condiciones de éxito.

Todo esto constituye el objeto de mi próxima obra, *Pranayama* que interesará a todos los que vean en el yoga algo diferente a una supergimnasia higiénica.

Índice